糖尿病肾病临证新策略

柳红芳 / 主编　　**张向伟** / 副主编

北京科学技术出版社

图书在版编目（CIP）数据

糖尿病肾病临证新策略／柳红芳主编. —— 北京：
北京科学技术出版社，2024. —— ISBN 978 – 7 – 5714 – 4094
– 7

Ⅰ．R256.5

中国国家版本馆 CIP 数据核字第 2024842KL4 号

责任编辑：吕 慧 侍 伟

责任校对：贾 荣

责任印制：李 茗

出 版 人：曾庆宇

出版发行：北京科学技术出版社

社　　址：北京西直门南大街 16 号

邮政编码：100035

电　　话：0086 – 10 – 66135495（总编室） 0086 – 10 – 66113227（发行部）

网　　址：www.bkydw.cn

印　　刷：北京顶佳世纪印刷有限公司

开　　本：710 mm × 1 000 mm　1/16

字　　数：394 千字

印　　张：17.75

版　　次：2024 年 7 月第 1 版

印　　次：2024 年 7 月第 1 次印刷

ISBN 978 – 7 – 5714 – 4094 – 7

定　　价：**98.00 元**

编写委员会

糖尿病肾病是糖尿病的主要并发症之一，目前现代医学的治疗效果不显著，而中医药治疗糖尿病肾病具有独到优势，可以有效保护肾功能、减轻蛋白尿、改善临床症状和延缓病情进展及改善预后。目前中医学界治疗糖尿病肾病的学术观点众多，百家争鸣。糖尿病肾病的治疗模式除了传统的辨证论治、辨病论治外，还有病证结合模式。目前病证结合模式已逐渐成为业界共识，我提出的态靶辨治体系也包含病证结合的内容。但是对于病证结合模式如何具体落实到糖尿病肾病的临床实践中，尚没有具体阐释。柳红芳教授《糖尿病肾病临证新策略》所阐释的学术观点让我耳目一新。

柳红芳教授，是20多年前王庆国国医大师和我合带的博士研究生，求学期间学习刻苦勤奋，善于思考，给我留下了深刻的印象。她善于观察临床现象背后的病理机制并提出相关问题，以问题为导向查阅众多书籍、请教老师以寻求答案。工作后她又在中医治疗肾病、内分泌疾病领域耕耘多年。正是这种好学、善思和笃行的习惯使她成长为北京中医药大学东直门医院临床研究基地的首席专家、临床领军人才和首都中青年名中医，成为此领域的知名专家。《糖尿病肾病临证新策略》是柳红芳教授百忙之余，上下求索，集腋成裘，总结出的自己的心得体会之作。我通读之后，发现本书有以下几个学术发光点。一是提出以病统证的临床诊疗模式，强调病机的重要性。辨证论治是中医学界在20世纪为区分中医、西医而提出的中医观念，解决了很多临床问题，目前在中医学界已成为主流。然而过于强调辨证论治也有不足之处，因证候只能反映疾病刻下的阶段矛盾，不具有特异性，如糖尿病肾病最常见的脾肾亏虚、痰湿阻络证，亦可见于其他多种慢性病。柳红芳教授提出以病统证，用"精损络痹"这个病机主线作为"病靶"统摄证候病机，完美做到了病、证、症结合。二是从中医肾脏功能出发，从"形气论"和"体用论"方面来阐释肾精与肾气、肾阴、肾阳之间物质与功能的关系。她提出在糖尿病肾病临床治疗中要针对"病靶"进行治疗，要填精通络。目前医学界在临证中对肾虚的细分不够重视，本书对糖尿病肾病肾虚的病机层次进行了系统梳理，特别强调肾精亏虚在糖尿病肾病发病过程中的作用，强调填精法和填精药物的使用，使临床治疗时能更加精准地补肾和保护肾脏，并取得显著效果。三是将阴虚和湿邪这对看似矛盾的证候辩证统一，拓展了糖尿病肾病湿邪治疗思路，即填精化气以除湿。特别是她在临床治疗湿邪时运用熟地黄得心应手，出神入化，打破了世人对熟地黄的偏见，颇具景岳遗风。

看到当年的学生如今已成长为一方名医，颇感欣慰，也为她能够将自己多年治疗糖尿病肾病的心得体会出版而感到高兴。此书干货满满，为中医药治疗糖尿病肾病又加砖瓦，因此，我愿意将此书推荐给广大医生和中医爱好者，作为提高糖尿病肾病临床疗效的参考和借鉴。

中国科学院院士

　　随着人民生活水平的不断提高和饮食结构的改变，我国糖尿病及其并发症的患病率逐年上升。糖尿病肾病是糖尿病重要的并发症之一，也是糖尿病患者的主要死亡原因之一，因此，有效地防治糖尿病肾病是摆在医学工作者面前的一项迫切任务。中医药在治疗糖尿病及其并发症方面具有独特优势，在延缓病情进展和控制疾病恶化方面有良好的效果，并得到了广泛认同。当前，中西医发挥各自特长，优势互补，在糖尿病肾病的防治中发挥着重要作用。《糖尿病肾病临证新策略》一书正顺应了这一趋势。本书全面系统地阐述了糖尿病肾病"以病统证"的诊疗模式，糖尿病肾病"精损络痹"的核心病机，糖尿病肾病的审因辨证法、以肾立极的五脏辨证法和四诊合参辨证法，详细阐述了治疗糖尿病肾病的常用中药，并收录了作者治疗糖尿病肾病的临床案例，真实反映了作者的临床心得和实践体会。

　　本书作者柳红芳教授，早年曾是仝小林院士和我的博士研究生，从事糖尿病肾病的中医临床和科研工作30余年，学养深厚，躬身实践，在应用中医药防治糖尿病肾病的工作中积累了丰富经验，取得了丰硕成果；曾主持国家级和省部级科研课题10余项，获得多项科研成果。本书的出版为中医药防治糖尿病肾病提供了有力工具，因此，我愿意将本书推荐给广大读者，期望本书能为我国糖尿病肾病的中医药防治工作做出应有的贡献。

第四届国医大师

北京中医药大学终身教授

2024年7月

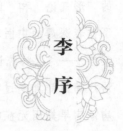

李序

目前，中国已成为糖尿病人口大国，近10年来糖尿病患病人数居高不下。流行病学调查显示，我国18岁以上人群中糖尿病的患病率为11.2%。其中，有20%~40%的糖尿病患者会发展成糖尿病肾病。由于缺乏有效治疗药物，糖尿病肾病已成为中老年人接受透析治疗的首要原因。中医药治疗糖尿病肾病具有一定的优势和特色，但目前缺乏对糖尿病肾病中医理、法、方、药进行系统阐述的专著。

柳红芳教授师从国医大师王庆国教授和仝小林院士，在糖尿病肾病的诊治上积累了丰富的临床经验，创新性地提出了"精损络痹"为糖尿病肾病的病机特点，运用"填精通络"法治疗糖尿病肾病取得了良好的临床效果。本书即是对上述经验、理论、治法的系统阐述和总结。

全书从四个方面介绍了"以病统证"的中医论治新策略。第一章强调糖尿病肾病治疗中要重视肾精，特别关注肾精与肾气、肾阴、肾阳之间物质与功能的关系，重视肾脏的"形气论"和"体用论"，同时重视肾与其他四脏之间的关系。这反映了作者深厚的中医理论功底。第二章重点阐述了糖尿病肾病的中医辨治新策略——"以病统证"的中医论治方法。此方法进一步丰富和完善了中医治疗糖尿病肾病过程中的"病症结合"理论。采用此法，不仅解决了糖尿病肾病早期因无症状可辨而难以用药的问题，还为糖尿病肾病晚期累及多系统而难以准确辨证的问题提供了新的解决策略。本书还进一步阐释了运用"以病统证"中医辨证策略过程中糖尿病肾病病机为"精损络痹"的内涵，介绍了糖尿病肾病的审因辨证法、以肾立极的五脏辨证法和四诊合参辨证法，展现了作者在糖尿病肾病诊治过程中的深入思考和对祖国医学整体思维和辨证论治的灵活运用。第三章针对糖尿病肾病"精损络痹"之病机，应用填精通络这一核心治法，系统介绍了治疗糖尿病肾病的常用中药的现代药理学机制和中医临床应用特点，为读者临床治疗糖尿病肾病组方选药提供了参考。第四章介绍了作者临床治疗糖尿病肾病的一些案例，这些案例真实反映了作者在临床中应用以糖尿病肾病"精损络痹"病机为核心的以病统证的中医辨治新模式治疗糖尿病肾病的效果。

　　总之，《糖尿病肾病临证新策略》是一部既具有文化传承价值与创新思维，又贴近临床的佳作，付梓之际，欣然为序。本书适合相关专业医生和研究者参考使用。

首届岐黄学者　李　平

自序

　　我起初是惰于写作的，特别是要写自己的临床体会和经验。一方面，我30年的临床经验与博大精深的中医理论相比，显得微不足道。另一方面，我怕自己学识浅薄，写出来的东西可能挂一漏万，误人子弟。然而，由于每年都需要招收新的硕士、博士研究生以及师承的徒弟，学生越来越多，这些学生入我师门，跟随我临证学习，毕业后带着抄录的大量自以为可以治愈疾病的良方，信心满满地去悬壶济世，但对于我开方的思维模式仍然不得要领。古语言："师傅领进门，修行在个人。"确实，对于中医临床学生来说，"学"和"悟"缺一不可。我的成长之路，又何尝离得开跟随恩师王庆国国医大师和仝小林院士的抄方学习，以及对他们和前贤名医的文章、书籍的研读呢？因此，我不顾自己才疏学浅，决定写出自己的体悟和认识，交给后来者去领悟，希望有助于他们尽快成长为能够普救含灵之苦的大医。

我们知道，辨证、立法、处方、用药等均影响疗效，但辨证是取得疗效的基石。很多临床医案都能说明这个问题。例如名医徐大椿在《洄溪医案》中就记载了这样的医案："苏州沈母，患寒热痰喘，浼其婿毛君延余诊视。先有一名医在座，执笔沉吟曰：'大汗不止，阳将亡矣。奈何？非参、附、熟地、干姜不可。'书方而去。余至不与通姓名，俟其去乃入，诊脉洪大，手足不冷，喘汗淋漓。余顾毛君曰：'急买浮麦半合，大枣七枚，煮汤饮之可也。'"患者服药后汗顿止，于是徐大椿又为其立了消痰降火的方子，患者服药两剂后安然无恙。我们看到两位名医面对同一病人、同一病证，立法处方一补一清，截然不同，其效果可能也有一生一死的不同。究其原因是辨治策略不同，一个仅综合症状辨证，另一个则综合症状、脉诊和触诊辨证。因此，对于疗效的影响，辨证和其他环节的关系就像火车头和车身的关系一样，车头方向不对，车身永远到达不了目的地。

在临床上，糖尿病肾病辨证存在早期难辨和后期难准的问题。早期（微量蛋白尿期）患者基本无症状，无症状就难以辨证，这是中医诊断的短板和治疗盲区。后期患者症状繁多（包括消化、心血管、神经、内分泌等系统的临床症状），辨证高度依赖医者以往的知识和经验。针对糖尿病肾病临床辨证之难，在继承恩师仝小林院士的态靶辨证和糖尿病肾病"虚、瘀、毒"病机理论、王庆国国医大师的仲景辨病方法、吕仁和国医大师糖尿病肾病"微型癥瘕"核心病机的基础上，我提出了糖尿病肾病"精损络痹"病机统领辨治的新模式，并和学生们一起将我对糖尿病肾病辨证策略、理法方药的见解总结为本书。

从决定写作到完成初稿，我大概写了10万余字，其中一些内容也曾发表于一些期刊上。本是小众之作，机缘巧合，北京科学技术出版社给了我出版的机会，并提出了以更通俗的方式呈现的建议。于是，5年前写完的文稿在新型冠状病毒感染疫情期间又经反复修改，现在终于完稿。我希望这本书能对中医医生进一步提高糖尿病肾病临床疗效有所启发。不足之处，敬请斧正。

柳红芳

2023年11月18日写于北京中医药大学东直门医院

　　糖尿病患者中有20%～40%的患者会发生糖尿病肾病。随着糖尿病发病率的逐年提高，糖尿病肾病已成为我国慢性肾病患者住院治疗的首要原因，也是中老年人接受透析治疗的首要原因。近年来，虽然西医治疗糖尿病肾病有了一些新的进展，但即使经西医标准治疗后，仍有40%的糖尿病肾病患者出现血肌酐翻倍、肾衰竭，甚至死亡，因此，单纯的西医临床治疗存在一定瓶颈。研究证实，中医药可全程干预，降低蛋白尿，保护肾功能，减少肾脏终点事件，提高生活质量。但是，临床实际诊治时方案众多，各种方案的临床疗效良莠不齐，医生很难选择治疗方法。在继承古人和导师经验的基础上，我在临床实践中反复复盘糖尿病肾病病例、分析治疗过程和结果，试图找到常规治法之外能进一步提高糖尿病肾病疗效的方法。如今，我从事临床已30年，终于有了一些心得，找到了一种能有效提高糖尿病肾病临床疗效的方法，即"以病统证"的中医论治新策略。以我一己之力难以普惠众多患者，因此，我愿意将它拿出来共享，希望更多的人利用此法救治天下苍生。

这本书主要分为四章。第一章论述了对传统肾脏生理功能的一些深入认识。"肾藏精"是肾的主要生理功能，因此我在临床治疗肾病时重视肾精，特别是我在临床治疗糖尿病肾病时强调注意肾精与肾气、肾阴、肾阳之间物质与功能的关系，重视肾脏的"形气论"和"体用论"。另外，肾脏为五脏阴阳之本，治疗糖尿病肾病也要注意肾与其他四脏之间的关系。第二章介绍我在多年临床实践中总结出的糖尿病肾病的中医辨治新策略，即"以病统证"的糖尿病肾病中医论治方法。相对于传统辨证论治方法，该方法受医圣张仲景《伤寒论》"辨病为先，辨证随之"方法的启发，构建了糖尿病肾病"定病机——采用因病识证方法定刻下证病机——针对病机和刻下证病机立法选方药"的中医辨治新模式。该模式解决了糖尿病肾病早期因无症状可辨而难辨、后期因继发或伴发多系统疾病而辨证难准的中医辨证论治难的问题。该章还列举了我用这一思维模式治疗糖尿病肾病的具体病例，来佐证这一方法更能提高糖尿病肾病的疗效。同时这些病例也便于读者理解这一策略的具体应用。在该章中，我也进一步阐释了糖尿病肾病"精损络痹"病机的内涵，介绍了糖尿病肾病的审因辨证法、以肾立极的五脏辨证法和四诊合参辨证法，以提示读者在辨刻下证时除采用因病识证方法外，还要结合此三种辨证方法以提高辨刻下证病机的精准性。第三章针对糖尿病肾病"精损络痹"的病机，应用"填精通络"这一核心治法，对我临床治疗糖尿病肾病的常用中药逐一进行详细介绍，以便于读者能够掌握并在临床中选用。第四章是我临床治疗糖尿病肾病的一些案例，真实反映了我在临床中应用以糖尿病肾病"精损络痹"病机为核心的"以病统证"的中医辨治新模式治疗糖尿病肾病的效果。

"他山之石，可以攻玉。"希望本书能给读者启发和帮助，能帮助临床医生提高中医药治疗糖尿病肾病的效果。医道无穷，个人学识有限，书中疏漏和不当之处在所难免，还望广大读者提出宝贵意见。

柳红芳

目录

第一章　肾脏生理功能的再认识

糖尿病肾病是糖尿病最常见的微血管并发症之一，其主要病理变化是高血糖导致肾小球微血管病变从而引起的蛋白质代谢功能异常。临床特征主要包括蛋白尿、渐进性肾功能损害、水肿以及高血压，晚期还会出现严重的肾功能衰竭。糖尿病肾病，中医学称为消渴肾病，属中医学中水肿、关格、肾消、尿浊等范畴，以蛋白尿、水肿等为主要临床表现。糖尿病肾病的病变脏腑主要在肾，肾的封藏功能受损，导致肾的精气外泄，则出现蛋白尿。肾精是化生肾气的源泉，在糖尿病肾病后期必然伴有肾精的亏损，因此，对肾脏生理功能的再认识有利于了解糖尿病肾病的核心病机及相应治法。

第一节　肾藏精功能阐述

肾藏精的"藏"，即闭藏，是指肾有摄纳、贮存精气的生理功能。《素问·上古天真论》言："肾者主水，受五脏六腑之精而藏之。"肾脏有主封藏而不外泄精气的生理特点。《素问·六节藏象论》云："肾者，主蛰，封藏之本，精之处也。"更直接言明"肾主藏精"的生理功能。肾对先天之精及后天之精的闭藏不仅使精藏于肾，促使肾精不断充盈，还能防止肾精无故从体内流失，从而为精气在体内充分发挥正常生理效应创造了必要条件。

一、肾精的含义

《灵枢·经脉》言："人始生，先成精，精成而脑髓生。骨为干，脉为营，筋为刚，肉为墙，皮肤坚而毛发长。"《灵枢·决气》言："两神相搏，合而成形，常先身生，是谓精。"精是构成人体和维持人体生命活动的基本物质，是脏腑形体官窍功能活动的物质基础，如《素问·金匮真言论》所云："精者，身之本也。"肾所藏之精，即为肾精。

肾精有狭义与广义之分，狭义的肾精指肾所闭藏的生殖之精，广义的肾精指肾所闭藏的先天之精（生殖之精）和后天之精（水谷之精）。肾的先天之精禀受于父母，与生俱来，为生殖之精，是构成生命的原始物质，形成胚胎，藏于肾中；后天之精来源于饮食水谷，又称水谷之精，是指从外界摄取水谷后经脏腑气化而生成的精微物质。先天之精可激发后天之精，后天之精又可滋养先天之精。下文所述肾精皆为广义的肾精。

二、肾藏精的功能体现

（一）主生长发育与生殖

肾精既是构成人体的基本物质，也是促进人体生长、发育、生殖等功能的基本物质。在人出生之前，先天之精依赖于母体供给的水谷之精的充养和培育，得以发挥其生理效应，进而发育成胎儿，若此时先天之精不足，婴儿出生后可出现五迟（立迟、行迟、齿迟、发迟、语迟）、五软（头项软、口软、手软、足软、肌肉软）。人出生之后，先天之精不断得到后天之精的充养，肾中精气日渐充盛，表现为幼年时期齿更、发长；青春期男子"精气溢泻"，女子"月事以时下"，具备了生殖能力，此时肾精处于最为充盛的状态，若肾精不足，则表现为生殖能力减退、机体活动能力下降，如"髓海不足，则脑转耳鸣，胫酸眩冒，目无所见，懈怠安卧"；壮年之后，随着肾精的不断衰少，人也从壮年逐渐步入老年。肾中精气的盛衰，充分体现在人体生、长、壮、老的各个阶段。

肾精促进和维持人体生殖的生理效应，是在"天癸"的作用下实现的。《素问·上古天真论》描述人体生、长、壮、老、已的生命活动规律，论述女子"二七而天癸至，任脉通，太冲脉盛，月事以时下，故有子"，男子"二八，肾气盛，天癸至，精气溢泻，阴阳和，故能有子"。从《素问·上古天真论》可知，与人体生长、发育与生殖关系最为密切的是肾气的盛衰。从"天癸"的命名来看，"天癸"含水之意，而肾在五行中为北方之水，二者相应，且肾藏精，后世医家推断天癸由肾精所化。天癸属于先天之精，藏于肾，并随肾精的消长而变化，即肾精充盛则天癸至，肾精衰则天癸竭。

肾精作为生殖之精在男女各不相同。《重广补注黄帝内经素问·上古天真论》提到"男女有阴阳之质不同，天癸则精血之形亦异"。天癸可狭义地理解为男精女血，即《女科百问》在第一问"精血以分男女之本源，何也?"中所说"男子以精为本，女子以血为源。男子为阳，阳中必有阴，阴中之数八，故一八而阳精降，二八而阳精溢。女子为阴，阴中必有阳，阳中之数七，故一七而阴血升，二七而阴血溢。阳精阴血，皆饮食五味之实秀，为男女之本源也"。

（二）主调节人体五脏六腑

肾所藏之精既包括先天之精，又包括后天之精。先天之精因得到后天之精的充养，从而发挥其生理功能；后天之精因得到先天之精的支持，从而得到化生。二者相辅相成，密不可分。饮食水谷入胃，经过胃的腐熟和脾的运化所化生的水谷精微，以及脏腑生理活动中所化生的精气（通过代谢平衡后的剩余部分），一同贮藏于肾脏而成肾精。当五脏六腑的运行需要这些精微物质滋养时，肾脏会将其所贮藏的精微物质重新供给五脏六腑。肾脏的贮藏与供给，调节着肾精与五脏六腑之精的平衡，保证人体生理活动的正常进行。

（三）主骨、荣齿、生髓

《黄帝内经太素·七邪》称"肾精主骨"，肾精充足，骨髓生化有源，骨骼得到骨髓的滋养便会坚固有力；若肾精虚少，骨髓化源不足，便会出现骨骼脆弱，不能久立，小儿多表现为发育不良，如五软或佝偻病，老年多表现为腰背屈曲、酸软无力或腰痛，转侧不能。现代医学认为，骨形态发生蛋白 –7（BMP –7）由肾脏和骨骼分泌，对肾脏和骨骼生理功能的发挥或组织的修复、再生有重要作用。现代医学的研究结果亦明显体现了肾中所藏之精有"主骨"的功效。

"齿为骨之余"，牙齿与骨骼同出一源，也需要肾精充养。《仁斋直指附遗方论》曰"齿者，骨之所终，髓之所养，肾实主之……精盛则齿坚"。齿的生长、坚固、替换、枯槁、松脱等皆与肾精的盛衰有关，因此，望齿也是判断肾精充盛与否的依据之一。《望诊遵经》言："然齿者，总谓口中之骨……形色枯槁者，精气将竭；形色明亮者，精气未衰。"

"髓者，骨之充也"（《素问·痿论》），精生髓，髓包括骨髓、脊髓与脑髓，三者均由肾精所化。脊髓上通于脑，脑由髓汇聚而成，故《灵枢·海论》曰"脑为髓之海"。《黄帝内经太素·气论·津液》曰"肾主脑髓，故咸走髓海也"。脑为髓海，是肾精所化生，肾精充足，髓海"有余"，表现为"轻劲多力"；反之，肾精不足，髓海空虚，表现为"脑转耳鸣，胫酸眩冒，目无所见，懈怠安卧"（《灵枢·海论》）。此外，"肾藏精，精舍志"也体现了肾精充足，髓海得养，则处理事情及判断问题的能力就强；反之则意志消沉，萎靡不振。

（四）主化血

《灵枢·决气》云"人有精、气、津、液、血、脉，余意以为一气耳"，《四圣心源·劳伤解·气血》云"精血神气，实一物也"，精与血、津、液等可以互相转化与化生。《景岳全书·杂证谟·血证》更是点明"血即精之属也"。

从脏腑角度来看，肝藏血，肾藏精，《医宗必读·乙癸同源论》明确指出"乙癸同源"，肝与肾同为相火，且水为木之源，故肾精能化血。再者，从精、血来源角度来看，后天之精与血均来源于水谷精微，因此，精与血同源互滋，血随精脱。现代医学认为，促红细胞生成素（EPO）是一种由肾皮质的 I 型间质细胞合成并在体内促进红细胞产生的主要激素，内源性 EPO 主要在缺氧时由肾皮质 I 型间质细胞分泌，可通过多种机制直接或间接地改善肾功能，对肾脏、脑及神经系统起到保护作用，也体现了肾精主化血，同时调节脏腑正常生理活动的功能。

（五）主御邪抗病

《素问·通评虚实论》曰"精气夺则虚"，且《灵枢·五癃津液别》言"肾为之主外"。精是维持人体生命活动及五脏六腑正常运行的基本物质，精充则生命力强，卫外固密，适应力强，抗邪力强，邪不易侵入机体而不病，故《素问·金匮真言论》有"藏于精者，春不病温"之说。藏于精者，肾精充足，免于温病的侵扰，点明了肾精御邪卫外的作用。《冯氏锦囊秘录》曰"足于精者，百疾不生，穷于精者，万邪蜂起"，若人体肾精充足，则脏腑得到滋养，病邪不易侵入，病后易于恢复；但若人体肾精亏虚，脏腑滋养不足，则邪气易于侵袭，病后难以恢复。

第二节　肾精与肾气、肾阴、肾阳的关系

目前学界对肾精与肾气、肾阴、肾阳关系的普遍观点是肾精即肾阴，

肾气即肾阳，或肾阴包括肾精，肾阳包括肾气；肾阴、肾精指的是肾的物质，肾阳、肾气代表肾的功能。这种观点的片面性在于以物质和功能将肾之精、气、阴、阳划分为两大类，把阴阳属性相同的事物等同于同一事物，物质与功能虽然可以用阴阳划分，但物质之间、功能之间也都可以用阴阳划分。肾精虚与肾阴虚、肾气虚与肾阳虚均有不同的临床表现，肾精虚不等于是肾阴虚，肾气虚亦不等于是肾阳虚。

首先，我们从这些概念的来源来梳理一下它们的关系。《黄帝内经》（以下简称《内经》）虽无肾精一词，但却有类似概念的论述。如《灵枢·本神》有"肾藏精志也"，《素问·六节藏象论》有"肾者……精之处也"，《素问·上古天真论》有肾"受五脏六腑之精而藏之"。这些经文明确了肾精包括先天之精和后天之精两部分，前者禀受于父母，是构成人体的原始物质，后者来源于饮食水谷精微，是促进人体生长发育、维持人体生命活动的物质，二者同藏于肾，统称肾精。

《内经》明确了肾气的概念和功能。《素问·上古天真论》中论述了肾气的充实、平均、壮盛、衰退的变化与人体生、长、壮、老、已的生理变化相对应。联系上文肾精的功能和《类经·阴阳类》"精化为气，谓元气由精而化也"的论述，可知精可化气，肾精化生肾气，肾气代表以肾精为物质基础产生的肾的功能。精与气并存于肾中，常被合称为"肾中精气"。肾气来源于肾精，是肾精的功能体现；肾精依赖肾气发挥功能，是肾气的物质基础。二者互相配合，共同发挥肾主生长、发育和生殖等功能。

《内经》中无肾阴、肾阳的概念，肾阴、肾阳的概念是后世逐渐发展起来的。随着命门学说的发展，逐渐形成了"肾之真阴、真阳为全身阴阳之本"的理论，如张景岳在《景岳全书·传忠录》论述："命门为元气之根，为水火之宅，五脏之阴气，非此不能滋；五脏之阳气，非此不能发。"后世由此总结出了肾阴和肾阳的概念，肾阴和肾阳都是肾的功能体现。肾阴与肾阳是矛盾双方，相互渗透又相互依存，在彼此制约中相互为用，可分而不可离，协调肾之水火阴阳的平衡而发挥肾的功能及肾气的作用。《景岳全书·传忠录·阴阳篇》指出："道产阴阳，原同一气。火为水之主，水即火之源，水火原不相离也。何以见之？如水为阴，火为阳，象分冰炭。何谓同源？盖火性本热，使火中无水，其热必极。热极则亡阴，而万物焦枯矣。水性本寒，使水中无火，其寒必极，寒极则亡阳，而万物寂减矣。此水火之气，果可呼吸相离乎？其在人身，是即元阴元阳，所谓先天之元气也。"在临床治疗时，就需要像《景岳全书》"善补阳者，必于阴中求阳，则阳得阴助，而生化无穷；善补阴者，必于阳中求阴，则阴得阳升，而泉源不竭"所言，灵活运用此治法。由此可以推出，肾精依赖肾气发挥功能，肾气发挥功能是由肾阳蒸化肾阴而产生的。

从上文精、气、阴、阳之间的关系可以看出，肾气的强盛与否，主要取决于两方面的因素：一是肾精素禀是否充盛，二是肾精化生的肾阴与肾阳功能是否协调平衡。如果肾精亏虚，就会导致肾气亏虚。如果肾精所化生的肾阴与肾阳功能不平衡，一方偏虚，就会使另一方相对偏盛，还会产生寒或热的病理变化。如出现肾阴亏，典型的临床表现有五心烦热、皮肤干燥、潮热盗汗、口干夜甚；出现肾阳亏，典型的临床表现有四肢冰凉、下肢水肿、畏寒、面部浮肿等。由于肾气发挥功能是由肾阳蒸化肾阴而产生的，因此肾阴亏或肾阳亏在临床均可以见到肾气亏的症状，如腰膝酸软、精神萎靡等。临床还可见患者仅表现为肾气亏，肾阴亏或肾阳亏的症状不明显，如腰膝酸软、精神萎靡、脑鸣、健忘、眩晕、发白易脱、耳轮干枯萎缩、足跟痛等，这是由于肾精亏虚，表现为肾气亏虚的同时，肾精所化生的肾阴与肾阳虽不足但是相对平衡，处于低平衡状态，这时肾阴亏或肾阳亏临床表现不明显。

为了便于理解，可用取类比象的方法来类比肾精与肾气、肾阴、肾阳的关系。走马灯是元宵节时民间常见的一种花灯，走马灯的内部有个煤油灯，煤油灯燃烧产生热空气，热空气上升，推动叶片，从而带动外面的灯罩转动。如果把人体的生命活动比作是走马灯转动的话，推动走马灯旋转的动力就是火焰燃烧产生的热空气，这热空气就好比是人体的肾气，它可以促使人体生长发育，维持机体正常生命活动和身体健康，而这火焰就好比是肾阳，主要起到温煦、推动的作用，肾阴好比是灯芯里的油，起到燃烧的作用。由此也可以说肾气是肾阴与肾阳功能的总和。

肾精就好比是瓶子里的油，瓶中的油是推动走马灯的原动力，同时也是供给灯芯中的油、产生火焰和热空气的根源，即肾精是肾阴、肾阳、肾气的物质基础。如果瓶子里的油减少或耗尽，那么走马灯转动就会减慢或停止，俗话所说的"人死如灯灭"就是这个道理。

大家会问：肾阴是油，肾精也是油，它们之间有什么区别呢？广义上肾阴也属于肾精的一部分，就像灯芯中的油要靠瓶子里的油供给一样，但灯芯中的油和瓶子里的油的作用是不同的，肾阴和肾精的作用也是不同的。肾阴对各脏腑组织起着濡润、滋养的作用，肾精是肾阴、肾阳、肾气产生的物质基础。如果忽略了对油的补充，一味调大火焰，就好比临床上一味地使用辛燥之药来补肾阳，有可能加快油的消耗，走马灯也可能会熄灭得更早。

综上所述，肾精化生肾气的过程是通过肾阳蒸化肾阴完成的，也就是说肾精通过其内部运动产生肾气。

肾精亏虚后，通常表现为肾气虚，临床上人体呈现出一派衰老的征象，如腰膝酸软、耳鸣耳聋、精神萎靡、脑鸣、健忘、眩晕、发白易脱、耳轮干枯萎缩、足跟痛等。此时肾阴虚的症状如五心烦热、皮肤干燥、潮热盗汗、口干夜甚，肾阳虚的症状如四肢冰凉、下肢水肿、畏寒、面部浮肿等均可以表现不明显，因为当肾阴与肾阳处于相对平衡状态时，无论是高平衡状态还是低平衡状态，肾阴不足或肾阳不足的表现都不会特别明显。当肾精亏虚且所化生的肾阳、肾阴处于不平衡状态时，肾阳亏虚或肾阴亏虚的症状可能会单独出现；当肾精亏虚逐渐加重，即化生肾阳、肾阴的物质基础严重亏虚，此时会同时出现肾阴虚、肾阳虚症状。临床可见患者同时表现出肾阴虚和肾阳虚的症状，如既五心烦热又四肢冰凉，既烦热又畏寒，或者全身皮肤干燥甚至起皱纹的同时，下肢却水肿至皮肤紧绷，这说明此时肾精一定严重亏虚。

肾虚的诊断需清楚辨别气、阴、阳、精的层次，尤其是肾精亏虚在临床上极易被忽视。慢性疾病发展到后期，肾精出现亏虚，但临床表现为肾气、肾阴、肾阳亏虚的症状同时出现，这个时候医者就要遵照"有者求之，无者求之"的原则，探究复杂症状背后肾精亏虚的病机，临床治疗一定要重补肾精，才是从根本论治疾病。

第三节　肾脏的"形气论"与"体用论"

一、肾脏的形与气

形即形质，何为形质?《淮南子》曰："夫形者，生之舍也；气者，生之充也；神者，生之制也。"形、气、神三者是相互依存的混杂体，形为有形范畴，是气、神的物质基础，是生命活动的载体；气是功能范畴，以无形的运动直接参与和推动生命活动。人体一切有形组织均属于形质，形质之中尤重精血。精血为阴形之本，阴形为人体生命活动的物质基础，正如《景岳全书·治形论》所说："凡欲治病者必以形体为主，欲治形者必以精血为先。此实医家之大门路也。"一些多年不愈的慢性疾病，其形质亏虚的病机难以被察觉，很容易被大家忽视，特别是慢性肾病，久病不愈必然透支肾中精血，肾精虚损更加明显。这种肾精虚损是形质虚损的主要形式。就病种来说，慢性肾病中尤以糖尿病肾病的形质虚损最为显著；就病程来说，疾病晚期的形质虚损明显重于疾病早期。

气主要从气化和气机两个方面进行论述，气化是中医生理学特有的功能概念，是指气的运动变化，是一切生命活动的直接动力。肾气是推动和维持人体生命活动的源泉，以气成形，以气生神，形神皆需气之濡养。具体而言，人体摄入的食物和水液，经过脏腑气化、代谢，化生成水谷精微，这些精微物质进一步转化为气、血、精、津、液，成为人体组成部分，又称"同化"；同时人体将代谢废物通过二便和汗液的形式排出体外，又称"异化"，是五脏之气协同作用的结果。五脏生理代谢依赖于自身之气的气化，而脏腑气化的原动力源于肾气。

气机就是气的流动产生的整体动势，是脏腑、经络、四肢之气的传递、保存、交换的基本过程。简而言之，气机即气的运动方式。气机是气化活动外在传递的表现形式，二者是共存而不可分离的。肾气的气化侧重于物质的性质变化，包括新旧物质的转化；而肾脏的气机侧重于物质的形态变化，体现为气的运动方式。气机运动可概括为升降出入，通过气机运动维持机体正常的生命活动，即《素问·六微旨大论》所云："非出入，则无以生长壮老已；非升降，则无以生长化收藏。"气机是神与形体之间关联的纽带，气的升降出入是精、气、血、津、液生化输布及脏腑功能活动正常的保证。人体气机升降之机全赖中焦，脾气升而胃气降，升降相因从而带动全身气机的升降出入，而脾气运化是根植于肾阳的。

二、肾脏的体与用

"体用"二字的相关记载，最早可追溯到先秦典籍中，《内经》中也有不少应用，到了宋明时期才被广泛应用于中医理论学说中。最为知名的体用理论是清代叶天士《临证指南医案》中指出的肝"体阴用阳"，也是被后世医家应用、发挥最多的体用理论。不只是肝脏，五脏六腑皆有体用，通过学习不同脏腑所特有的体用生理特点，对临床治疗疾病有一定的指导作用。

(一) 脏腑体用理论简述

体用之体，即本体，是指内在的，最根本的；体用之用，即作用，是指在一定环境条件下产生的表现、现象或变化的功能。体和用不是截然对立的，二者相互依存，有机统一。宋代朱熹认为体用一源，体用不二。体用不二而有分，虽分而仍不二，是对体用关系的精炼描述。

体用学说在中医学中的应用可追溯至《素问·五运行大论》关于五脏生理系统特点的论述，如论述肾脏"北方生寒……咸生肾……在体为骨……其用为口"，这里的体指人体具体的器官组织，属狭义之体的范畴。体用关系反映了脏腑阴阳之间的关系，《素问·阴阳应象大论》云："阴在内，阳之守也；阳在外，阴之使也。"这里的守与使反映的就是体与用的关系。脏腑之体，藏于内为阴；脏腑之用，象于外为阳。脏体为阴，多为藏而不泄的有形之形质；脏用为阳，多为无形的气化功能的现象。脏腑以体为主，用为其功能的延伸，以行使其功能。清代喻嘉言提出了"脏体阴而用阳，腑体阳而用阴"的理论，对脏腑体用关系进行了更细致的划分，如喻嘉言在《医门法律》云："心肺……阴体而阳用也，大肠小肠……阳体而阴用也。"

(二) 肾脏其体为精，其用为气

关于体用学说中肾脏的生理特点及体用学说如何指导肾病的临床治疗方面，吴鞠通在《医医病书》中言："肾为足少阴，主润下，主封藏，体本阴也；其用主布液，主卫气，则阳也。"肾发挥生理功能是体用结合发挥的作用，其中濡润脏腑经络、固藏人体精气的功能与其体阴静的关系最大，而输布津液、卫外抗邪的功能则是其用阳动的体现。肾之体为精，其用在气。肾为水火之脏，内寓肾阴、肾阳，能濡养、温煦人体脏腑经络，促进机体气化代谢。肾精为物质基础，精能化气，所化之气为肾气。《医碥·杂症》云"精以成形……五官百骸，皆本此精以为质"。肾体之精充足，肾用之气就旺盛。肾气根据阴阳属性的不同划分的肾阴、肾阳，都属于肾用范畴。

第四节 肾与心、肺、脾、肝的关系

肾为先天之本，五脏之根，内藏元阴、元阳。《景岳全书》云："五脏之阳气非此不能发，五脏之阴气非此不能滋。"肾的亏虚可累及五脏，五脏所伤，穷必及肾。如肾阳虚衰，不能温运脾土，可致脾阳不振，出现下利清谷、五更泄泻等症状；反之脾阳不足，久必累及肾阳，终致脾肾阳虚证。故肾与其他四脏生理上密切相关，病理上相互影响。

一、肾与心

心居胸中，属阳，在五行中属火；肾在腹中，属阴，在五行中属水。心肾之间相互依存又相互制约的关系，称为"心肾相交"。这种关系遭到破坏后形成的病理状态，称为"心肾不交"。心与肾在生理上的关系，主要表现在水火既济、精血互化与精神互用等方面，共同维持人体的正常生理功能。

（一）水火既济

在上者宜降，升已而降，降已而升。心位于上而属阳，主火，其性主动；肾居于下而属阴，主水，其性主静。心火必须下降于肾，与肾阳共同温煦肾阴，使肾水不寒；肾水必须上济于心，与心阴共同制约心阳，使心火不亢。故《傅青主男科》曰："肾无心之火则水寒，心无肾之水则火炽。心必得肾水以滋润，肾必得心火以温暖。"在正常生理状态下，这种水火既济的关系，以心肾阴阳升降的动态平衡为重要条件。所以《格致余论》

曰："人之有生，心为之火，居上；肾为之水，居下；水能升而火能降，一升一降，无有穷已，故生意存焉。"水能下，火炎上，水火上下，名之曰交，交为既济。心与肾上下、水火、动静、阴阳相济，使心与肾的阴阳协调平衡，构成了水火既济、心肾相交的关系。

（二）精血互生

心主血，肾藏精，精和血都是维持人体生命活动的必要物质。精血之间相互资生，相互转化，血可以化为精，精亦可以化为血。精血之间的相互资生为心肾相交奠定了物质基础。

（三）精神互用

心藏神，为人体生命活动之主宰，神全可以益精。肾藏精，精生髓充脑，脑为元神之府，积精可以全神。如《类证治裁·内景综要》说："神生于气，气生于精，精化气，气化神。"《类经·摄生类》说："虽神由精气而生，然所以统驭精气而为运用之主者，则又在吾心之神。"

病理方面，张景岳《类经》言"心生血，血行脉中，故合于脉……心属火，受水之制，故以肾为主"，指出了心主血脉还要受到肾的制约。一方面肾所主之水液精津与心血同源而互化互资，水液入于脉中，在心火的作用下化为血，水液充足是血液循环流畅的必要条件，水竭则血枯而不行；另一方面，肾所纳元气是一切生命活动的原动力，能蒸腾、激发肾水化清阳之气，上升于心以助心气行血，元气亏则血运无力。糖尿病肾病初期多为气阴两虚，病程日久，阴损及阳，肾阳虚衰致肾所纳之元气虚损，不能上助心气推动血液运行，血行瘀滞，凝滞心脉，出现心前区刺痛、胸闷、心悸等症状。若肾阴不足，不能上济于心，或心火亢盛，下劫肾阴，常表现为心烦失眠、心悸怔忡、眩晕耳鸣、腰膝酸软等症状。

二、肾与肺

肺在五行中属金，肾在五行中属水，金水相生；肺主宣发肃降，通调水道，为"水之上源"，肾主水，为"水之下源"；肺主呼吸，肾主纳气。肺与肾在生理上的关系，主要表现在金水相生、水液代谢和呼吸运动方面。

（一）金水相生

五行之中，金为水之母，水为金之子，肺金可以生肾水。明代赵献可《医贯》云："世人皆曰金生水，而余独曰水生金。"肾阴为诸阴之本，肾阴充盈，上滋于肺，使肺阴充足；肾阳为诸阳之本，肾阳充足，资助肺阳，推动津液输布。

（二）水液代谢

肺为水之上源，肾为水之下源。在水液代谢过程中，肺主行水，通调水道，水液经过肺的宣发和肃降，才能使在上之水谷精微宣降有度，水谷精微布散到全身各个组织器官中，浊液下归于肾而输入膀胱。肾为主水之脏，有气化、升降水液的功能，又主开阖。下归于肾之水液，通过肾的气化，使浊中之清升腾，通过三焦回流体内；浊中之浊变成尿液而输入膀胱，从尿道排出体外。肺、肾两脏密切配合，共同完成对水液代谢的调节。二者在调节水液代谢的过程中，肾主气化水液的功能居于重要地位，所以水液代谢"其本在肾，其标在肺"。

（三）呼吸运动

肺主气，司呼吸，是体内外气体交换的场所。正常的呼吸运动虽为肺所主，但需要肾的纳气作用的协助。肾中精气充盛，封藏功能正常，肺吸入的清气才能经过肃降而下归于肾，以维持呼吸的深度。故有"肺为气之主，肾为气之根"之说。

病理方面，《素问·上古天真论》云："肾者主水，受五脏六腑之精而藏之。"肾主水是指肾主司调节全身津液代谢的各个环节，肾气及肾阴、肾阳对整个水液代谢过程中的各个脏腑之气及其阴阳都有资助、调控作用，故而肺的行水功能也依赖于肾气及肾阴、肾阳的促进、调节。糖尿病肾病患者因精损而致肾气、肾阳功能减退，水液代谢异常，体液潴留体内，则表现为水肿、少尿，临床在治法选择上宜宣肺利水，即提壶揭盖法，在下温补肾阳，滋补肾阴，填补肾气，肺肾同治，以确保水道通调。

三、肾与脾

脾为后天之本，肾为先天之本；脾主运化水湿，肾主气化水液。脾与肾在生理上的关系，主要表现在先后天相互资生和水液代谢方面。

（一）先后天相互资生

脾主运化水谷精微，化生气血，为后天之本；肾藏精，主命门真火，为先天之本。脾的运化需要肾阳的温煦蒸化，方能健运。肾精又赖脾所运化的水谷精微的不断补充，才能充盛。故《医门棒喝》曰："脾胃之能生化者，实由肾中元阳之鼓舞，而元阳以固密为贵，其所以能固密者，又赖脾胃生化阴精以涵育耳。"即先天温养后天，后天补养先天。

（二）水液代谢

脾主运化水湿，须有肾阳的温煦蒸化；肾主水，司开阖，使水液的吸收和排泄正常。但这种开阖作用，又赖脾气的制约，即"土能制水"。脾、肾两脏相互协作，共同完成水液的新陈代谢。

病理方面，《素问·经脉别论》云："饮入于胃，游溢精气，上输于脾，脾气散精。"饮食经过胃的腐熟、脾的运化，将精微物质输布于机体；

而肾中之火生脾土，肾中之水润脾阴，直接影响脾胃的运化功能，正如程杏轩《医述》所云"脾胃能化物与否，实由于水、火二气，非脾土所能也"。糖尿病肾病患者肾精不足，肾阳亏虚不能温煦脾土而出现纳差乏力、畏食生冷、餐后饱胀等症状。若糖尿病肾病早期出现微量蛋白尿，乃脾气虚衰，上输精气不能归于肺而布散全身，径走膀胱，治节无权所致。脾主运化水湿，津液的输布有赖于脾气的正常运化，肾精亏虚，脾失健运，水湿内停，故糖尿病肾病患者多有尿浊、水肿等症状。

四、肾与肝

肝主血而肾藏精，肝主疏泄而肾主封藏。肝需要肾的滋养，肾中水火直接关系到肝脏的体用功能。肝与肾在生理上的关系，主要体现在精血同源、藏泄互用及阴阳承制等方面。

（一）精血同源

肝藏血，肾藏精，精血同源，相互资生。在正常生理状态下，肝血依赖肾精的滋养，肾精又依赖肝血的不断补充，肝血与肾精相互资生又相互转化。故有"精血同源""肝肾同源""乙癸同源"之说。

（二）藏泄互用

肝主疏泄，肾主闭藏，二者之间存在着相互为用、相互制约、相互调节的关系。因为疏泄与闭藏是相反相成的，肝气疏泄可使肾气闭藏而开阖有度，肾气闭藏又可制约肝之疏泄太过，也可助其疏泄。

（三）阴阳承制

肝在五行属木，肾在五行属水。阴阳承制，水能涵木。肝主疏泄和藏血，体阴用阳，肾阴能涵养肝阴，使肝阳不上亢。肝阴充足，疏泄功能正常，则能促进肾阴充盛。肝阴和肾阴之间相互资生，共同维护阴阳的动态平衡。五行学说认为，水为母，木为子，这种母子相生关系，亦称为"水能涵木"。

病理方面，《灵枢》曰："肝气通于目，肝和则目能辨五色矣。"目为肝窍，肝气直接通达于目，肝气调和则气机通畅，升降出入有序，有利于气血津液上输于目，目得荣养而能发挥正常的辨色视物功能。糖尿病肾病患者肾精不足，不能充养肝血，肝失濡养，肝气不和，多表现为双目干涩、视物昏花、急躁易怒，且临床上糖尿病肾病多与糖尿病视网膜病变共存。肾水涵养肝木，肾精亏虚，水不生木，则木气下陷，郁久而厥阴风动，引动相火，风火相煽，亦会耗伤肾阴。肝属木，为厥阴之脏，内寄相火，以疏泄气机为主要功能体现，厥阴风木妄动，则肝肾藏泄失常。肝失疏泄，全身气机不畅，致使水液精微输布失常，五脏之精亦不能下藏于肾，肾失濡养，肾元不足，开阖无权，蒸化无能，则见小便频多；肾精亏虚，肾失固摄，而风火合邪亦可扰肾之封藏，则精微物质泄而不藏，故尿中可出现蛋白。

第二章 糖尿病肾病辨证新释

第一节 辨证论治的局限性

中医学的特点为整体观念和辨证论治。整体观念在《内经》的论述中有充分的体现，并得到历代医家的高度赞同，作为中医学的特点是毫无疑问的。但是辨证论治从提出到目前仅有70余年，时间相对较短。辨证论治能否代表中医的思维模式或成为中医学的特点和优势，下面笔者从辨证论治的源流开始论述。

《内经》并没有"辨证论治"一词。张仲景《伤寒杂病论》序中"撰用《素问》《九卷》《八十一难》《阴阳大论》《胎胪药录》并《平脉辨证》"是关于"辨证"一词的最早的记载。但其"证"的含义与现代辨证论治中"证"的内涵不同，《内经》中的"证"指的是症状和体征。后世医家治病的思维方法也不尽相同，如宋代陈言在《三因极一病证方论》中指出"因病以辨证，随证以施治"，金代刘河间在《素问玄机原病式》中提出"病机辨证"，明代徐春甫在《古今医统大全》中总结出"因病施治"，明代周之干在《慎斋遗书》中列出"辨证施治"一节，提出切忌"见病医病"，明代张景岳在《景岳全书·传忠录》中提出"诊病施治"。"辨证论治"一词最早见于清代章虚谷的《医门棒喝·论景岳书》，但其内涵并不明晰，干祖望先生在《漫谈辨证论（施）治这个词目》中言，他们这批老中医在中华人民共和国成立之前，根本不知道什么是辨证论治、辨证施治。因此，古代医家在中医治疗疾病的方法体系上并没有达成一致。

20世纪50年代，任应秋先生提倡辨证论治，之后得到中医界的广泛认可，由此辨证论治成为中医学中普遍应用的一种诊疗方法。辨证就是分析、综合四诊所收集的资料、症状和体征，辨清疾病的病因、病性、病位，以及正邪之间的关系，概括为某种性质的证。论治，又称施治，即根据辨证，确定相应的治法，通过疗效可以检验辨证论治的正确与否。从辨证论治的源流来看，它的提出具有合理性，应用到临床确实能获得一定的疗效，如感冒这类单因素的疾病，根据临床症状不同，可分为风寒感冒、风热感冒、暑湿感冒等不同的证型，分别采用辛温解表、辛凉解表、清暑祛湿解表等方法给予适当的治疗，往往可获得良好的疗效。但是临床上也有许多复杂的疾病，即便使用了正确的辨证方法，其疗效却并不令人满意，有一些甚至完全无法获得疗效。

首届国医大师裘沛然老先生（以下简称裘老）的代表作《壶天散墨》中有一篇文章的题目是"治病有法不囿法"，文中记载了"治痰饮以寒凉"的病例，叙述他治一已服中药数百剂的痰饮患者，该患者遍服西药而未效，先后用"葶苈泻肺、三子、平陈、指迷茯苓、射干麻黄、滚痰、涤痰等汤"不效，后用"控涎、十枣"也未效，裘老不得已处以黄芩、生地黄各一两，龙胆草五钱，患者服2剂后竟奏意外之功，又服数剂而瘳。裘老认为该病系属痰饮，又无明显热象，"温药和之"为医界公认的治法，然而攻逐癖饮、温肺化痰、理气降逆之剂叠进而无寸效，最后乃以一般所忌用之方而使其病愈。《壶天散墨》中记载："我过去曾治过不少哮喘病，有的是风寒外束，痰饮内阻；也有寒包热的，有痰火阻肺，气阴两伤的，有上实下虚的，有肺脾同病的，用相应的治疗，一般都可得到缓解和痊愈。但是遇到有些明显是寒饮的病，症见咳唾稀涎，喘逆不平，痰鸣如吼，形寒怯冷，苔白滑，脉沉弦，口不渴，胸脘窒闷等。宣降肺气，温肺化饮，通阳散寒，应该说是正规的治法。然而对于某些患者，用上述药法，却毫无效果，后竟用大剂量石膏、黄芩、知母、桑皮、合欢皮、芦茅根、凌霄花等药奏功。我执行医术已过半个世纪，类似这种情况所见实多，渐渐体会到治疗疾病，既要不离于法，又要不拘于法，因为医理很难明而用法每可变，只有懂得法无常法和常法非法这个深刻的道理，才能真正掌握中医治病方法的真髓。"

裘老对于运用辨证论治之常法并不能在所有疾病的治疗中获得疗效的感悟，笔者在临床上也时常有体会。以笔者曾治疗的一位患者为例，张某，女，75岁，患有糖尿病4年、高血压12年，7年前曾做冠状动脉支架植入术，现双下肢水肿伴面部虚浮，自述看病之初是由于出现气短和水肿，现已服用中药3年，乏力症状改善，但水肿丝毫不减，并时发口腔溃疡，这4年中用糖适平控制血糖效果良好，检查尿常规、肾功能和甲状腺功能均正常，仅有双下肢动脉硬化。2018年7月17日就诊。上一位医生开出的处方：黄芪120 g、柴胡15 g、黄芩15 g、茯苓15 g、泽泻15 g、泽兰30 g、牛膝15 g、丹参30 g、麦芽30 g、陈皮15 g、红景天30 g、地龙15 g、僵蚕15 g、天麻15 g、川芎18 g、杏仁10 g、桑白皮20 g、土茯苓60 g、黄柏15 g、车前子30 g。以方测证，当时的医生根据患者主症（气短、水肿、舌暗）辨证为气虚血瘀、三焦不畅，用补气活血、调畅三焦之法完全正确，但不能缓解水肿。笔者根据患者舌瘦、时发口腔溃疡、水肿、脉细且寸细而有力，处以养阴清热、宣肺活血之剂，处方：熟地黄60 g、蜜麻黄6 g、川牛膝15 g、太子参30 g、麦冬20 g、黄芩10 g、丹参15 g、泽泻10 g、茯苓30 g、炒白术10 g、山药30 g、生甘草6 g。患者服4剂后水肿全消，效果远胜辨证服药3年。由此可知，辨证确实是临床治疗疾病的一种思维方法，辨证要对四诊所收集到的症状和体征进行综合分析，但是症状并不能完全反映疾病的情况。临床上可能会见到两种情况：一种情况是症状好转，疾病好转，如感冒患者的流涕、咳嗽症状减轻，则感冒就好转；还有一种情况是症减病进，如胃癌患者经过治疗后食欲不振、呃逆症状改善，但病情仍在进展。对于多种疾病并存，各种疾病的症状也相互混杂，不同医生对四诊所收集到的症状和体征的综合分析不能达成一致，疗效也会因此受到限制。

综上所述，辨证论治虽然是中医学的一大特色，但是有其优势，也有其不足，几十年来，中医学者已认同辨证和辨病相结合的诊疗模式，但对辨证、辨病的先后主次仍存在不同看法。后文笔者将自己对"以病统证"的思维模式应用于临床诊治糖尿病肾病的具体实施过程予以详述。

第二节　糖尿病肾病"以病统证"的诊疗思维模式

糖尿病肾病是糖尿病最常见的并发症，也是糖尿病终末期肾功能衰竭的首要因素。研究证明，中西医结合治疗糖尿病肾病可以很好地减轻蛋白尿、延缓肾功能衰竭的进程、改善相关临床症状并提高患者生活质量。临床上我们处方用药是以辨证为基础，但是如何辨证却是取决于我们的临床思维模式，因此，临床思维模式是决定临床疗效的关键因素。笔者经过30余年对糖尿病肾病的临床和基础研究，总结出糖尿病肾病"以病统证"的诊疗思维模式，这一诊疗思维模式经临床验证，可进一步提高中医治疗的疗效，今介绍如下，请同道斧正。

一、中医临床思维模式的现状与争鸣

近百年来，随着西医学对中医学的不断渗透和二者的相互融合，中医学者在临床实践中逐渐从以辨证论治为主的思维模式转变为以病证结合为主的思维模式。目前病证结合的思维模式可以归纳为两种，即传统模式和现代模式。病证结合的传统模式就是在对疾病传统认知的基础上划分为若干证，医生根据患者的主诉、兼症，结合其舌脉等信息，判断患者的中医

证型，然后对证处方用药，即建立以病为纲、病证结合、以脏腑经络为辨证核心的诊治体系，正如宋代陈言在《三因极一病证方论·五科凡例》中所言："故因脉以识病，因病以辨证，随证以施治。"中医学的统编教材和众多中医指南中使用的就是这种模式，这种模式的缺点在于对疾病的认识比较模糊宽泛，发生误诊误治的可能性较大，如中医对水肿病的认识，由于不严格区分功能性水肿与心源性、肝源性和肾源性等器质性水肿，导致治疗方向不清晰，治疗效果不稳定，因此，病证结合的现代模式逐渐成为中医诊疗思维模式的主流。病证结合的现代模式就是把西医对疾病的认识融入到中医的辨证中，在西医辨病的基础上再进行中医辨证，例如冠心病患者即便表现为无症状，也会基于西医对冠心病冠状动脉狭窄或闭塞导致心肌缺血、缺氧或坏死的病理认识，选用活血化瘀药。

目前对于病证结合的现代模式有"以证统病"和"以病统证"两种不同的争论。"以证统病"就是以证为纲，证同治同，证异治异。这种观点认为"把证归于病是战略观念错误""以证统病是中医临床思维的回归和创新"。这种模式下中医辨证时不考虑西医对疾病的认识，"统病"的方式是在方中加一些针对西医病理环节的药物，如高血压患者在以头晕为主症进行中医辨证用药的基础上，加一些具有降血压作用的中药，如茺蔚子、牛膝等。

"以病统证"就是以病为纲，异病同证也需异治。这种观点认为"证必附于病，若舍病谈证则有如皮之不存毛将焉附""中医证候与疾病的根本矛盾是不可分的"。这种模式下，辨证时需融合西医病理，具体方法为结合现代影像、生物学诊断技术等，融合新的科学认知，结合临床实践经验，根据检查及化验结果进行辨证施治，如对于高脂血症患者，结合西医对血脂升高的病理认识，中医辨证为"痰湿"，并处以山楂、绞股蓝等中药进行治疗；对于颈动脉斑块患者，根据血脂在颈动脉沉积的病理表现，中医辨证为"痰核"，选用四妙勇安汤加减进行治疗。

二、"以证统病"与"以病统证"两种思维模式的应用特点

在中医的发展过程中，历代医家治病运用"以证统病"与"以病统证"的思维方法不尽相同。明代周之干提倡"以证统病"，在《慎斋遗书》中列有"辨证施治"一节，认为"见病医病，医家大忌"；金代刘河间在《素问玄机原病式》中也持有同样的观点，倡导病机辨证。宋代陈言倡导"以病统证"，在《三因极一病证方论》中指出"因病以辨证，随证以施治"；明代张景岳也赞成这个观点，其在《景岳全书·传忠录》中提出"诊病施治"。这是由于在当时的技术条件下，古代医家对治疗疾病的方法体系的认知尚未达成一致。目前，随着西医学对中医学的不断渗透和二者的相互融合，临床已经形成了"以证统病"与"以病统证"两种思维模式，笔者认为这两种模式没有对错之分，而是根据不同的临床情况有着不同的使用时机。

(一)"以证统病"应用特点

证，是疾病发展过程中某一阶段的病理概括。由于它包括了病变的部位、原因、性质以及正邪关系，可以反映出疾病发展过程中某一阶段的病理变化的本质，因此，它比症状更全面、更准确地揭示了疾病的本质。基于证是医生综合分析某一阶段患者的症状、体征所得到的结论，笔者认为"以证统病"适用于以下两种情况。一是有证无病的情况，通过西医学诊断方法并未发现患者有病或暂时无法明确疾病诊断，但是患者有许多不适症状，如不明原因的发热等，此时根本无法应用"以病统证"的思维模式进行临床诊治。二是急性单因素疾病的情况，患者所患为急性单一的疾病，所表现的症状、体征完全可以反映疾病的本质，比如感冒，临床可见恶寒、发热、头身疼痛等症状，但由于引发疾病的原因和机体反应有所不

同，又可分为风寒感冒、风热感冒、暑湿感冒等不同的证型，此时只需辨清感冒属于何种证型，便可选择辛温解表、辛凉解表、清暑祛湿解表等不同的治疗原则给予适当的治疗，无需在辨证过程中融入西医对病原菌致病的认识。

（二）"以病统证"应用特点

古人对同一症状的内在病理认识不同，这些不同的内在病理认识是无法通过现代血尿检查以及 B 超、CT 等技术进行区别的。古代中医在认识和治疗疾病上，虽然也曾提出病证结合的思维模式，但在看待病和证的关系方面，更侧重于"证"的区别上，而不是着眼于"病"的异同，"异病同治""同病异治"原则的提出，便是"以证统病"思维模式的体现。现代科学技术的飞速发展，加深了临床医生对疾病的认知，利用先进的检查技术，可以非常直观地看到同一症状其不同的内在病理原因，比如胃痛，可以用现代检查技术很快确定是由于胃溃疡还是胃癌导致的。基于上述原因，"以病统证"已成为提高临床疗效非常重要的思维模式。笔者认为该思维模式适用于以下两种情况：一是有病无证的情况，比如患者临床诊断为糖耐量减低、肾囊肿，但临床无任何症状，此时只能使用"以病统证"思维模式；二是慢性疾病的情况，慢性疾病病程长，合并症和并发症症状繁多且非单一证候，但无论处于病程的哪个阶段或表现出的何种证候，都与疾病的根本病理矛盾密不可分，中医证候与其内在疾病的根本病理特征是相对不变的，因此，应用"以病统证"思维模式才能真正实现治病求本的目标，取得最佳的疗效。

三、运用"以病统证"思维模式治疗糖尿病肾病的优势

在糖尿病肾病的诊疗当中，"以病统证"思维模式更具有优势。原因

是糖尿病肾病早期病情常隐匿，肾小球处于高滤过状态或仅有微量蛋白尿时，患者无不适症状，此时有病无症，无法通过表现于外的症状进行辨证，因此"以证统病"思维模式在此阶段常难以实施，而"以病统证"思维模式则能解决无证可辨的问题。并且糖尿病肾病呈慢性病程，各种并发症如糖尿病视网膜病变、糖尿病周围神经病变、糖尿病引发的心脑血管疾病等可以同时存在，症状错综复杂，若运用"以证统病"思维模式，忽视糖尿病肾病特异性的病理改变对疾病进展产生的影响，治疗就会处于"不知其要，流散无穷"的状态。

因此，"以证统病"思维模式不利于糖尿病肾病的诊疗，而"以病统证"思维模式能够从整体上把握疾病，在认识糖尿病肾病的一般规律及病机的情况下，能够从疾病本质上统筹各种错综复杂的症状，找出当前的主要矛盾，然后进行具体治疗，可使辨证清晰化，治疗精准化。

四、糖尿病肾病"以病统证"思维模式的构建和应用

"以病统证"思维模式是结合了中西医对疾病不同认识的一种模式，但是目前的难点在于最终所辨的证要精准体现西医对疾病的病理认识，这就需要临床上对宏观辨证与微观指标进行融合，构建"以病统证"思维模式的系统体系，但目前在此方面仍存在诸多欠缺。笔者团队经过30余年的临床实践和研究证实了该种思维模式确实可以提高临床疗效，其构建过程可以归纳为三个步骤，即"识病—因病识证—随证施治"，下面分别予以介绍。

（一）识病——糖尿病肾病"精损络痹"病机的确立

识病指准确识别病机的过程。病机包括病邪、病性、病势等，贯穿整个疾病过程，决定着疾病的发展和预后，它并不能单靠对当前阶段的症状

进行辨证而得，而要结合对西医病因、病理的认识，是将贯穿整个疾病过程中的微观病理变化融入中医对病机的宏观认识中。

糖尿病肾病，是以高血糖为始因，以肾小球内皮细胞、基膜、足细胞、系膜细胞、系膜基质等损伤为病理因素，以大量蛋白尿为临床特征，可伴随腰酸乏力、水肿等一系列症状的慢性疾病。其始发为消渴，病机为气阴两虚或阴虚内热。笔者团队在仝小林院士提出的糖尿病肾病"虚、瘀、浊"的基础病机与国医大师吕仁和教授提出的糖尿病肾病"微型癥瘕"的病机学说的基础上，认为肾为五脏之本，阴虚病变日久则导致肾的阴精亏虚，继而导致肾阳不固，一方面会使得精微外漏而引起蛋白尿，另一方面若此阶段未得到及时干预治疗，病久入络则导致气滞、痰凝、血瘀等病理产物的生成和停聚，病理产物停聚于肾络会使癥瘕积聚，相当于微观病理看到的K－W结节、肾血管瘤，从而导致肾络痹阻，损伤肾藏精的功能，使蛋白尿进一步加重，最终发展为肾功能不全。笔者团队通过临床和基础研究，得出糖尿病肾病"精损络痹"——肾精亏损、肾络痹阻的病机，以此病机为指导，研制成具有填精通络功效的芪地糖尿病肾病方，临床和实验研究证明此方可以有效减轻糖尿病肾病蛋白尿并保护肾功能。因此，"精损络痹"是"以病统证"思维模式中识病过程的核心内涵。

（二）因病识证——糖尿病肾病刻下症病机的判定

有些病机可以通过临床症状表现出来，但有些病机却没有临床表现，需要"无者求之"。确立了病机后，并不能以之作为患者当下证的病机。辨患者现阶段表现出的证时，需要把患者当下的临床不适症候群与病机相结合，应用五行生克理论分析这些临床不适症候群与病机之间的关系，这种方法笔者称为"司内联外"，通过"司内联外"的方式可以确定患者刻下症的病机。例如，糖尿病肾病患者出现了恶心呕吐的症状，根据"以病统证"思维模式，首先确定该患者一定存在笔者总结的糖尿病肾病"精损络痹"病机，然后需要进一步分析恶心呕吐症状与"精损络痹"病机的关系，运用这样的思维模式分析可知：肾精亏虚不能化生肾气或肾阳，肾阳虚弱，命门火衰，火不生土可导致胃气上逆，因此刻下症恶心呕吐的病机为肾阳不足，脾胃虚寒。治疗上不能选用旋覆代赭汤等香燥救胃的方剂，而应选用化肾汤（熟地黄、肉桂）或水火两补汤（熟地黄、山茱萸、茯神、车前子、人参、麦冬、五味子、肉桂、白术、牛膝）来治疗。因此，对于一些临床症状复杂的糖尿病肾病患者，因病识证过程可以在临床表现为主要矛盾的病机的基础上统筹多种不适症候群，比如糖尿病肾病患者同时患有其他疾病时，可以明确分析出哪些症状是由糖尿病肾病所致，哪些症状是该疾病的继发表现，哪些症状是合并疾病的表现，这样就可以针对病机和刻下症病机正确立法并选方用药。为了便于理解，以一次临床应用为例。

　　患者女，73 岁，主诉：发现糖尿病 30 年，血肌酐升高 14 年，恶心、呕吐 1 年，加重 1 个月。患者自诉发现血肌酐升高后一直在当地名医处坚持治疗至今，血肌酐多年来由 138 μmol/L 升高到 1 个月前的 380 μmol/L，降血糖、降血压等西医治疗方案很规范，近 1 年不欲食，因害怕病情发展一直坚持服用中药，但近 1 个月每日有恶心、饮食后严重呕吐的症状，服用中药不缓解，夜尿 2~3 次，血肌酐 1 个月内上升了 114.3 μmol/L，升至 494.3 μmol/L。舌胖，苔白腻，脉弦涩。患者强烈希望能正常进食，并诉可以继续服用中药。患者最近服用半个月的中药处方为生芪 50 g、党参 20 g、葛根 30 g、红花 10 g、菟丝子 15 g、车前子 10 g、枸杞子 15 g、茯苓 30 g、白术 15 g、香橼 10 g、佛手 10 g、炒麦芽 15 g。这个处方的辨证是脾肾双虚，从处方看不能食、呕吐的病机为脾胃虚弱，用常规辨证方法治疗没有问题，但是临床效果不好。笔者接诊后用因病识证的方法对其刻下症病机的判定思路如下。目前不能食、恶心呕吐症状一定与"精损络痹"的病机有关，那么"精损络痹"如何引起脾胃两虚，从而导致胃虚的不欲食和脾虚的不运化呕吐呢？用五行生克理论分析可知火不生土可导致脾胃两虚，引起不能食、恶心呕吐，火指肾阳，肾阳是肾精化生，肾精亏虚，肾阳虚弱，不能温煦脾胃，因此刻下症恶心呕吐的病机为肾阳不足，脾胃虚寒。针对不能食、恶心呕吐的刻下症立法应为补火生土，温脾胃，整个疾病的立法为填精通络，补火生土，温脾胃。处方稍作调整：原处方减去红花10 g、葛根30 g、车前子10 g，加温阳填精的巴戟天20 g、芡实30 g，减枸杞子15 g，把补脾胃的生芪50 g、党参20 g换成生晒参10 g，以加强温养脾胃的作用，减香橼10 g、佛手10 g，加苏梗10 g、香附10 g，加强调理脾胃之气的作用，加降胃气的法半夏10 g、通络的制水蛭6 g，其中制水蛭和巴戟天、芡实、菟丝子合用，是针对"精损络痹病机"的立法，以奏填精通络之效。患者于14天后复诊，自述服此方7天后已不恶心，食欲略有好转，口不黏，体力亦有所好转。后来笔者按照此思路施治3个月，患者可以正常进食和服用药物，血肌酐从不能进食时的494.3 μmol/L降到461.5 μmol/L。

（三）随证施治——针对病靶、证靶的立法原则

在"以病统证"辨治思维模式下，确立了证之后，选方用药要针对病靶和证靶两个方面进行。证靶可根据患者的临床症状随证加减，这个证就是上面提到的辨患者现阶段表现出来的证，是变化的，因人而异的。病靶针对的是病机，也就是治本的过程，对病靶的治疗就是对笔者团队提出的"精损络痹"这一病机的治疗。具体的填、固、通的方法及药物选择下文会详细阐述。在笔者团队前期的临床研究及动物实验中已经证实，填精通络法可减少糖尿病肾病的炎症，减少蛋白尿，延缓肾功能衰竭，从而保护肾脏。

综上，笔者在"以病统证"思维模式的指导下对糖尿病肾病的治疗，不是单纯的"辨病论治"，也不是单纯的"辨证论治"，而是经过长期临床

和基础研究，将宏观辨证与微观指标进行融合，总结出糖尿病肾病"精损络痹"的病机，而后通过"司内联外"的方式，分析患者临床表现与"精损络痹"病机之间的关系，进行因病识证，最后针对病靶和证靶的立法原则随证施治，以达到更加精准地治疗糖尿病肾病、提高疗效的目的。

五、病案举例

谭某，男，57 岁，2020 年 6 月 12 日初诊。主诉：发现血糖升高 7 年，血肌酐升高 10 个月，双下肢水肿 1 个月。患者于 2013 年出现口渴、多饮、多尿的症状，就诊于当地医院，被诊断为 2 型糖尿病，先后口服降血糖药及皮下注射胰岛素控糖。2018 年被诊断为糖尿病视网膜病变。2019 年 8 月体检：血肌酐 130 μmol/L，尿酸 366 μmol/L，胱抑素 C 1.58 mg/L，$β_2$ – 微球蛋白 3.62 mg/L，肾小球滤过率 54.45 mL/（min · 1.73 m^2），尿蛋白 2 +，于山东省某医院被诊断为"慢性肾衰竭、糖尿病肾病、糖尿病视网膜病变、高血压"，使用益气养阴、通腑化浊的中药治疗半年，处方：生黄芪 40 g、生地黄 20 g、牡丹皮 10 g、桑寄生 15 g、桑螵蛸 10 g、当归 30 g、枳实 20 g、厚朴 10 g、酒大黄 20 g、大黄 5 g、葛根 20 g、山药 15 g、山萸肉 20 g、桂枝 10 g、防风 6 g、金银花 30 g、桑白皮 15 g、生牡蛎 30 g、芡实 30 g、红花 6 g、荆芥 10 g、丹参 12 g。血肌酐为 130 ~ 150 μmol/L。2020 年 5 月 8 日，患者开始出现双下肢水肿，伴尿中泡沫增多，换用通腑化浊、祛邪利水的中药治疗 1 个月，处方：山药 30 g、炒苍术 15 g、薏苡仁 20 g、黄连 3 g、酒大黄 3 g、郁金 10 g、地龙 6 g、水蛭 3 g、萆薢 10 g、车前子 30 g、泽兰 10 g、泽泻 10 g、地耳草 20 g、茵陈 10 g、五灵脂 10 g、淡竹叶 10 g、石菖蒲 20 g。未见好转。2020 年 6 月 12 日，寻余诊治，查体：血尿素氮 9.93 mmol/L，血肌酐 158.5 μmol/L，胱抑素 C 3.24 mg/L，$β_2$ – 微球蛋白 7.71 mg/L，肾小球滤过率 41.06 mL/（min · 1.73 m^2），尿蛋白 2 +。症见双下肢凹陷性水肿，小便有泡沫，舌红，苔薄腻。既往有高血压病史。嘱用原西药控制血压和血糖、改善贫血方案 [硝苯地平控释片 60 mg，2 次/日；复方硫酸亚铁叶酸片 200 mg，3 次/日；重组人促红素注射液 4 000 IU，3 次/周；非布司他片 40 mg，1 次/日；阿司匹林肠溶片 100 mg，1 次/日；阿托伐他汀钙片 20 mg，1 次/晚；诺和灵 30 R（精蛋白生物合成人胰岛素注射液），早 14 IU，晚 12 IU] 不变。笔者应用"以病统证"的思维方法，给予患者口服中药治疗，治法为填精通络、清热利水，处方：黄芪 60 g、熟地黄 45 g、山萸肉 20 g、黄芩 10 g、防风 6 g、桑寄生 30 g、炒杜仲 15 g、土鳖虫 10 g、制鳖甲 10 g、炒芡实 30 g、生牡蛎 30 g、川牛膝 15 g、车前子 30 g。日 1 剂，水煎 400 mL，早晚分服。

7 月 12 日二诊，已服药 1 个月，于当地医院复查：尿素氮 9.86 mmol/L，血肌酐 130.6 μmol/L，尿酸 398 μmol/L，胱抑素 C 2.73 mg/L，β_2 - 微球蛋白 6.18 mg/L，肾小球滤过率 51.89 mL/(min·1.73 m²)，尿蛋白 2+，糖化血红蛋白 5.7%。

8 月 4 日三诊，服药近 2 个月，于当地医院复查，尿素氮 9.89 mmol/L，血肌酐 124.9 μmol/L，尿酸 457 μmol/L，胱抑素 C 2.80 mg/L，β_2 - 微球蛋白 5.38 mg/L，肾小球滤过率 54.77 mL/(min·1.73 m²)，尿蛋白 2+。复诊时患者双下肢水肿基本消失，但仍有夜尿 2 次，尿中有泡沫，大便偏干，纳可，舌淡红，中有裂纹，苔薄白，脉关弦，寸尺弱，处方：原方减炒芡实 30 g，加金樱子 20 g。

9 月 5 日四诊，共服药近 3 个月，复查：尿素氮 9.61 mmol/L，血肌酐 107.1 μmol/L，尿酸 303 μmol/L，胱抑素 C 1.70 mg/L，β_2 - 微球蛋白 4.27 mg/L，肾小球滤过率 65.96 mL/(min·1.73 m²)，尿蛋白 2+。继续服药至 9 月 23 日，复查：尿素氮 8.32 mmol/L，血肌酐 85.8 μmol/L，尿酸 373 μmol/L，胱抑素 C 1.80 mg/L，β_2 - 微球蛋白 4.76 mg/L，肾小球滤过

率 86.23 mL/（min·1.73 m^2），尿蛋白±，24 小时尿蛋白 0.05 g/24 h。双下肢水肿消失，久坐脚踝有轻微水肿，小便泡沫较以前明显减少，纳可，眠可。

按语：患者糖尿病肾病诊断明确，在当地应用传统辨证的思维模式，先以益气养阴、通腑化浊为立法的处方治疗半年，后以通腑化浊、祛邪利水为立法的中药治疗 1 个月，但血肌酐、胱抑素 C、蛋白尿等指标都未恢复正常，双下肢水肿的症状未见缓解。来笔者处就诊后，笔者采用"以病统证"的思维模式，按照糖尿病肾病"精损络痹"的病机，以填精通络兼清热利水立法处方，方中熟地黄、山萸肉、桑寄生、炒杜仲填补肾精，黄芪益气固精，炒芡实补肾固涩，土鳖虫疏通肾络，黄芩清热，患者阴不足则为水肿，故加车前子利水，阴虚可致阳亢，加用制鳖甲、生牡蛎滋阴潜阳，川牛膝补肾而引血下行，防风祛风通络，诸药合用，共奏填精通络之功。患者服用 3 个多月后血肌酐指标恢复正常，蛋白尿明显减少，水肿等症状也得到缓解。此病例从某种程度上佐证了"以病统证"思维模式的有效性。

第三节　论糖尿病肾病"精损络痹"病机

现代中医医家普遍认为糖尿病肾病的病机为气阴两虚，但益气养阴之法的临床疗效常不尽如人意。国医大师吕仁和教授提出"微型癥瘕"形成的根本原因是肾小球硬化、肾小管间质纤维化和糖尿病肾病患者出现肾功能不全。仝小林院士提出虚损—络瘀—浊毒是糖尿病肾病的基本病机，而虚损则是这一病机的基本条件。但是我们在学习上述学术观点时，在临床应用上面临许多困惑，如糖尿病肾病诸虚症的核心是什么，即临床应该如何落实治病求本的问题；如何处理刻下症病机与"微型癥瘕"核心病机的关系，即如何落实因人治宜的问题。前文阐述了以糖尿病肾病"精损络痹"病机为核心的"以病统证"的辨治思维模式，下文将对为什么糖尿病肾病的病机应为"精损络痹"展开论述。

一、精损：五脏病变以肾为核心，肾虚以精损为要

糖尿病肾病是以高血糖为始因，以肾小球内皮细胞、基膜、足细胞、系膜细胞、系膜基质等损伤为病理改变，以持续性蛋白尿排泄增加和（或）肾小球滤过率下降为临床特征，最终发展成终末期肾病的慢性疾病，可伴随腰酸乏力、水肿等一系列症状。高血糖是糖尿病肾病不同于其他慢性肾病的特异性病因。高血糖这一病因属于中医的热毒，有专家也称之为糖毒。糖尿病肾病发展的各个阶段都可能损伤肾精，但损伤程度不同。糖毒可以耗气伤阴，其中伤肺之气阴可致肺不能敷布津液，津液直趋下行，随小便排出体外，故小便频数量多；肺不布津则口渴多饮。糖毒引发胃火炽盛及脾阴不足，则口渴多饮，多食善饥；伤及脾气，脾不能转输水谷精微，则水谷精微下流注入小便，故小便味甘；水谷精微不能濡养肌肉，故形体日渐消瘦。糖毒对肾精的伤害有以下四个方面。

一为糖毒直伤肾阴，导致肾阴亏虚，肾失濡养，开阖固摄失权。现代医学研究也表明，一部分糖尿病肾病患者仅出现肾功能受损，但是尿蛋白正常。从中医理论来看，肾阴就像煤油灯灯芯中的油，要靠瓶子里的油即肾精供给，肾阴亏耗，意味着肾精亏耗。

二为糖毒导致肾精来源不足。《素问·上古天真论》曰"肾者主水，受五脏六腑之精而藏之"，且《医述》云"精藏于肾而非生于肾"，肾精除来源于不可再生的先天之精外，还来源于后天的五脏六腑之精。糖毒伤阴而虚火内生，上燔心肺则烦渴多饮，中灼脾胃则胃热消谷，使得五脏六腑之精不足，不能给肾输送足够的精微物质，导致肾精不足。临床可以观察到有的患者未发生糖尿病肾病时，已经有冠心病、脂肪肝、胃轻瘫等其

他脏腑病变。

三为糖尿病日久，因其他脏腑之阴耗损，肾精向脏腑输出持续增加，肾精进一步耗损。肾为五脏之本，肺肾本是一源，如肺为水之上源，为金，肾为水之下源，为水，《叶天士医案》中提到了"金水同出一源"，《医学读书记》中也提出"不特金能生水，水亦能生金"的观点。肝肾的关系更为密切，肾水生养肝木，张景岳提出"肾为肝之化源"，肝需要肾的滋养，肾中水火直接关系到肝脏的体用功能。肾与脾的关系体现为先后天相互资生，肾中之火生脾土，肾中之水润脾阴，肾的功能直接影响脾胃的运化功能。正如程杏轩《医述》所云"脾胃能化物与否，实由于水火二气，非脾土之能也"。心与肾的关系主要表现为心肾相交，人体阴阳平衡，必须依托心肾水火相交。发生糖尿病肾病时，肾脏病变可以影响到多个脏腑，如常见的肾不纳气，水不生金，导致肺气阴亏虚，出现口干、气短、乏力等症状；肾水亏虚导致肝木失养，出现头晕、目涩等症状；肾阳亏虚而不能温煦脾土，出现纳差乏力、畏食生冷等症状；肾水亏虚导致心火上炎，出现失眠、多梦、眠浅易醒等症状。

四为糖毒导致肾络受损，精微物质漏出。经络是运行全身气血、联络脏腑形体官窍、沟通上下内外、感应传导信息的通路，现代医学的血管神经系统也是经络的一部分。糖毒这一特殊的病邪可以直伤肾络，导致五脏六腑向肾输送精微物质的道路被破坏，其运送的精微物质漏出，肾藏精功能受损。临床可以观察到多数糖尿病肾病患者存在蛋白尿的病理现象。

因此，糖尿病肾病的五脏病变以肾为核心，而肾虚以精损为要。

二、络痹：邪实以湿瘀浊为主，因虚而滞，痹阻肾络

"络"在《说文解字》中释为"絮"，有细微联系之意，另有将"络"通假为"落"字者，古代水利学概念中将其引申为与主干河流相贯通的细

小沟渠。后"络"被引入中医学理论体系，产生了"经络""络脉""脉络""血络""气络""络病"等多个概念，而其"联系""网络"的内涵则被保留了下来。《灵枢》言"经脉为里，支而横者为络，络之别者为孙""阳络伤则血外溢，阴络伤则血内溢"，首次提出络病及阳络、阴络的致病特点，为络病理论奠定了基础。汉代医家张仲景在《伤寒杂病论》中设立专篇讨论络脉相关疾病的辨证治疗，推崇虫类通络药的应用，奠定了络病证治的基础。叶天士在《临证指南医案》中提出阳络、阴络的概念，指出位于浅表处者为浮络，属阳络范畴，分布于体内深处，系于脏腑及其外廓者为脏络、腑络，属阴络范畴；叶天士还提出"久病入络""久痛入络"的理论，认为邪气袭人后，"初为气结在经，久则血伤入络"，其传变途径是"由经脉继及络脉""经几年宿病，病必在络"，揭示了多种内伤杂病的病邪由经入络、由气至血、由功能性病变发展为器质性病变的病理过程；叶天士后来又在"久病入络"的基础上提出了"癥瘕属络病"的理论，将病位扩至经络。

　　痹者，闭也。广义的痹病泛指病邪痹阻经络、脏腑，导致气血运行失常，脏气不宣的一类病证，根据痹阻部位的深浅，可分为体表的经脉气血痹阻及体内的脏腑脉络痹阻。络痹是结合现代中医学的络病学说提出来的，相对于表浅的经腑、气分来说，络属于内里的脏腑、血络，体现的是久病不解、内伏于里的证机。糖尿病在未出现肾脏并发症阶段，所生湿瘀邪气多位于经腑、气分，表现出身困、苔腻、口干多饮、易饥喜凉、皮肤瘙痒等症状，在慢性肾病后期，脾肾气化功能失常，更容易导致湿邪内生，新旧湿邪叠加不化，使得湿邪更盛而化生痰浊。肾中精气亏虚，无力充盈血脉，导致气血运行不畅，血络瘀阻，加之湿邪阻滞肾络，影响气血运行，加重了血络瘀滞。湿瘀邪气久蓄不解，入脏腑、血络，邪痹肾络，最终导致络脉痹阻。肾络痹阻有因病邪过盛阻络者，也有因脏虚不能推动络脉气血运行而阻者，后者在糖尿病肾病的发病原因中所占比例更大。

到了肾病后期，肾精更加亏虚，而痰湿、瘀血更易留滞不去，痰瘀、癥积直接痹阻肾络，最终导致部分患者的肾脏功能完全丧失。

第四节　糖尿病肾病的审因辨证法

前文论述了"以病统证"的辨治思维模式以及糖尿病肾病"精损络痹"病机的内涵。在"以病统证"辨治思维模式中，对刻下症的辨证是非常重要的一环，除了提到的因病识证的方法对辨证有指导性作用外，还要结合其他方法来更加精确地对刻下症进行辨证。其中要注意审因辨证法、以肾立极的五脏辨证法和四诊合参辨证法三个方法的应用，下文将对糖尿病肾病的审因辨证法进行叙述。

现有中医教材在论述糖尿病肾病的病因、病机时，多数提到了病因病机学说中的基础病因学部分，如外邪侵袭、饮食不当、情志不和、劳倦过度等，而这些病因是大部分疾病共有的病因，理论过于空泛、模糊，缺少临床的准确性和特异性。辨证论治也多局限于辨证候论治，强调了异病同治，而忽略了具体疾病的特异性，因此精准辨刻下症必须注意审因论治的应用。

一、审因论治的范畴

审因论治是治病求本理念的重要组成部分，是提高辨病论治和辨证论治临床疗效的重要保证，所以强化审因论治、细化病因层次至关重要。中医学对糖尿病肾病病因的论述有禀赋虚弱、饮食不节、劳欲过度、情志不调等方面，属于广义的基本病因范畴，缺乏准确性和特异性，所以对糖尿病肾病进行审因论治具有重要的临床意义。

（一）病因的概念及作用

病因就是指引起疾病的原因，又称为致病因素。《医学源流论》云："凡人之所苦，谓之病；所以致此病者，谓之因。"病因是导致疾病产生的初始因素，有些病因如感受风寒，仅起到引起疾病发生、发展的作用，有些病因如情志不遂、思虑过度，则引起并参与了疾病的发生、发展甚至在这个过程中起到了重要的作用，特别是在原发性疾病中可以成为一个独立的病因，直接决定其并发疾病的发展方向。病因是一个相对的概念，在疾病的发展过程中，病因与结果是相对的，二者在一定条件下可以相互转化，某一阶段的病理产物，在另一阶段可能会成为新的致病因素。因此，病因对于疾病发展的作用可以是短暂的，也可以是持续的。

古代医家非常重视审因论治。《素问·徵四失论》曰"诊病不问其始，忧患饮食之失节，起居之过度……何病能中"；《素问·至真要大论》云"必伏其所主，而先其所因"，提出了治病必审其因的原则；张仲景在《金匮要略》中论治黄疸病为"黄家所得，从湿得之"，指出黄疸病因湿而得，并针对此病因提出"但利其小便"的祛湿退黄之法；宋代陈言更是以病因为主要阐述对象，并著有《三因极一病证方论》，提出"凡治病，必须识因，不知起因，病源无目"。重因而述的还有《症因脉治》和《脉因症治》等著作。清代医家徐灵胎在《兰台轨范》自序中亦提出"欲治病者，必先识病之名，能识病名，而后求其病之所由生，知其所由生，又当辨其生之因各不同，而病状所由异，然后考其治之之法""凡病之因不同，而治各别者尽然，则一病治法多端矣"。由此可见先贤对审因论治的重视。

（二）病因系统的划分

根据不同的因果关系，病因系统可以细分为病因、证因、症因三个层次。

（1）病因。指引起疾病的原因。某些病因作为导致疾病产生的初始因素，同时决定了疾病的发展进程，如痨虫所致肺痨、积食所致腹痛等，针对原发病因进行治疗后，疾病的临床证候会随之而解；而有些病因只是参与并诱发了疾病的发生，并没有进一步参与病情的进展，如嗜食生冷所致的脾胃阳虚胃痛，去除病因后疾病并不能得到有效缓解，但此种病因对证候分析及确定治法而言是不可缺少的。

（2）证因。指临床辨证所得证候发展的始动原因，即引起显著证候背后的病理本质，如在肝阴亏虚病理基础上继发的肝郁气滞证，证因即肝阴亏虚。

（3）症因。指疾病过程中出现各种症状的直接因素，如引起咳嗽的症因是肺气上逆。审因论治的实质即审机论治，是对辨证论治的重要补充。

二、糖尿病肾病的审因论治

（一）糖尿病肾病的审病因论治

肾穿刺活检是糖尿病肾病诊断的金标准，肾脏在以高血糖为主的多种危险因素的作用下，早期肾脏基本病理改变为肾小球内皮细胞、肾小球基膜增厚与系膜基质扩张，中晚期可见结节性、渗出性或弥漫性肾小球硬化，这些病理学改变代表了肾络病变发展的不同阶段及相应的病理机制，是肾络痹阻这一病机的体现。因此，肾络痹阻是糖尿病肾病的基本病机，贯穿疾病的始终，为糖尿病肾病发生、发展的内在基础和主要矛盾。持续性蛋白尿是糖尿病肾病的重要临床特征，蛋白尿的出现，是糖尿病肾病临床诊断的主要依据，糖尿病肾病早期表现为持续的微量蛋白尿，后转变为临床蛋白尿，甚至出现大量蛋白尿而发展成肾病综合征。蛋白质是生命的基本物质，为人身之精华，在中医理论中可归属于精微物质范畴，其宜内藏而不宜外泄，若失于封藏，随小便而下，则表现为蛋白尿。精微物质从小便而出，日久必耗伤肾精，致使肾精亏虚。

肾精亏虚贯穿整个病程，以肾精为物质基础的肾阴、肾气、肾阳化生不足，导致水火功能均显不足。肾精是肾气化生的基础，为人体诸气之根，精在内为诸气之内守，故精为气之母，精虚则全身之气少，精盈则全身之气盛，肾精亏虚之人每多见气虚之证，表现为乏力气短、倦怠懒言，即"元精失则元气不生，元阳不见"。因此，糖尿病肾病的病因推动了糖尿病肾病的发展，并参与决定了其病程的发展方向。糖尿病肾病的病因是确定其病机的重要依据，指导着整个病程的治疗。

（二）糖尿病肾病的审证因论治

证因是某个阶段证候不同于其他阶段证候的病理基础，与辨证求机一脉相承，审证因论治是治病求本、审机论证的重要体现。辨证论治是解决糖尿病肾病当前主要矛盾的治疗方法，然而对于临床比较明显的病机进行辨证治疗后效果不明显的情况，就需要审查证因，找出现有证候背后隐藏着的隐性因素。糖尿病肾病中晚期出现肾阳亏虚证候者非常多见，患者表现为乏力倦怠、畏寒怕冷、腰酸疼痛、夜尿频多等，辨证论治可选用温补肾阳的药物，如杜仲、附子、肉桂等。但阳虚症状改善不明显或改善维持的时间较短时，应审证求因。肾阳亏虚是在肾精亏虚、化生乏源的基础上产生的，肾阳亏虚是衍生病机，治疗应当在峻补肾精的基础上加用小剂量辛热温阳的药物以少火生气，不补阳而阳自生。湿是糖尿病肾病发展过程中的重要病理产物，治湿须贯穿疾病治疗的始终，而痰湿证的辨证治疗要审明证因。肺为水之上源，通调水道，脾主运化，输布水液，肾为水液气化代谢的主要脏腑，在辨明痰湿证后必须审明痰湿为哪一脏病后功能衰退产生的，特别是糖尿病肾病患者肾精亏虚而生痰湿者，尤须得到重视。血瘀证是贯穿糖尿病肾病整个病程的重要证候，瘀血既是病理产物又是重要病因，针对瘀血的治疗也必须遵循审证因而治的原则。瘀血产生的原因众多，有气虚运血无力、停而为瘀者，有阴血不足、血脉不畅为瘀者，有湿热阻滞气机、血脉痹阻而生瘀者，有痰湿阻络、碍血运行而生瘀者，此时审证因即为审证求机。

（三）糖尿病肾病的审症因论治

症状是辨证的重要依据之一，主症往往反映了疾病的核心病机，尤其是当症状突出、病情紧急时，审症治疗通常可较快解决疾病的突出矛盾。审症因就是找出引起临床症状的病机，并进行针对性治疗，现就糖尿病肾病常见的主症病因分析如下。

（1）乏力倦怠。四肢受气血充养方可行动自如，气血亏虚或湿瘀阻滞经络均可导致四肢失于气血充养。此时要辨别乏力是因气虚所致还是湿阻气机所致，前者以补气为主，后者以化湿通络为主。

（2）水肿。水湿不循常道，外溢肌肤，不能外泄而发为水肿。水肿可继发于脾肾气虚，脾肾气虚不能气化津液，或血脉瘀阻，血行不利则化为水湿，在使用茯苓、车前子、冬瓜皮、益母草等利水消肿药物进行治疗时，应审查症因，对于气虚者要大补元气，血瘀者要加大活血力度，才能迅速解决水肿问题。

（3）蛋白尿。尿蛋白属中医学"精气"范畴，肾失固摄，开大于阖，精气下陷而表现为蛋白尿。蛋白尿可继发于脾肾气虚而不能固摄，或为湿热下注所致，在使用固肾敛精、涩精止遗的桑螵蛸、金樱子、芡实等药物进行治疗时，应审查症因，前者以补肾涩精为主，后者以清利湿热为主，才能更快改善症状。

审因论治的本质就是审机论治、治病求本，找出引起疾病、证候、症状背后的病理因素，发现隐藏的病理本质，找出决定显著证候发展的潜在病机，是辨病、辨证、辨症论治的基础，也是提高对症治疗效果的前提。糖尿病肾病的审病因论治必须审明病因、证因、症因三个层次的主次关系，为临床治疗提供依据，以确定处方君、臣、佐、使之法。

三、精损与络痹的辩证关系

糖尿病肾病肾精亏损的病机与肾络痹阻的病机存在密切联系，在糖尿病肾病的发生、发展过程中，精损与络痹是相互影响的。糖尿病肾病早期精损程度较低，临床表现为肾气、肾阴、肾阳的单方面亏虚，脏腑气机紊乱、气化不及，湿瘀痹阻的病机矛盾较为突出。故早期治疗须重视通调脏腑气机，化湿通络除痹，这可以有效恢复肾的气化功能。到了中后期，肾脏气化代谢日耗肾精，湿瘀痹阻导致肾络不畅，气血亦无法滋养肾精，同时随着人体尿蛋白的长期漏出，肾精亏损的病机更加突显。肾气化失用，水液代谢更加紊乱，湿瘀等邪气胶结肾络难以清除。此时的治疗重点当治病求本，必须在填补肾精的基础上结合祛邪通络之法以除痹阻，不可一味祛邪。湿瘀等邪气痹阻肾络是糖尿病肾病精损的继发病机，在中后期，此病机尤为突出，具有因虚致实的特点。

笔者通过临床观察，发现肾精亏损和肾络痹阻并不一定同步，若肾精亏损和肾络痹阻同时存在，会出现病情发展更快的情况。这是由于肾精亏损和肾络痹阻可相互影响，肾精亏损可引起肾的气化功能失司，导致诸邪内生，痹阻肾络，而肾络痹阻又可导致五脏之精输注于肾、填充肾精的通道受阻，或肾精瘀滞而外漏，进一步加重了肾精的亏损，如此恶性循环则加快了病情的发展。估算的肾小球滤过率是衡量肾脏滤过功能的指标，肾小球滤过率的下降与中医肾络痹阻关系密切。若湿瘀等痹阻肾络，津液无法由肾代谢而出，会直接影响到肾小球的滤过功能。意大利的一项多中心研究——意大利肾功能不全和心血管事件研究（RIACE 研究）显示，蛋白尿合并肾小球滤过率下降患者死亡率最高，而单纯肾小球滤过率下降和单纯蛋白尿患者的死亡风险相近；无蛋白尿而肾小球滤过率＜45 mL/（min·

1. 73 m²）患者的死亡风险高于肾功能正常的微量蛋白尿患者。这项研究从临床科研方面证实了笔者"糖尿病肾病肾精亏损和肾络痹阻并不一定同步，若肾精亏损和肾络痹阻同时存在，会出现病情发展更快情况"的临床观察结论。

综上所述，"精损络痹"的病机可以高度概括糖尿病肾病的核心病机特点，可有效指导临床治疗。精损指肾精虚损，强调五脏病变以肾的病变为核心，肾虚主要为肾精虚损，因虚而产生湿、瘀、浊等邪气。络痹指因虚而滞，肾精亏虚，肾气化生乏源，内生邪气，肾精空虚，产生的空隙被湿、瘀、浊等邪气乘虚侵入，导致肾络痹阻，甚则化生癥瘕，具有因虚致实的特点。据此笔者提出用填精通络法治疗糖尿病肾病，填精即填补肾精，通络即祛邪通络，填精通络法是糖尿病肾病的核心治法。填补肾精是糖尿病肾病治疗的基础，其作用在中后期尤为突出。祛邪通络早期应重视祛邪除痹的消通之法，后期应重视扶正祛邪的补通之法，以达祛邪而不伤正。

第五节　糖尿病肾病以肾立极的五脏辨证法

在糖尿病肾病以"精损络痹"为病机的"以病统证"辨治思维模式中，刻下症的辨证思路为从病机出发，更具体的阐释就是以肾立极进行五脏辨证，这是由肾与五脏的关系决定的，更是由糖尿病肾病必定会引起其他脏腑病变的病理演变过程决定的。

五脏之真，唯肾为根。肾中水火是人体阴阳之根基的生理功能。肾中水火相济，相依而永不相离，水中之火鼓舞肾水外散并上升而输布周身，散于五脏六腑。肾中一水一火，俱属无形之气，相火禀命于命门，是人体生命活动的根本动力，正如《医学入门》所言，肾间动气"两肾中间……大阖周身，熏蒸三焦，消化水谷，外御六淫，内当万虑，昼夜无停"。肾与脾，一主先天，一主后天，二者共同维系着人体生命活动，通过精气的互化运动来推动人体的代谢。如果将人体比作是一棵生命之树，则肾为树根，通过根须吸收营养、水分后上输，以滋养枝叶。肾精为物质根基，化生肾阳，为一身阳气之根，温煦经脉气血，亦能化生肾阴，为一身阴精之本，滋养周身脏腑精气。

肾与其他脏腑的关系是通过肾间动气来维持的，而肾间动气即为肾精所化生的肾气。肾气是推动人体五脏六腑运行代谢的原动力，故赵献可《医贯》言："膀胱无此则三焦之气不化，而水道不行矣；脾肾无此则不能蒸腐水谷，而五味不出矣。肝胆无此，则将军无决断，而谋虑不出矣，大小肠无此，则变化不行，而二便闭矣；心无此则神明昏，而万事不应矣。"五脏六腑的生理功能均依赖于肾气的推动而有序进行，肾与五脏的具体关系为肺为水之上源，为金，肾为水之上源，为水，金水相生，肺肾关系还体现在水液代谢和呼吸运动方面。肝肾同源，相互资生，水能生木，张景岳提出了"乙癸同源""肾为肝之化源"的观点，肝需要肾的滋养，肾中水火直接关系到肝木体阴用阳的功能。肾与脾的关系体现为先天和后天相互维持滋养，肾中之火生脾土，肾中之水润脾阴，正如程杏轩《医述》所云："脾胃能化物与否，实由于水火二气，非脾土之能也。"心与肾的关系主要表现为心肾相交，人体阴阳平衡必须有赖于心肾水火相交，如《冯氏锦囊秘录》曰："火性炎上，故宜使之下，水性就下，故宜使之上。"心火下降、肾水上升，共同完成水火交济的功能。

第六节　糖尿病肾病的四诊合参辨证法

糖尿病肾病发病多由于禀赋不足、五脏柔弱，此外，外感六淫、内伤七情、饮食劳倦、糖毒耗伤阴精和损伤脏脉、失治误治等也推动了本病的发生、发展。糖尿病肾病的核心病机为"精损络痹"，其中心病位在肾，可涉及肝、脾、心、肺，病性为本虚标实、虚实夹杂。经临床证候学观察发现，糖尿病肾病在不同阶段所呈现的证候特点不同，因此应当分期进行四诊合参辨证。按照《西氏内科学》的糖尿病肾病分期方法，糖尿病肾病可分为三期，即早期糖尿病肾病（微量蛋白尿期）、临床期（中期）糖尿病肾病（临床蛋白尿期）、晚期糖尿病肾病（肾衰竭期），分别相当于糖尿病肾病摩根森（Mogensen）分期法中的Ⅲ、Ⅳ、Ⅴ期，对此三期分别进行辨证论治。目前临床常用的糖尿病肾病分期辨证方法，对"以病统证"思维模式中刻下症的辨证也大有裨益。2023 年发布的《糖尿病肾脏疾病中西医结合诊疗指南》是王耀献教授带领北京中医药大学东直门医院肾病团队，反复研讨并综合全国多位知名专家意见后编写的。现将分期辨证方案摘录于下，以便精准对刻下症进行辨证。

一、早期

（一）本虚证

1. 肝肾阴虚

主症：①眩晕；②目睛干涩或视物模糊；③耳鸣；④盗汗；⑤五心烦热；⑥腰酸膝软。

次症：①舌质红，少苔；②脉细数。

主症具备①②中的一项＋③④⑤⑥中的一项，同时次症具备一项即可诊断。

2. 脾肾气虚

主症：①腹胀纳少；②便溏；③腰酸膝软。

次症：①神疲乏力；②少气懒言；③自汗易感；④舌体胖大，有齿痕；⑤脉弱。

主症具备①②中的一项 + 第③项，同时次症具备两项即可诊断。

（二）邪实证

1. 脾胃积热

主症：①渴喜冷饮；②多食易饥；③口臭。

次症：①小便短黄；②大便干结；③发热面赤；④舌质红，舌苔黄；⑤脉数。

主症具备一项，同时次症具备两项即可诊断。

2. 湿热内蕴

主症：①脘腹胀满；②口中黏腻；③大便不爽。

次症：①身热不扬；②身重困倦；③舌质红，舌苔黄腻；④脉濡数或滑数。

主症具备一项，同时次症具备两项即可诊断。

3. 肝郁化热

主症：①情志抑郁；②两胁闷胀或痛；③善太息；④口苦咽干；⑤心烦失眠；⑥急躁易怒。

次症：①舌质红或舌边间红；②脉弦数。

主症具备①②③中的一项 + ④⑤⑥中的一项，同时次症具备一项即可诊断。

4. 气滞血瘀

主症：①肌肤甲错；②刺痛，痛有定处；③肢体麻痛；④胀痛；⑤癥块时消时聚。

次症：①舌紫或紫暗、有瘀斑、舌下络脉色紫怒张；②脉弦涩。

主症具备①②③中的一项 + ④⑤中的一项，同时次症具备一项即可诊断。

5. 痰湿内蕴

主症：①形体肥胖；②胸闷脘痞；③纳呆呕恶。

次症：①舌苔白腻；②脉弦滑或濡滑。

主症具备一项，同时次症具备一项即可诊断。

二、中期

（一）本虚证

1. 气阴两虚

主症：①神疲乏力；②少气懒言；③自汗易感；④盗汗；⑤咽干口渴；⑥五心烦热。

次症：①舌质红，少苔；②脉细弱无力。

主症具备①②③中的一项＋④⑤⑥中的一项，同时次症具备一项即可诊断。

2. 脾肾阳虚

主症：①腹胀纳少；②便溏或泄泻；③腰膝怕冷；④夜尿频多。

次症：①畏寒肢冷；②水肿；③舌体胖大，有齿痕，苔白；④脉沉细缓。

主症具备①②中的一项＋③④中的一项，同时次症具备两项即可诊断。

（二）邪实证

1. 痰瘀互结

主症：①形体肥胖；②胸闷脘痞；③纳呆呕恶；④肌肤甲错；⑤刺痛，痛有定处；⑥肢体麻痛。

次症：①舌紫或紫暗、有瘀斑、舌下络脉色紫怒张；②舌苔白腻；③脉滑或脉涩。

主症具备①②③中的一项＋④⑤⑥中的一项，同时次症具备两项即可诊断。

2. 瘀水交阻

主症：①水肿；②肌肤甲错；③刺痛，痛有定处；④肢体麻痛。

次症：①舌紫或紫暗、有瘀斑、舌下络脉色紫怒张；②舌苔白腻；③脉沉细涩。

主症具备第①项＋②③④中的一项，同时次症具备两项即可诊断。

三、晚期

（一）本虚证

1. 阴阳两虚

主症：①盗汗；②咽干口渴；③五心烦热；④畏寒肢冷；⑤腰膝怕冷；⑥水肿。

次症：①舌体胖大，有齿痕；②脉沉细无力。

主症具备①②③中的一项＋④⑤⑥中的一项，同时次症具备一项即可诊断。

2. 心肾阳虚

主症：①胸闷或胸痛；②心悸怔忡；③畏寒肢冷；④腰膝怕冷；⑤水肿。

次症：①舌质紫暗，舌苔白；②脉沉细无力或结代。

主症具备①②中的一项＋③④⑤中的一项，同时次症具备一项即可诊断。

（二）邪实证

浊毒证（扰神、凌心射肺、犯胃、浸淫皮肤）

主症：①头晕目眩或神识昏蒙；②心悸怔忡，张口抬肩，不能平卧；③口中尿臭，恶心呕吐频发，呼吸深大；④面色晦暗黧黑，肌肤枯槁不荣，周身瘙痒。

次症：①舌质焦燥，舌苔白腻或灰黑；②脉沉细欲绝。

主症具备一项，同时次症具备一项即可诊断。

第三章 填精通络法常用中药介绍

根据糖尿病肾病"精损络痹"的核心病机，可以确立填精通络法为其核心治法。填精即填补肾精，通络即祛邪通络，二者缺一不可，但根据具体情况的不同会有所偏重。糖尿病肾病的治疗，前期重视祛邪通络，而中后期填补肾精则尤为重要，此二法是治疗糖尿病肾病的根本。由于精损与络痹互为因果，相互促进，因此填精之法不得独行，需与通络之法共施。填精、通络之法运用恰当，可收"扶正助祛邪，邪去正自安""通亦可为补，补亦能助通"之效。填精通络法立法以后，恰当选药成为临床取得疗效的关键，笔者综合前贤用药经验和自己临床体悟，将填精通络法常用中药分为补益肾精药和祛邪通络药两大类，现阐述如下。

第一节 补益肾精药物的选择

《难经》言："损其肾者，益其精。"强调对于肾虚证的治疗应注重补益肾精。补益肾精，贵在能填，功在能积，效在能敛，用在能布。除直接应用补肾填精之法外，亦需配合补气生精、补血生精、固涩敛精、辛润生精之法。补肾填精法是补益肾精的基础，补气生精是在补肾填精基础上的补充治法，补血生精则是益精治法的土壤，固涩敛精是益精治法的藩篱，辛润生精是益精治法的动力，此多种治法环环相扣，内恤外护，共成精生能积、蓄而不溢、敷布顺达之功，肾精之耗损方可恢复。

一、补肾填精药

肾的主要功能就是主精，包括精的贮藏、输布、转化、利用、排泄等。肾气、肾阴、肾阳均属于肾精的功能变化，肾精是化生肾气、肾阴、肾阳的物质基础。肾气具有气化、固摄精气的功能，肾阴具有滋润、濡养的功能，肾阳具有温煦、推动气化的功能，三者同源而异名，相互依存、彼此制约，可分而不可离。

五脏之伤，穷必及肾。凡病，若因虚久不复，成损变劳之后，必有肾精大伤。《素问》言："精不足者，补之以味。"《景岳全书》提出"若精气大损，年力俱衰，真阴内乏，虚痰假火等证，即从纯补犹嫌不足"，首推使用熟地黄；叶天士也提出了以血肉有情之品充养机体的理论。结合张景岳、叶天士的观点，对于此类患者，笔者常使用补肾填精之药，补肾填精为补益肾精之基石，肾中空虚，肾精填充后方可坚实。临床上笔者常应用阴质、味厚、沉降之品以补肾填精，用药宜从重从纯，以达峻补肾精之目的，常用熟地黄或鹿角胶等血肉有情之品来大补真阴。血肉有情之品可入奇经，而熟地黄纯静重沉，直入于肾。若精损尚轻，笔者则会选用黄精、菟丝子等药。

（一）熟地黄——精血纯厚品，补肾之正药

地黄，始载于《神农本草经》，《本草图经》始称熟地黄。本品味甘，性微温，归肝、肾经。有补血滋阴、益精填髓的功能。主要用于治疗腰膝酸软、骨蒸潮热、盗汗遗精、内热消渴、血虚萎黄、心悸怔忡、月经不调、崩漏下血、眩晕、耳鸣、须发早白等病证。

本品药用块根，生于地下，其色黄，故名地黄。熟地黄由生地黄加工而成，将生地黄浸入酒中，然后放入蒸器中蒸，对于蒸到何种程度有两个

要求：一是要九蒸九晒，因地黄中含有铁元素，故蒸晒后颜色变黑，要达到"其黑如漆"的程度，这样制成的熟地黄味厚气薄，性沉入肾，方能大补血衰，填精益髓；二是地黄的味道要发生变化，须甘而不苦，达到"其甘如饴"的程度。历史上河南怀庆产的地黄最为上等，汪昂《本草备要》论地黄曰："江浙生者，南方阳气力微；北方生者，纯阴力大，以怀庆肥大、菊花心者良。"河南地处中州，得土气最厚，土厚能载物，因为脾土居中央，以灌四旁，五脏均需脾转输的精气濡养，诸脏皆受脾荫，故熟地黄能补五脏的真阴。河南怀庆所产地黄称怀地黄，是四大怀药之一。

炮制改变了生地黄的性能和功用，也扩大了地黄的临床应用范围。生地黄主凉血，药性偏于苦寒，为清热凉血药，可治热证，其亦有甘味，所以能养阴生津。生地黄经过炮制后成为熟地黄，其性由寒转为微温，正如《本草备要》所云"地黄性寒，得酒与火与日则温"，其味由苦变甘，功用由清变为补，故熟地黄的主要功能不是凉血，而是填精补血。

《金匮要略》中的肾气丸以熟地黄为君药，再加少量桂枝、附子以阴中求阳，此乃阴阳互根原理的应用，正如赵献可所云"无阳则阴无以生，无阴则阳无以化"。明代张景岳对熟地黄赞赏有加，应用熟地黄最为娴熟，他把熟地黄列为"四维"（人参、熟地黄、大黄、附子）之一，其中以熟地黄、人参为"良相"，大黄、附子为"大将"。另外，张景岳云："阴虚而神散者，非熟地之守不足以聚之；阴虚而火升者，非熟地之重不足以降之；阴虚而躁动者，非熟地之静不足以镇之；阴虚而刚急者，非熟地之甘不足以缓之；阴虚而水邪泛滥者，舍熟地何以自制？阴虚而真气散失者，舍熟地何以归源？阴虚而精血俱损，脂膏残薄者，舍熟地何以厚肠胃？"《景岳全书·新方八阵·补阵》中共有29首方剂，其中有24方用熟地黄。由于张景岳善用熟地黄，故后世称其为"张熟地"。他所创制的玉女煎、左归丸（饮）、右归丸（饮）、金水六君煎、大补元煎及赞育丹等方剂，均是以熟地黄为主药的滋补方剂。

1. 古代文献

《神农本草经疏》言："主折跌绝筋，伤中，逐血痹，填骨髓，长肌肉。"

《珍珠囊》言："大补血虚不足，通血脉，益气力。"

《本草新编》言："味甘，性温，沉也，阴中之阳，无毒。入肝肾二经。生血益精，长骨中脑中之髓。"

2. 医家发挥

《本草正》云："性平，禀至阴之德，气味纯静，故能补五脏之真阴，而又于多血之脏为最要，得非脾胃经药耶？且夫人之所以有生者，气与血耳，气主阳而动，血主阴而静。补气以人参为主，而芪、术但可为之佐；补血以熟地为主，而芎、归但可为之佐。然在芪、术、芎、归，则又有所当避，而人参、熟地，则气血之必不可无。故凡诸经之阳气虚者，非人参不可；诸经之阴血虚者，非熟地不可。"又云："凡诸真阴亏损者，有为发热，为头疼，为焦渴，为喉痹，为嗽痰，为喘气；或脾肾寒逆为呕吐，或虚火载血于口鼻，或水泛于皮肤，或阴虚而泄利，或阳浮而狂躁，或阴脱而仆地，阴虚而神散者，非熟地之守不足以聚之；阴虚而火升者，非熟地之重不足以降之；阴虚而躁动者，非熟地之静不足以镇之；阴虚而刚急者，非熟地之甘不足以缓之；阴虚而水邪泛滥者，舍熟地何以自制？阴虚而真气散失者，舍熟地何以归源？阴虚而精血俱损，脂膏残薄者，舍熟地何以厚肠胃？且犹有最玄最妙者，则熟地兼散剂方能发汗，何也？以汗化于血，而无阴不作汗也。熟地兼温剂始能回阳，何也？以阳生于下，而无复不成干也。然而阳性速，故人参少用亦可成功；阴性缓，熟地非多难以奏效。而今人有畏其滞腻者，则崔氏何以用肾气丸而治痰浮？有畏其滑湿者，则仲景何以用八味丸而医肾泄？"更云："又若制用之法，有用姜汁拌炒者，则必有中寒兼呕而后可；有用砂仁制者，则必有胀满不行而后可；

第三章 填精通络法常用中药介绍

51

有用酒拌炒者，则必有经络壅滞而后可。使无此数者，而必欲强用制法，是不知用熟地者正欲用其静重之妙，而反为散动以乱其性，何异画蛇而添足。今之人即欲用之补阴，而必兼以渗利，则焉知补阴不利水，利水不补阴，而补之法不宜渗。即有用之补血，而复疑其滞腻，则焉知血虚如燥土，旱极望云霓，而枯竭之阳极喜滋。设不明此，则少用之尚欲兼之以利，又孰敢单用之而任之以多？单用而多且不敢，又孰敢再助以甘而尽其所长，是又何异因噎而废食也！"

《本草正义》云："地黄，为补中补血良剂。古恒用其生而干者，故曰干地黄，即今之所谓原生地也。然《本经》独于此味用一干字，而又曰生者尤良，则指鲜者言之，可知干地、鲜地，六朝以前，本已分为两类，但辨别主治，犹未甚严。至《名医别录》，则更出生地黄一条，显与干地黄区别，其主治则干者补血益阴，鲜者凉血清火，功力治疗，不复相混。然究属寒凉之品，惟虚而有热者为宜，若真阴不充，而无热证，则用干地，犹嫌阴柔性质，不利于虚弱之脾胃。于是唐、宋以来，有制为熟地黄之法，以砂仁和酒拌之，蒸晒多次，至中心纯黑，极熟为度，则借太阳之真阳，以变化其阴柔性质，俾中虚者服之，不患其凝滞难化，所以熟地黄且有微温之称，乃能补益真阴，并不虞其寒凉滑泄，是以清心胃之火者，一变而为滋养肝、脾、肾之血，性情功效，已非昔比，而质愈厚重，力愈充足，故能直达下焦，滋津液，益精血。凡津枯血少，脱汗失精，及大脱血后、产后血虚未复等证，大剂频投，其功甚伟。然黏腻浊滞，如大虚之体服之，亦碍运化，故必胃纳尚佳，形神未萎者，方能任受，不然则窒滞中州，必致胀闷，虽有砂仁拌蒸，亦属无济，则中气太弱，运动无权之弊也。"又云："熟地之补阴补血，功效固不可诬，然亦惟病后元虚，及真阴素薄者，可以为服食补养之用。今人多以入之滋补膏方中，正是恰到好处，苟其人胃纳素薄，及虚弱成瘵者，得此亦必中满妨食，甚且作胀，其为害亦颇不浅，而痰饮弥漫，或兼挟外感者，固无论矣。"

3. 现代药理研究

（1）提高记忆力。熟地黄能促进海马 c-fos 以及神经因子的基因表达，起到提高记忆力的作用。

（2）抗肿瘤。熟地黄提取物能够抑制肿瘤细胞活性，起到抗肿瘤的作用。

（3）抗氧化。熟地黄能提高脑组织抗氧化能力，减慢细胞衰老速度，对防治机体衰老性生理病变有一定效果。

（4）促进造血。熟地黄可以加快红细胞合成，改善贫血，能够有效改善血虚模型大鼠的血象。

4. 糖尿病肾病中的应用

熟地黄是补肾填精的核心药物，具有守聚、重降、镇静、甘缓之性，张景岳认为本品乃"精血形质中第一品纯厚之药"。熟地黄是治疗糖尿病肾病的良药，可凭其滋阴填精之功直达病源，切中病机，其大补血衰、填精益髓的功效亦可治疗糖尿病肾病合并肾性贫血所呈现的营血亏虚之证。另外，通过精当的配伍，熟地黄还可应用于糖尿病肾病中后期肾气、肾阳亏虚，痰瘀等痹阻肾络等证，以起到滞去精填、精生能积、阴中求阳、卫气有源、纳气平喘、补肾祛痰等作用，然临床有医者担心其滋腻碍胃，常使熟地黄不得其功，或虽施但用量不足，以致不能尽其全能，望临证之中勿失其用。

（1）直接应用。

1）滋阴填精，直达病源。

糖尿病肾病阴精亏损的病机贯穿整个病程，临证当用滋阴填精之品，而熟地黄即为首选之药。熟地黄色黑如漆、味甘如饴、质重气沉、味厚性温，张景岳在《景岳全书》中谓其"滋培肾水，填骨髓，益真阴……禀至阴之德，气味纯静，故能补五脏之真阴"。因此，熟地黄为兼具滋阴与填精作用的第一品药，可切中糖尿病肾病阴精亏损之病机。临证运用熟地黄治疗糖尿病肾病时，用量当与病情相符，方可取得满意疗效，仝小林院士认为，当病、证、方、药确定后，方药的"量"是决定"效"的关键因素。糖尿病肾病早期以阴亏为主，精损较轻，故熟地黄用量多为30 g，以小剂量发挥滋阴功效为主，可酌情加入生地黄、玄参等品以助滋阴之力；中后期糖尿病肾病精损较重，当投以重剂，以直达病所，量少则势微也。《本草正》云："阴性缓，熟地黄非多难以奏效。"《本草新编》亦云："盖补阴之药与补阳之药，用之实有不同。补阳之药，可少用以奏功，而补阴之药，必多用以取效。以阳主升而阴主降。阳升，少用阳药而气易上腾。阴降，少用阴药而味难下达。熟地至阴之药，尤与他阴药有殊，非多用之，奚以取胜。"笔者临床用熟地黄，药量常从45 g起，必要时用量可加至60～120 g，熟地黄对于恢复肾功能，特别是血肌酐的恢复和稳定确有奇效。此乃取其量大力沉之功，以其静重之妙，俾药力直入肾，充盈精源，从而恢复肾的正常功能，诚如《冉雪峰医案》中所云："凡大病须用大药，药果得当力愈大而功愈伟。"

2）大补血衰，逐血蠲痹。

糖尿病肾病常合并肾性贫血，有研究表明糖尿病肾病贫血的发生率为54.33%，主要与肾脏所分泌的促红细胞生成素（EPO）的相对或绝对不足有关。肾性贫血并非单纯依靠养血即可恢复正常，临床通过填精生髓以化生营血是改善肾性贫血的关键。《本草从新》言熟地黄"入足三阴经"，其既可入肝经，直补肝之阴血，又可入肾经，以填精生髓，精髓生则营血亦随之化生，因此应用熟地黄治疗此类疾病尤为适宜。熟地黄在补益精血的同时亦具活血除痹之用，如《神农本草经》言其"主折跌绝筋，伤中，逐血痹"，《本草纲目》言其可"通血脉"。现代研究发现，熟地黄有激活纤维蛋白溶解系统的作用，能明显对抗凝血酶与内毒素，诱发大鼠弥散性血管内凝血的发生，因此可用于糖尿病肾病中后期精血亏虚、无力行血所致瘀血痹阻肾络证。后世利用其兼具补血、行血之功，创制名方四物汤，主治营血虚滞证。

（2）配伍应用。

1）兼通利剂，滞去精填。

糖尿病肾病患者中后期以精损为主，痰湿、瘀血、气郁等有形、无形之邪气，是补肾填精和肾封藏五脏之精的阻碍，治宜补其虚而通其滞，在应用熟地黄填精的同时，佐以通利之药，即为通补之法，既能防熟地黄助邪，亦可增强熟地黄填精之效。例如临床常将熟地黄与土鳖虫、水蛭、鬼箭羽等活血通络之品相伍，以使瘀化络通，则肾精可充；亦常配伍渗利之品，如茯苓、泽泻、车前子，祛肾络水湿之邪，以除补肾之碍，则精自能填。诚如唐宗海《血证论》所云："尤妙茯苓、泽泻，化气利水，以泻为补，虽非生水之正药，而实滋水之要药。"

2）兼固涩剂，精生能积。

肾藏精，补肾精贵在能填，功在能积，而效在能敛。糖尿病肾病尿蛋白长期或大量漏出，导致肾精大量丢失。若补肾精只补不固，入不敷出，乃是空补，纯补而不加固涩，则精复不易。张景岳在《景岳全书》中云："精脱于下者，宜固其肾……当固不固，则沧海亦将竭。"因此，补益肾精之时须结合固涩之品，方有益于肾精充盛，临证常将熟地黄与山茱萸、山药、芡实、金樱子等固精涩气之品配伍使用。山茱萸补肝肾而固精气，山药平补三脏而涩精固肾，补中有涩之品以此二者为最佳，而芡实、金樱子相伍，乃水陆二仙丹，有益肾滋阴、收敛固摄之功，可助熟地黄补益肾精。

3）兼温阳剂，阴中求阳。

《医原·阴阳互根论》云："阳以阴为基，而阴为阳之母。"糖尿病肾病中后期阴精耗损较重，肾阳化生乏源，致使肾阳虚衰，此阳虚为阴损及阳，非单纯阳虚之证，若单用温补肾阳之品，必愈加耗伤阴精，呈现阴伤阳亢的局面，故治必求本，当培补阴精，从阴中求阳，以生真阳。正如张景岳在《景岳全书》中所云："善补阳者，必于阴中求阳，则阳得阴助而生化无穷；善补阴者，必于阳中求阴，阴得阳升而泉源不竭。"熟地黄禀至阴之德，可使肾水得滋，则火生有根，常佐用淫羊藿、巴戟天等温阳之品，《本草求真》载淫羊藿"能益精气"，《本草新编》言巴戟天"益精增志"，此二药虽味辛性温，却亦有甘味，可益精而无辛燥耗伤阴精之弊。熟地黄、淫羊藿、巴戟天三药相合，育阴涵阳，使命门火气复燃，则肾阳得复，如此配伍，所生之阳乃以阴为基之阳，是阳中含阴之阳，为人体正常生理状态下阴阳互藏、密不可分的生理之阳。

4）兼发散剂，卫气有源。

《类经附翼·大宝论》云："精化为气者，谓之气由精而化也。"由此可知精是化生气的物质基础。《灵枢》云"卫出于下焦""肾者主为外"，肾精充盛，有滋养卫气、免其耗竭之用。卫气充足，则可"温分肉，肥腠理，充皮肤"。当糖尿病肾病患者卫气不足时，常伴有自汗、畏风寒等症，应填精化气，以助气之源，而完成精化为气的过程需要兼具物质和动力两部分，熟地黄可峻补肾精，是精化为气的物质基础，临证常选用桂枝、附子、细辛等发散之品，即动力之药，以助卫气化生。当糖尿病肾病患者寒象不明显，仅以汗出异常或畏风为主症时，常以熟地黄配伍桂枝使用，熟地黄可填补下焦真精，而桂枝可通阳化气，助卫气外出；若寒象明显，出现汗多畏寒，尤以后背畏寒明显时，则以熟地黄少佐制附子，增强气化作用；对于肾精亏虚、卫气不足而易感或已见太少两感之人，可在熟地黄填精的基础上加用麻黄附子细辛汤，鼓舞卫气生发于下焦，驱邪外出。

5）兼助降剂，纳气平喘。

《医碥》言："气根于肾，亦归于肾，故曰肾纳气，其息深深。"糖尿病肾病患者若临床见乏力、气短似喘、吸气较呼气困难的症状，乃肾不纳气所致，当以补肾纳气之法治之，常以熟地黄与当归、补骨脂、巴戟天配伍使用。《难经·四难》云"呼出心与肺，吸入肾与肝"，肾藏精，为气之根，肾精不足可致封藏失常，纳气失司；肝藏血，血载气，气欲敛藏于下，须得血之涵养，故肾欲吸纳并封藏气息，亦需肝血充沛。肝为刚脏，性升发，易冲逆，则肝血充盛可制约逆气。熟地黄有重降、镇静之性，可填精以纳气，配当归补肝血、缓肝急，以达止咳平喘降逆之效。现代研究表明，当归止咳平喘之效与其能缓解支气管平滑肌痉挛、降低肺动脉高压、抗炎以及调节免疫的作用有关，因此熟地黄与当归相配，对于糖尿病肾病精血大亏之虚喘患者最为适用。熟地黄配伍补骨脂或巴戟天，乃取熟地黄纯静、质重之性，可直入下焦，补益肾精以纳气，温助肾阳，以少火生气，且补骨脂亦有纳气平喘之用，而巴戟天有"下气"之功，二药与熟地黄相伍，对于肾阳虚衰或肾气不足所致肾不纳气之虚喘，用之颇宜。

6）兼阴阳剂，补肾消痰。

熟地黄除补肾填精外，亦为消痰之佳品。因其性阴柔、滋腻，易碍胃生湿，受此影响，医者治痰多用化痰开破之药，而畏用熟地黄，甚至视其为痰门禁药。然而对于肾虚所生痰湿，熟地黄确有奇效，诚如陈士铎《本草新编》所言："夫痰有五脏之异。痰出于脾肺者，用熟地则助其湿，用之似乎不宜；倘痰出于心、肝、肾者，舍熟地黄又何以逐之耶。"《王旭高临证医案》中亦言："夫熟地最能消虚痰，以其能填补肾气而化无形之痰也。"糖尿病肾病早期肾中真阴不足，阴不制阳，龙雷之火可腾越而出，成虚火上炎之势，龙兴则水附，津液随虚火之势上行，使肺金受虚火所侮，导致肺肃降失常，津液凝结成痰，其痰多呈重浊白沫状，其舌多呈红色而苔少或剥落，临证当壮水之主，以制阳光，使上逆之阴火得返其宅而熄，故阴火降而痰自清。张景岳在《类经图翼·真阴论》中云："若精气大损，年力俱衰，真阴内乏，虚痰假火等证，即从纯补，犹嫌不足。"熟地黄味甘，性温，可大补人体真阴，临证可配伍生地黄、玄参等，滋肾阴之不足，平息水沸之痰。糖尿病肾病中后期阴精亏损较重，可致肾阳化生乏源，肾阳衰微，则无力温煦推动津液，津液皆凝聚成痰，其痰多清稀而味咸，舌多淡而苔白腻或滑，应"肾寒多唾"之理。盖肾为水之官，能摄水，肾气温和则水液得以气化，肾气虚寒则痰饮内停而上溢，此时忌用消伐之品，否则越消痰越多。临证常予熟地黄配伍附子、肉桂等，使水液得以蒸化，则痰饮自消。因此，治肾虚之痰，必先补肾，而熟地黄为补肾之正药，若辨证明确，配伍精当，熟地黄可求其本，达治痰之妙用。

（3）使用注意。

1）谨防滋腻碍胃之弊。

熟地黄虽为治疗糖尿病肾病之良药，但其味厚、易滋腻碍胃之性，使用不当可加重脾虚运化失常及胃弱受纳无权的症状，因此对于糖尿病肾病阴精亏损而兼有脾胃虚弱、胃纳困顿、湿盛中满之人，当先健脾益气、化湿开胃，可先予香砂六君子汤、健脾资生丸等方，待脾胃之气得复，胃口已开，可酌加熟地黄类方。对于脾胃虚弱不甚、易生湿邪之人，可通过配伍以防熟地黄滋腻碍胃之弊，达到理想的治疗效果，如《研经言》所云："夫在驭之而已，驭之能否，全在医者识有定见。"此时熟地黄可从小剂量用起，视患者病情及耐受情况酌加用量，配以砂仁、陈皮、苍术等味辛之品，借其发散、走窜之力，达到以动制静、动静相生的效果。对于无脾胃虚弱及湿邪的患者，临床可不加用辛香走窜的佐制之品，以防削弱熟地黄"静重之妙"。

2）截断甘温助热之势。

由于糖尿病肾病是在糖尿病阴虚燥热的基础上发展而来的，故热邪为糖尿病肾病的初始致病因素，因此在糖尿病肾病早期，患者常伴有热象，但多以虚热为主，熟地黄虽能滋阴，但其甘温之性有助热之势，故临证需与生地黄、知母、地骨皮等滋阴清热之品同用。在糖尿病肾病中后期，患者常因虚而致湿邪留滞，蕴久可化生热邪，形成阴精亏损与湿热内蕴并存之证，此时若纯用熟地黄甘温滋补，不仅可助湿，亦有助热之势，临证常取甘露饮组方之意，将熟地黄类滋补之品与白花蛇舌草、生薏苡仁、车前子、茵陈、滑石、黄芩等清热利湿药并举，酌加枳壳舒畅气机以治之。

3）掌握滋阴填精之度。

基于糖尿病肾病阴精亏损贯穿整个病程的疾病特点，熟地黄为治疗糖尿病肾病的常用、久用之品，故临证需掌握滋阴填精之度，以防熟地黄纠偏过甚，临床对于服用熟地黄后出现下述症状的患者，当考虑停用熟地黄：口干、咽干等症已消除，舌苔已生，但不欲饮水者；大便由干转润后，又转为稀溏而黏滞者；食欲恢复正常后，又开始食欲减退、脘腹痞闷者；睡眠恢复后，又开始嗜睡、身重、疲乏者。

4）重视禁止用药之域。

现代研究表明，熟地黄为钾含量较高的中药。对于糖尿病肾病处于终末期肾功能衰竭阶段的患者，由于肾功能严重损害，其尿量常明显减少，排出尿钾浓度明显降低，易出现高钾血症，若再长期或大量服用熟地黄，会增加钾负荷，可能会有生命危险。故临床对于此类患者以及其他易出现或已合并高钾血症的患者，禁用熟地黄进行治疗。此外，熟地黄还含有植物雌激素，服用后可提高体内雌激素水平，故糖尿病肾病合并子宫肌瘤、卵巢肿瘤、卵巢子宫内膜异位症、乳腺增生及月经失调等受雌激素水平影响的疾病的患者禁用熟地黄。

（二）黄精——仙人余粮，药中黄金

黄精，始载于《名医别录》。本品味甘，性平，归脾、肺、肾经。有补肾益精、润肺滋阴、健脾益气的功能。主要用于治疗脾胃虚弱、体倦乏力、口干食少、肺虚燥咳、精血不足、内热消渴等病证。

仙家用其得土地之精华，故有黄精之名。李时珍曰："仙家以为芝草之类，以其得坤土之精粹，故谓之黄精。"《五符经》云："黄精获天地之淳精，故名为戊己芝，是此义也。"黄精药食同源，既可药用，亦可食用，

《食疗本草》有"根、叶、花、实，皆可食之""饵黄精，能老不饥"的相关记载。可见黄精具有益气补虚、延缓衰老、强壮筋骨的功效，故黄精又名仙人饭，素有"仙人粮食"之美誉，同时它还有"药中黄金"之谓。黄精临床多炮制用，须九蒸九晒，炮制后味道甘甜，滋阴填精之力更著，既顾先天之本，又顾后天之本。

1. 古代文献

《名医别录》言："主补中益气，除风湿，安五脏。"

《滇南本草》言："能辟谷，补虚，添精。"

《日华子本草》言："补五劳七伤，助筋骨，止饥耐寒暑，益脾胃，润心肺。"

《本草纲目》言："补诸虚，止寒热，填精髓，下三尸虫。"

《药鉴》言："黄精除风湿，壮元阳，健脾胃，润心肺，旋服年久，方获奇功。"

《本草从新》言："平补气血而润。"

《本草征要》言："肺燥干咳，气馁消渴。体虚乏力，用以服食。味甘气和，为益脾阴之剂，土旺则湿除，故又能祛湿。"

2. 医家发挥

《本经逢原》云："黄精，宽中益气，使五藏调和，肌肉充盛，骨髓强坚，皆是补阴之功。"

《本草便读》云："黄精，为滋腻之品，久服令人不饥，若脾虚有湿者，不宜服之，恐其腻膈也。此药味甘如饴，性平质润，为补养脾阴之正品。"

3. 现代药理研究

（1）降血糖。黄精提取物有显著的降血糖作用，对1型糖尿病和2型糖尿病及其并发症都具有明显的改善作用。

（2）护肾。黄精可通过抑制炎症及抗氧化作用，起到保护肾脏的作用。黄精对急性肾损伤模型大鼠的肾功能有恢复作用。

（3）护心。黄精提取物能够提高心肌细胞的存活率，减轻心肌肥厚，有助于心力衰竭的恢复，起到一定的保护心脏作用。

（4）降血脂。黄精提取物能够调节脂肪代谢，降低机体氧化应激反应，起到降血脂、抗脂肪肝、护肝的作用。

4. 糖尿病肾病中的应用

黄精味甘，性平，从性味上讲，黄精不凉不温，不寒不热，效用平和，味甘而可补、和、缓，使虚羸得补。黄精补气养阴，补脾滋肾填精，功用颇类熟地黄，虽补益肾精之力不及熟地黄，但其益气养阴之功，为熟地黄所不及。糖尿病肾病以肾精亏损为本，肾精不足，日久可影响肾气、肾阴的化生而成为肾之精、气、阴亏虚之证，治法应立足于益精、益气、养阴。黄精入脾、肺、肾三经，具有益精、益气、养阴的功效，《中华本草》《中药大辞典》《中国药典》均记载其可治疗消渴。黄精还可提高糖尿病肾病患者的免疫力，因中医学认为，机体免疫力与元气、卫气密切相关，《素问·刺法论》曰："正气存内，邪不可干。"元气源于肾精，卫气生于脾胃中的水谷精微，输布有赖于肺之宣降，可见免疫系统与肾、脾、肺三脏关系最为密切。黄精滋润醇厚，善润养肺阴，补益脾精，滋肾填精，入肾经。肾主骨生髓，与西医学认为的中枢免疫器官骨髓相通，元气由肾所藏的先天精气化生，肾气足则正气强；脾为后天之本，为外周免疫器官，卫气靠脾运化的水谷精微滋养，有赖于肺气宣散，补脾润肺则补正气，正气足则免疫功能正常。

（三）鹿角胶——血肉有情品，滋补肝肾精

鹿角胶，始载于《神农本草经》。本品味甘、咸，性温，归肝、肾经。有补肝肾、益精血的功能。主要用于治疗肾气不足，虚劳羸瘦，腰痛，阴

疽，男子阳痿、滑精，妇女子宫虚冷、崩漏、带下等病证。

在中医理论中，区分动物的肉药用性质是偏温、偏平还是偏凉，通常是看该动物奔跑的速度。猪一般是跑得相对较慢的，因此猪肉性平或偏凉；牛、羊、狗跑得较快，因此其肉性温；鹿跑得更快，故鹿肉之性更温热。中药功效大多取决于象，外在生理特征可体现其内在药用价值，这对中药的应用有一定的帮助。鹿眼大而圆，耳长且直立，眼与耳均是阳窍，眼属肝，耳属肾，阳窍大，体现其先天肝肾较好，阳气较足。

公鹿头上长有大角，角大可体现其阳气较为旺盛。鹿角连接着督脉，其角大意味着鹿的督脉旺盛，又督脉为阳脉之海，因此鹿角既能补督脉，还能补阳。鹿吃草时习惯将头朝向太阳，可得到太阳的阳气。鹿睡觉时，口朝向尾部，以通督脉，故鹿为纯阳之兽。

鹿角胶，源自野外自然脱落的老鹿的角。鹿角一般在春季鹿换角时掉落，收集鹿角并将其锯成小段，加水煮，将其有效成分提取并浓缩，制成的胶即为鹿角胶。鹿角胶主要可以补精血，其补精血的作用与鹿茸相似，但补阳效果较鹿茸稍差。

提取鹿角胶后剩余的残渣即鹿角霜，因大部分有效成分已被提炼出来制成鹿角胶，故鹿角霜补阳、补精血的作用相对较弱，但它还稍有收敛作用，当冲任不固出现崩漏或者疮疡不敛时，临床可以用鹿角霜进行治疗。单纯用鹿角霜来补阳或者补精血，其力量不够，如果仅有阳虚，又不可用滋腻之药时可用鹿角霜。尤其是老年人，补阳太快、太过容易上火或虚不受补，通过以鹿角霜微补的方式慢慢温补较为恰当。

鹿角胶和龟板胶临证常配伍使用，再加人参和枸杞子，便为著名方剂龟鹿二仙胶。对于阴阳俱虚之人，龟鹿二仙胶非常适宜。鹿角胶通督脉，龟板胶通任脉，二者配伍使用，可补任督二脉，督脉是阳脉之海，任脉是阴脉之海，补任督二脉即为补人体之阴阳。

1. 古代文献

《神农本草经》言："气味甘平，主治伤中劳绝，腰痛羸瘦，补中益气，妇人血闭无子，止痛安胎。"

《日华子本草》言："鹿角，疗患疮，痈肿，热毒等，醋磨傅。脱精、尿血，夜梦鬼交，并治之，水磨服，小儿重舌，鹅口疮，炙熨之。"

《开宝本草》言："味咸，无毒。除少腹血急痛，腰脊痛，折伤恶血，益气。"

《本草纲目》言："鹿角生用则散热行血，消肿辟邪，熟用则益肾补虚，强精活血，炼霜熬膏，则专于滋补矣。"

2. 医家发挥

《本草汇言》云："鹿角胶，壮元阳，补血气，生精髓，暖筋骨之药也。前古主伤中劳绝，腰痛羸瘦，补血气精髓筋骨肠胃。虚者补之，损者培之，绝者续之，怯者强之，寒者暖之，此系血属之精，较草木无情，更增一筹之力矣。"

《本经逢原》云："鹿角，生用则散热行血，消肿辟邪，熬胶则益阳补肾，强精活血，总不出通督脉、补命门之用，但胶力稍缓，不能如茸之力峻耳。互参二条《经》旨，乃知茸有交通阳维之功，胶有缘合冲任之用。然非助桂以通其阳，不能除寒热惊痫；非龟、鹿二胶并用，不能达任脉而治羸瘦腰痛；非辅当归、地黄，不能引入冲脉而治妇人血闭胎漏。至若胶治伤中劳绝，即茸主漏下恶血也；胶之补中益气力，即茸之益气强志也。历考《别录》《外台》《千金》等方，散血解毒居多，非如近世专一温补为务，殊失一脉相传之义。"

3. 现代药理研究

（1）改善性功能。鹿角胶提取物对雄性衰老小鼠的性器官有一定恢复作用，能明显提高雄性小鼠的交配能力，起到改善性功能的作用。

（2）抗炎。鹿角胶能够抗炎消肿，对化学物质所致的血虚模型小鼠有活血、抗炎的作用。

（3）补血。鹿角胶有显著的补血作用，有助于改善贫血，能治疗多种缺血性疾病，如急性失血性贫血。

（4）预防骨质疏松。鹿角胶中所含的微量元素有利于钙元素在体内的吸收，促进骨合成，起到预防骨质疏松的作用。

4. 糖尿病肾病中的应用

鹿角胶具有甘温质润的特点，既长于补肾阳，又善于益精血，因此无刚燥猛烈之性，凡肾虚及气血虚寒诸证，皆宜用鹿角胶。临床常于滋补强壮剂中将鹿角胶与龟板胶配伍应用，可起到固精气、益精髓、强筋健骨的作用，对肾阳不足、精血亏虚所致的各种证候皆有良效。

（1）血肉有情，填精补血。糖尿病肾病后期往往出现肾性贫血的并发症，表现为腰膝酸软、筋骨无力、眩晕耳鸣、精神疲倦等症状。中医认为这恰是精不足以生血的表现，并非单纯血虚，实则为精血俱虚。所以，在糖尿病肾病后期出现贫血并发症时，可以适量使用鹿角胶以滋补肝肾之精血，使阳气升则浊阴降。鹿角乃血肉有情之品，若人之精血亏虚，则非此类药物不能达。临床如果使用鹿角胶，要烊化，用量一般为 6~9 g。

（2）补肾助阳，培命门火。糖尿病肾病中后期肾精不能化生肾阳，致使肾阳虚损，鹿角胶为补肾助阳之佳品，可培补命门之火，配合淫羊藿、桂枝之品，可温阳化气，助阳气流转。如遇真火匮乏、肾阳虚甚者，加用肉桂、附子等药，以求釜底加薪，少火速生，诸药配合，正为"益火之源，以消阴翳"之法，能壮真阳之本，化阴邪之围，可治疗糖尿病肾病肾阳虚损之证。若糖尿病肾病患者命门火衰，致使男子阳痿、滑精，女子宫冷不孕、崩漏、带下，亦可选用鹿角胶，如《玉楸药解》云其可"治阳痿精滑"，可配伍肉苁蓉、巴戟天、阳起石等补肾壮阳药，以达助肾阳、举痿软之效。

（四）菟丝子——化阳益精，平补阴阳

菟丝子，始载于《神农本草经》。本品味辛、甘，性温，有滋补肝肾、固精缩尿、安胎、明目、止泻的功能。主要用于治疗阳痿遗精、尿有余沥、遗尿尿频、腰膝酸软、目昏耳鸣、肾虚胎漏及胎动不安、脾肾虚泻等病证；外用于治疗白癜风。

菟丝子为寄生植物，故无叶有花，菟丝子种子发芽后，缠绕在其他植物上，然后断根，前人因找不到其根，故又称其为无根藤。菟丝子的入药部位是其成熟种子。

《抱朴子》云："菟丝初生之根，其形似兔握，割其血以和丹药，立能变化。兔者，月之魄也。故《尔雅》菟丝名为玉女。是以大能补阴坚骨，添髓益精。凡补阴而藤蔓者，能续绝伤，补筋脉，筋脉资生于阴也。补阴之子，皆能明目。骨之精为瞳子也。"

菟丝子蔓生，藤柔细且长，极坚韧，种子又多脂，故为养阴通络的上品，其味辛，阴中有阳，守而能走，与其他滋阴药偏于腻滞不同。《神农本草经》言："续绝伤，补不足，益气力，肥健人。"于滋补药中有宣通百脉、温运阳和之意，《本草正义》云："久服则阴液足而目自明，阳气长而身自轻……《别录》所谓养肌强阴，坚筋骨，亦阴阳两调之义。茎寒精滑，则元阳不运而至阴不摄也；溺有余沥，则肾阳不布而大气不举也。若夫口苦燥渴，明为阴液之枯涸，寒血成积，亦为阳气之不宣，惟此善滋阴液而又敷布阳和，流通百脉，所以治之。以视地黄辈之专于补阴，守而不走者，固有间矣。"菟丝子温而不燥，不助相火，强阴益精，乃是调元之上品。

菟丝子能治遗精，陈士铎在《本草新编》中云："菟丝子无根之草，依树木而生……人身梦遗之病，亦奇病也，无端而结想，无端而入梦，亦

有不可思议之奇。虽《灵枢经》有'淫邪发梦'之篇，备言梦症，而终不得其所以入梦之故。虽圣人，亦难言也。用菟丝子治梦遗者，以异草治异梦也，乃服之而效验如响，亦有不可思议之奇。"因菟丝子能入心、肝、肾三经，若患者心虚，每日思想淫邪，相火便会乘心之虚，上夺君权，相火动则肾水亦随之而动，致使精门不固而梦遗，长久如此，相火越盛则肾水越亏，不必有淫梦亦可发生遗精。菟丝子入心、肝、肾经，遗精之人心肾水火两虚，用菟丝子补心肾，则心肾不虚，相火无以妄动，遗精便可自愈。

1. 古代文献

《神农本草经》言："味辛，平。主续绝伤，补不足，益气力，肥健。汁去面皯，久服，明目、轻身、延年。"

《名医别录》言："味甘，无毒。主养肌，强阴，坚筋骨，主治茎中寒，精自出，溺有余沥，口苦，燥渴，寒血为积。"

《药性论》言："能治男子女人虚冷，添精益髓，去腰痛膝冷。又主消渴热中。"

《本草蒙筌》言："味辛、甘，气平。无毒。益气强力，补髓添精。"

2. 医家发挥

《本草汇言》云："菟丝子，补肾养肝，温脾助胃之药也。但补而不峻，温而不燥，故入肾经，虚可以补，实可以利，寒可以温，热可以凉，湿可以燥，燥可以润。非若黄柏、知母，苦寒而不温，有泻肾经之气；非若肉桂、益智，辛热而不凉，有动肾经之燥；非若苁蓉、锁阳，甘咸而滞气，有生肾经之湿者比也。如《神农本草》称为续绝伤，益气力，明目精，皆由补肾养肝，温理脾胃之征验也。"

《神农本草经疏》云："五味之中，惟辛通四气，复兼四味，《经》曰肾苦燥，急食辛以润之，菟丝子之属是也，与辛香燥热之辛，迥乎不同矣，学者不以辞害义可也。为补脾肾肝三经要药，主续绝伤、补不足、益气力、肥健者，三经俱实，则绝伤续而不足补矣。脾统血，合肌肉而主四肢，足阳明、太阴之气盛，则力长而肥健。补脾故养肌，益肝肾故强阴，坚筋骨，暖而能补肾中阳气，故主茎中寒精自出，溺有余沥。口苦燥渴者，脾肾虚而生内热，津液因之不足也，二脏得补，则二病自愈。寒血为积者，劳伤则血瘀，阳气乏绝则内寒，血随气行，气弱不能统血以行，久而为积矣。凡劳伤，皆脾肾肝三脏主之，肝脾气旺，则瘀血自行也。"

3. 现代药理研究

（1）降血糖。菟丝子提取物能够削弱淀粉酶活性，起到降血糖的作用，对糖尿病模型小鼠的血糖有改善作用，有助于调节糖尿病患者的糖脂代谢，治疗糖尿病。

（2）抗氧化、抗衰老。菟丝子提取物能减少体内自由基的合成，具有一定的抗氧化、抗衰老作用。菟丝子通过延长细胞存活周期，增强机体免疫功能，提高机体应激能力，起到一定的延缓衰老作用。

（3）护肝。菟丝子能恢复受损伤的肝组织，可治疗慢性肝损伤模型小鼠，对肝细胞有保护作用。

（4）调节免疫。菟丝子参与体内多种免疫调节环节，菟丝子提取物能促进小鼠血清中集落刺激因子生成，有助于多类淋巴因子合成，起到增强免疫反应的作用。

4. 糖尿病肾病中的应用

糖尿病肾病常为虚实夹杂之证，患者病程较长，用药通常遵循慢性病的用药原则，以平补平泻为主，临证常用平补之品。菟丝子为柔润之品，具有温而不燥、补而不滞的特点，可补益肝肾、固精缩尿、补肾气、壮阳道、助精神，既无峻补之力，又无阳旺阴亏之患，为平补阴阳之品，故《神农本草备要》谓其"强阴益精，温而不燥，不助相火"，《本草述钩元》谓："菟丝感于浮长之阳，而归于降收之阴，故能益肾气。大都肾阳不足，固能助阳味以化阴而益气。肾阴不足，更能助阴味以化阳而益精。"因此，对于糖尿病肾病患者肾精亏虚、肾阳不足的情况，使用菟丝子进行治疗十分合适。此外，糖尿病肾病患者因肾精不足所致目暗不明者，亦可加用菟丝子，因菟丝子药用部位为成熟种子，其有明目之功，通过补充精血以治其肝肾之虚，肝血充则目得血而能视，肾精足则脑髓充而目明。糖尿病肾病患者中后期大量蛋白质随尿液流失，且常夜尿多，因菟丝子有固精缩尿之力，故此时可用菟丝子。吴仪洛言："菟丝辛甘和平，强阴益阳，能治精寒淋渴。"故《太平惠民和剂局方》用茯菟丹（茯苓、菟丝子、五味子、石莲肉、山药）治疗遗精、白浊及强中、消渴。

二、补气生精药

精，又常以精气代称，但精与气实则不同，二者关系类似于阴阳的互生互助。明代张景岳言："精中无气，则孤精于内，阴内无阳，则气耗于外。"精气互为依存，精衰则气弱，气耗则精脱。《养生秘旨》言："积气生精，不外神气相守之功……凡精不足者，与欲开关者，俱宜用积气生精之功。"故补益肾精亦可从补气入手，积气以生精，气立则精复。补气生精之药，笔者临床常选用黄芪、人参二味。

（一）黄芪——补药之长，积气生精

黄芪，始载于《神农本草经》。本品味甘，性微温，归肺、脾经。有补气升阳、固表止汗、养血生津、行滞通痹、托毒排脓、利水消肿的功能。主要用于治疗气虚乏力、食少便溏、中气下陷、久泻脱肛、便血崩漏、表虚自汗、气虚水肿、痈疽难溃、久溃不敛、血虚萎黄、内热消渴等病证。

黄芪原名"黄耆"，李时珍在《本草纲目》中释其名曰"耆，长也，黄耆色黄，为补药之长"，因其味甘，性微温，有补气升阳、固表止汗、托疮生肌、利水消肿等功效，故有"补气诸药之最""疮家圣药"等美誉。

1. 古代文献

《日华子本草》言："助气，壮筋骨、长肉，补血……血崩，带下。"

《本草备要》言："炙用补中益气，温三焦，壮脾胃。"

《本经疏证》言："浚三焦之根，利营卫之气，故凡营卫间阻滞，无不尽通。"

《本草正义》言："黄芪补益中土，温养脾胃。"

《神农本草经》言："主痈疽久败疮，排脓止痛。"

《神农本草经读》言："黄芪入脾而主肌肉，入肺而主皮毛也。"

《本草思辨录》言："黄芪宣营卫之壅蔽，疏表而亦补表。"

2. 医家发挥

《珍珠囊》云："黄芪甘温纯阳，其用有五：补诸虚不足，一也；益元气，二也；壮脾胃，三也；去肌热，四也；排脓止痛，活血生血，内托阴疽，为疮家圣药，五也。"

《本草新编》云："黄芪，味甘，气微温，气薄而味浓，可升可降，阳中之阳也，无毒。专补气。入手太阴、足太阴、手少阴之经。其功用甚多，而其独效者，尤在补血。夫黄芪乃补气之圣药，如何补血独效。盖气无形，血则有形。有形不能速生，必得无形之气以生之。黄芪用之于当归之中，自能助之以生血也。夫当归原能生血，何藉黄芪，不知血药生血其功缓，气药生血其功速，况气分血分之药，合而相同，则血得气而速生，又何疑哉。或疑血得气而生，少用黄芪足矣，即不少用，与当归平用亦得，何故补血汤中反少用当归而倍用黄芪？不知补血之汤，名虽补血，其实单补气也。失血之后，血已倾盆而出，即用补血之药，所生之血不过些微，安能遍养五脏六腑，是血失而气亦欲失也。在血不能速生，而将绝未绝之气，若不急为救援，一旦解散，顷刻亡矣。故补血必先补气也。但恐补气则阳偏旺而阴偏衰，所以又益之当归以生血，使气生十之七而血生十之三，则阴阳有制，反得大益。生气而又生血，两无他害也。至于补中益气汤之用黄芪，又佐人参以成功者也。人参得黄芪，兼能补营卫而固腠理，健脾胃而消痰食，助升麻、柴胡，以提气于至阴之中，故益气汤中无人参，则升提乏力，多加黄芪、白术，始能升举。倘用人参、白术而减去黄芪，断不能升气于至阴也。故气虚之人，毋论各病，俱当兼用黄芪，而血虚之人尤宜多用。惟骨蒸痨热与中满之人忌用，然亦当临症审量。"

3. 现代药理研究

（1）降血糖。黄芪中的有效成分对大鼠及人的血糖均有降低作用，黄芪能够减少炎症因子释放，延缓糖尿病并发症，如糖尿病视网膜病变、糖尿病肝损伤等的发生。

（2）护肾。黄芪提取物通过提升机体抗氧化能力，对脓毒血症引起的急性肾损伤等泌尿系统疾病有一定的治疗作用。

（3）护肝。黄芪提取物能抑制肝细胞变性、坏死、出血，改善肝脏病理损伤程度，对急性肝损伤模型小鼠有一定治疗作用。

（4）保护神经。黄芪所含化学成分能延缓海马神经细胞凋亡，改善组织水肿，起到保护神经的作用。

4. 糖尿病肾病中的应用

黄芪色黄，味甘，性温，得土之色，主入于脾，为补脾之佳品，益气之良药，能益卫固表、补中气、升清气、托疮毒。《药性赋》赞其"味甘，气温，无毒。升也，阳也"。笔者临床治疗糖尿病肾病常用黄芪，原因有三：一取黄芪补气以提升正气之义；二取黄芪益卫固表、防止外邪内侵之用；三取黄芪托邪外出之功。黄芪与白术、山药、太子参等品相伍，则健脾益气之力弥彰，可以脾肾同调，以后天充养先天，则肾气渐充，以托邪外达。黄芪与熟地黄皆是治疗糖尿病肾病的要药，二者常同作为君药治疗糖尿病肾病，用量多从 30 g 起步，必要时可用 60～120 g。黄芪用多易生实热、胀满等症，故临证使用应酌情辨证。对于易生热证之人，临床应用黄芪时可与白花蛇舌草等清热药相伍以防生热之弊，或合知母凉润之性以济黄芪之热；对于黄芪易致胀满，《本草新编》言："增入归、芎、麦冬三味，使之分散于上下之间，自无胀满之忧矣。"故临证应从小剂量起用，并酌情配伍当归、川芎等行滞之品。

（1）积气生精。《养生秘旨》言："凡精不足者，与欲开关者，俱宜用积气生精之功。"《景岳全书》言："善治精者能使精中生气，善治气者能使气中生精。"黄芪可补后天脾土之力以资先天肾中之精，达到积气以生精、气立则精复的目的。笔者临证常将其与熟地黄相伍，精气同补，使肾精填而能积。

（2）补益肾气。《汤液本草》载黄芪可治五脏之虚，虽《中药学》中未言黄芪归肾经，但在众中药典籍中多有黄芪为治元气虚损之要药的相关记载，因黄芪以补气为长，不仅可健脾益气，亦可通过培补后天脾土以充养先天肾气。《汤液本草》云其"治伤寒尺脉不至，又补肾脏元气，为里药"。《本草纲目》言其"能补五脏诸虚""益元气"。糖尿病肾病患者多年过半百，通常处于先天不足、后天受损阶段。先天肾气不足，肾精亏虚，久病渐损脾胃，以致脾、肾二脏功能失调。笔者在临证中重视脾肾关系，常重用黄芪来健脾益肾，以复先后天之本。益先天肾气之根，以复机体阴阳平衡；健后天脾气之本，使气血生化有源，安五脏，养六腑。正如《丹溪心法·六郁》所言："气血冲和，百病不生。"

（3）益气摄精。脾胃居中焦，为气机升降之枢纽，主升清降浊，《脾胃论》曰："饮食入胃，而精气先输脾归肺，上行春夏之令，以滋养周身，乃清气为天者也。升已而下输膀胱，行秋冬之令，为传化糟粕转味而出，乃浊阴为地者也。"若脾气亏虚，则清气不升，清浊相混，精微下陷，形成蛋白尿，即《灵枢·口问》所谓"中气不足，溲便为之变"。

黄芪可补气健脾、升阳举陷，应"陷者升之"之理。脾能统摄精血津液，若脾气亏虚，统摄无权，则精微不能濡养周身而下漏，因此对于此类脾虚失摄之蛋白尿，黄芪为常用之药。黄芪可健脾以增脾的统摄之力，酌加白术、山药等，则健脾益气之效更甚。此外，健脾不仅可恢复其统摄功能，亦有助于肾的封藏作用，即《医经精义》所谓的"脾土能制水，所以封藏肾气也"。

（4）利水消肿。黄芪入肺、脾二经，善补肺脾之气，故肺气不足，输布失常，脾气虚弱，失于运化，致水湿内停、泛溢肌肤之水肿，最宜用之。临证常需大剂量生用黄芪，方有益气健肺、补脾以利水消肿之力，可促进机体水液输布，使精微敷布以濡养全身，浊液从汗及小便而出，达到治本消肿的目的。笔者临证常配伍麸炒白术、茯苓，以加大健脾力度，运化水液，使水湿下行；或与车前子、泽泻配伍，加强利水化湿泄浊之功，一补气，一利水，一扶正，一祛邪，利水而不伤正，扶正而不留邪，攻补兼施，相得益彰。

（5）固卫除痹。黄芪可补诸虚，固卫祛风除痹，如《本草正义》所言："其皮直达人之肤表肌肉，固护卫阳，充实表分，是其专长，所以表虚诸病，最为神剂。"糖尿病肾病患者多以虚为本，中后期常因正气不足，易感受外邪而加重病情，笔者临床常用大剂量黄芪来补气，助真气通过三焦运行于全身而充表固卫，防止外邪侵袭。

另外，黄芪可益气以通络除痹，一方面大剂量黄芪可益卫气而和营通络，健脾运以通阳行滞，如《神农本草经》认为，黄芪可"通调血脉、流行经络""逐五脏间恶血"；另一方面脾为生痰之源，肺为储痰之器，黄芪以补气为长，可补气以杜绝痰湿之源，减少痰湿痹阻肾络之机。

（6）升阳托疮。《药类法象》言："治虚劳自汗，补肺气，实皮毛，泻肺中火，如脉弦自汗。善治脾胃虚弱，疮疡血脉不行，内托阴证疮疡必用之。"《本草备要》将黄芪称为"疮痈圣药"，因黄芪能补益脾气，脾气健运，气行血亦行，则脉络通畅；又因其能托里排脓，生肌敛疮，邪去而疮痈速愈，因此笔者常用其治疗糖尿病足溃后或术后久不收口者。

（7）止消渴。《日华子本草》有"黄芪助气……治消渴"的记载，《名医别录》中亦明确记载其有"止渴"的功效，黄芪一方面能引清气上达于肺，鼓动胃中津液上行以止渴，并可使肾阴精固摄不至下泄，故治消渴；另一方面可健脾升阳，脾健则糖消。黄芪治疗消渴常与山药同用，山药平补气阴，可补五脏之虚，补而不腻，滋阴益气，而黄芪乃补药之长，益气生津以止消渴。二者一阴一阳，相辅相成，一使脾气升，散精达肺，输布津液；二使肾阴固，生化有源，阳升阴应。

5. 用药鉴别

黄芪甘温，归肺、脾经，能补中益气、固表止汗、利水消肿、托毒生肌、升阳健运而止渴，偏于补脾阳；而山药甘平，归脾、肺、肾经，能健脾和胃、益肺养阴、益肾涩精，侧重于补脾阴。

（二）人参——阴中之阳，主补五脏

人参，始载于《神农本草经》。本品味甘、微苦，性微温，归肺、脾、心、肾经。有大补元气、复脉固脱、补脾益肺、生津益血、安神益智的功能。主要用于治疗体虚欲脱、肢冷脉微、脾虚食少、肺虚喘咳、津伤口渴、内热消渴、气血亏虚、久病虚羸、惊悸失眠、阳痿宫冷等。

本品药用部位为根，因根如人形，有神，故名人参。人参被称为"百草之王"，主要生长于我国东北地区茂密、湿润、阴暗的森林地带，具有"背阳向阴而生"的生长特性，故"人参生于阴"，然人参多分 3 枝，叶子常为 5 片，3、5 均为阳数，属阳，由此可知"人参生于阴而成于阳"，乃阴中之阳。而人体五脏，唯肾的生理特点是由阴出阳，肾为先天之本、元气所聚之处，故人参具有大补元气的功效。《本草问答》有言："盖北方属水，于卦为坎，坎卦外阴而内阳。人参生于北方，正是阴中之阳也。"

人参根部肥大，常有分叉，颇似人之头、手、足及四肢，因其形像人，故对人体五脏六腑之阴阳皆有所补益，如《本草崇原》言："独人参禀天宿之光华，钟地土之广浓，久久而成人形，三才俱备，故主补人之五脏。"中医学秉持"天人相应"的整体观，认为天地万物形神相通，赋其形便存其气，禀其气便有其性，因此李时珍曰："天地赋形，不离阴阳，形色自然，皆有法象。"故人参大补元气且养阴生津的功效是由其自然环境和生长习性所决定的。

对于人参的性味历来有很多的争议，有学者认为其性为微温，还有学者结合《神农本草经》云其性为微寒，由此产生了寒温之争。其实同一种中药在加工前后药性和功效均可产生变化，比如地黄，地黄晒干后为生地黄，将生地黄加以砂仁、酒、陈皮等辅料，反复蒸晒至色黑如漆、味甘如饴、质地柔软，即为熟地黄。生地黄性寒，有凉血清热、滋阴补肾、生津止渴的功效，常用于治疗骨蒸劳热、咽喉燥痛、痰中带血等症状，生地黄经反复蒸晒制成熟地黄后，药性由寒变成微温，其功能也发生了变化，成为填精补血药。人参亦如此，人参鲜品和未经蒸煮加工炮制的生晒参药性均为微寒，对于气阴不足者较宜，经蒸煮加工过的红参、高丽参等药性微温，对于气弱阳虚者更为适合。

1. 古代文献

《神农本草经》言："主补五脏，安精神，定魂魄，止惊悸，除邪气，明目、开心、益智，久服轻身延年。"

《名医别录》言："心腹鼓痛，胸肋逆满……止消渴通血脉，破坚积，令人不忘。"

《药性论》言："主五脏气不足，五劳七伤，虚损瘦弱，吐逆不下食，止霍乱烦闷呕哕，补五脏六腑，保中守神。"

《本草汇言》言："元神不足，虚羸乏力，以此培之……若久病元虚，六脉空大者……皆可用也。"

《本草述钩元》言："人参益元气，肺脾先受之，以入五脏，五脏俱入，则诸虚皆补。"

2. 医家发挥

《本草正》云："人参，气虚血虚俱能补，阳气虚竭者，此能回之于无何有之乡；阴血崩溃者，此能障之于已决裂之后。惟其气壮而不辛，所以能固气；惟其味甘而纯正，所以能补血……第欲以气血相较，则人参气味颇轻而属阳者多，所以得气分者六，得血分者四，总之不失为气分之药。"

《本草崇原》云："人参气味甘美，甘中稍苦，故曰微寒。凡属上品，俱系无毒。惟人参禀天宿之光华，钟地土之广浓，久久而成人形，三才俱备，故主补人之五脏。脏者，藏也。肾藏精，心藏神，肝藏魂，肺藏魄，脾藏智。安精神，定魂魄，则补心肾肺肝之真气矣。夫真气充足则内外调和，故止惊悸之内动，除邪气之外侵。明目者，五脏之精上注于目也。开心者，五脏之神皆主于心也。又曰益智者，所以补脾也。上品之药皆可久服，兼治病者，补正气也，故人参久服则轻身延年。"

3. 现代药理研究

（1）护肾。人参所含化学成分有利于保护人体肾小球系膜细胞，对糖尿病肾病、肾纤维化等肾脏病变有改善作用。

（2）抗动脉粥样硬化。人参中的有效活性成分具有抗心肌缺血、抗心肌氧化、抗炎、扩张血管等作用，有助于稳定动脉粥样硬化斑块，能够治疗多种心血管系统疾病，如高血压、动脉粥样硬化等。

（3）保护心脑血管。人参中的有效活性成分有助于神经元及血管再生，能保护心脑血管，对缺血性脑血管疾病、阿尔茨海默病等均有明显的改善作用。

（4）抗肿瘤。人参提取物能遏制肿瘤细胞增殖，可延缓肿瘤转移，对多种癌细胞均有一定的抑制作用。

4. 糖尿病肾病中的应用

笔者临床治疗糖尿病肾病常用生晒参，用量多为 6～10 g。人参能培补元气，《医方考》云："人参大补元气，气者水之母也。"元气充则可积气生精，对于伴有气虚的糖尿病肾病用之尤宜，能起到补气与补精的双重作用。

《素问·六节藏象论》云："肾者，主蛰，封藏之本，精之处也。"肾具有封藏先后天之精的作用，肾气充沛则封藏有权，肾关可固，精微得以内守。若肾气不足则肾失封藏，精关失固，精微下泄即为蛋白尿。笔者常在患者素有脾胃之痼疾或脾虚症状如恶心、呕吐等较重时给予人参，一则大补脾气，恢复脾气升清降浊之功能，二则补益肾气，使肾之封藏得固则精微下泄自减。

人参为补气之圣药，可大补元气，亦有除邪气之功，《神农本草经》言："人参主补五脏……除邪气。"可用人参补气扶正以祛邪，当糖尿病肾病患者机体正气不足而感受外邪时，当邪之初入，可少用人参以为佐药，扶正以防邪气深入，如人参败毒散中人参之义。

5. 用药鉴别

人参、黄芪皆能补虚，为补气生精药，但各有所偏重，治病选药时需分清病因，切不可因二者均能"补虚"而随意用之，以免贻误病情。

人参味甘，性微寒。善补五脏六腑之气且能养阴，使气守而不走。常用于治疗元气欲脱、肺脾气虚、热病气津两伤、心胸痹痛以及气血亏虚等病证。黄芪味甘，性温。甘能益气，温能补虚，善补益三焦阳气之不足。其补上焦益肺气而能固肌表、止汗，补中焦益脾胃而能生肌肉，补下焦益肾气而能疗肾虚、补虚损。其补气兼能扶阳，使气走而不守。故临床上常用于治疗气虚下陷、血虚发热、表虚发汗、阴证疮疡等病证。

人参虽为补气生精之上品，但其与黄芪又有不同。《神农本草经》言其："主补五脏。"人参内补五脏元气，补益之力胜于黄芪。《本草述钩元》云："参芪甘温，俱能补益。证属虚损，堪并建功。但人参惟补元气调中，黄芪兼补卫气实表。"人参重在补而能守，黄芪补而善走，兼有升托之力，能固卫除痹。《得配本草》云："若内气虚乏，用黄耆升提于表，外气日见有余，而内气愈使不足。"故若为大气极虚之人宜用人参迅补能守以补五脏之元气亏虚，并能使肾精化生有源。临床中亦可根据患者情况选择党参、太子参、白术等补气药相配伍以达积气生精之用。

黄芪为补气圣药，补诸虚之不足，但古书记载黄芪最大的副作用是助满而增胀。因此，对于脘腹痞满或胃气虚而上逆等证，用生黄芪会更加壅滞胃气，而人参补脾胃同时亦可除痞，可恢复脾胃升清降浊的功能，如经典健脾方剂四君子汤、参苓白术散中使用的均为人参。

三、补血生精药

肝藏血，肾藏精，因肝肾同源，精血同源，从精血来源的角度出发，后天之精与血均来源于水谷精微。张景岳提倡"凡欲治病者，必以形体为主；欲治形者，必以精血为先"，从精血关系的角度看，二者可以相互转化和化生，如精能生髓，髓能生血，故精能转化为血，血亦可以化精。《景岳全书》云："血即精之属也，但精藏于肾，所蕴不多，而血富于冲，所至皆是。"又《读医随笔·气血精神论》云："精者，血之精微所成。"故肾中精气的充盛，有赖于血液的滋养，精虚则生血乏源，血虚则精失所养。针对临床糖尿病肾病患者肾精亏损的病机，除了通过最基本的补肾填精法直接补益肾精外，还应结合补血生精、补气生精之法，才能更有利于肾精的生成。

（一）枸杞子——色红为子，补血益精

枸杞子，始载于《神农本草经》。本品味甘，性平，归肝、肾经。有滋补肝肾、益精明目的功能。主要用于治疗肝肾阴亏、腰膝酸软、头晕、目眩、目昏多泪、虚劳咳嗽、消渴、遗精等。

枸杞子是枸杞的成熟果实，李时珍言其"棘如枸之刺，茎如杞之条"。枸杞全身皆可入药，枸杞的根皮为地骨皮，因枸杞根下行较深，禀地之阴气较多，故其性凉而能清虚热，有下行之力，可使上焦浮游之热得以清肃，且甘寒之品，还具有补的功用，因此地骨皮清虚热而不易伤人，如钱乙便在泻白散里用地骨皮清小儿肺热。枸杞的叶为天精草，亦可入药，叶质轻，大多可走表，又因枸杞有滋补的功效，故枸杞叶可起到滋润肌肤的作用。

1. 古代文献

《神农本草经》言："主五内邪气，热中消渴；周痹。久服坚筋骨，轻身不老。"

《名医别录》言："主治风湿，下胸胁气，客热头痛，补内伤，大劳、嘘吸，坚筋骨，强阴，利大小肠。久服耐寒暑。"

《药性论》言："能补益精诸不足，易颜色，变白，明目，安神，令人长寿。"

《雷公炮制药性解》言："主五内邪热、烦躁消渴、周痹消渴，下胸胁气，除头痛，明眼目，补劳伤，坚筋骨，益精髓，壮心气，强阴益智，去皮肤骨节间风，散疮肿热毒，久服延年。恶乳酪，解曲毒。"

2. 医家发挥

《神农本草经疏》云："枸杞子……润而滋补，兼能退热，而专于补肾润肺，生津益气，为肝肾真阴不足，劳乏内热补益之要药。"

《本草求真》云："枸杞……甘寒性润。据书皆载祛风明目，强筋健骨，补精壮阳。终究因于肾水亏损，服此甘润，阴从阳长，水至风熄，故能明目强筋。是明指为滋水之味，故书又载能治消渴……今人因见色赤，妄谓枸杞补阳，其失远矣。岂有甘润气寒之品，而尚可言补阳耶？若以色赤为补阳……试以虚寒服此，不惟阳不能补，且更见有滑脱泄泻之弊矣。可不慎欤？"

《本草正》云："枸杞……味重而纯，故能补阴；阴中有阳，故能补气，所以滋阴而不致阴衰，助阳而能使阳旺。虽谚云：离家千里，勿食枸杞。不过谓其助阳耳，似亦未必然也。此物微助阳而无动性，故用之以助熟地最妙。其功则明耳目，壮神魂，添精固髓，健骨强筋，善补劳伤，尤止消渴。真阴虚而脐腹疼痛不止者，多用神效。"

3. 现代药理研究

（1）降血糖。枸杞子提取物有助于提升胰岛素敏感性，延缓血糖升高，促进糖代谢，对糖尿病模型大鼠有治疗作用。

（2）护肾。枸杞子所含化学成分能够延缓糖尿病肾病模型兔的足细胞凋亡，具有一定的保护肾脏的作用，能有效防治糖尿病肾病。

（3）护肝。枸杞子能够抑制脂质过氧化，提升机体能量储备，对受损的肝细胞有修复作用。

（4）改善生殖功能。枸杞子所含活性成分能调节微量元素代谢，增强成年男性性功能及性欲，对生精障碍模型小鼠的生精能力有改善作用，且对生殖系统有保护作用。

4. 糖尿病肾病中的应用

枸杞子色红，入血，补肝血，益肾精，而肝肾同源，精血互生，故枸杞子可益肝肾之精血，肝之窍在目，肾之精注入瞳子黑睛，因此枸杞子为明目之要药。枸杞子有滋补肝肾、益精明目的功效，中医认为肝开窍于目，肝肾亏虚，眼目不得濡养，所以出现了视物不清的症状。《银海精微》驻景丸中配伍楮实子、五味子、菊花、熟地黄等药来治疗视物不明，如纱遮睛。糖尿病视网膜病变是糖尿病重要的微血管并发症之一，其发病机制可能为氧化损伤、脂代谢异常等。而现代研究表明，枸杞子对视网膜的氧化损伤有保护作用，加之有一定的降血糖作用，所以枸杞子对糖尿病视网膜病变患者的治疗大有裨益。

（二）制首乌——滋补良药，不燥不腻

制首乌，始载于《何首乌录》。本品味甘，性微温，归肝、肾经。有补肝肾、益精血、乌须发、强筋骨、化浊降脂的功能。主要用于治疗血虚萎黄、眩晕耳鸣、须发早白、腰膝酸软、肢体麻木、崩漏带下、久疟体虚、高脂血症等。

制首乌为蓼科植物何首乌块根的炮制品，通常在临床上的使用频率较生首乌高，因现代研究发现生首乌对肝脏有一定的毒性，长期服用有引起肝损伤的风险。制首乌是生首乌经过炮制而成的炮制品，肝毒性较生首乌明显降低。《本草汇言》云首乌"生用气寒，性敛有毒，制熟气温，无毒"，现代药物毒理研究证实，在内毒素特异质模型上，生首乌在接近临床等效剂量的情况下即可出现肝损伤，而制首乌出现肝损伤的剂量是生首乌的 4 倍，提示炮制可降低何首乌的肝毒性。

制首乌呈棕褐色或黑色，能益精血，顾名思义，服用何首乌可乌须发，七宝美髯丹就使用了本品。制首乌不寒不热，不燥不腻，李时珍称其为"滋补良药"。因滋补药中有药物性偏寒凉，如墨旱莲、女贞子等，有药物性偏温热，如巴戟天、淫羊藿等，皆不宜长期服用，而制首乌因具有不寒不温、补而不腻的平和之性，故称之为"滋补良药"。

1. 古代文献

《冯氏锦囊密录》言："治五痔腰膝之病，冷气心痛，积年劳瘦痰癖，

风虚败劣，长筋力，益精髓，壮气驻颜，黑发延年，妇人恶血萎黄，产后诸疾，赤白带下，毒气入腹，久痢不止。"

《开宝本草》言："益血气，黑髭鬓，悦颜色。久服长筋骨，益精髓，延年不老。"

《本草备要》言："苦坚肾，温补肝，甘益血，涩收敛精气。添精益髓，养血祛风。"

《药品化义》言："能益肝，敛血，滋阴。主治腰膝软弱，筋骨酸痛。截虚疟，止肾泻，除崩漏，解带下。"

2. 医家发挥

《本草求真》云："何首乌……诸书皆言滋水补肾，黑发轻身，备极赞赏……与地黄功力相似……独冯兆张辩论甚晰，其言首乌苦涩微温，阴不甚滞，阳不甚燥，得天地中和之气。熟地首乌虽具补阴，然地黄禀仲冬之气以生，蒸虽至黑，则专入肾而滋天一之真水矣。其兼补肝肾者，因滋肾而旁及也。首乌禀春气以生，而为风木之化，入通于肝，为阴中之阳药。故专入肝经以为益血祛风之用。血活则风散。其兼补肾者，亦因补肝而兼及也。一为峻补先天真阴之药，故其功可立救孤阳亢烈之危。一系调补后天营血之需，以为常服，长养精神，却病调元之饵。先天、后天之阴不同，奏功之缓急轻重亦有大异也……则补血之中，尚有化阳之力，岂若地黄功专滋水，气薄味厚，而为浊中浊者，坚强骨髓之用乎？斯言论极透辟，直冠先贤未有，不可忽视。"

《本草纲目》云："何首乌……白者入气分，赤者入血分。肾主闭藏，肝主疏泄。此物气温，味苦涩。苦补肾，温补肝，能收敛精气。所以能养血益肝，固精益肾，健筋骨，乌髭发，为滋补良药。不寒不燥，功在地黄、天门冬诸药之上。气血太和，则风虚痈肿瘰疬诸疾可知矣。"

3. 现代药理研究

（1）促进造血。制首乌能明显增加再生障碍性贫血模型大鼠外周血中红细胞数量、血红蛋白含量、红细胞比容，以发挥补血功效。

（2）降血糖。制首乌能使血糖明显降低，胰岛细胞凋亡指数明显下降。

（3）护肝。制首乌有助于肝损伤的修复，且能调节肝脏代谢功能的异常，起到保护肝脏的作用。

（4）增强免疫力。制首乌多糖能够增强巨噬细胞的吞噬能力，促进溶血素、溶血空斑形成，促进淋巴细胞转化，具有较好的免疫增强作用。

4. 糖尿病肾病中的应用

（1）养血安神。糖尿病肾病患者肾精不足，肾水常不能上济心阴，致使心阳偏亢，心神被扰而失眠，临床笔者常用何首乌治疗此证。何首乌的藤被称为夜交藤，味甘性平，能养血安神、祛风通络，是治疗心阴血虚导致失眠的必用之品，需大剂量使用方可奏效。

（2）祛风止痒。若肾精亏虚，阴精、阴血不足，不能濡养肌肤，导致全身瘙痒，夜间加重，常伴身体消瘦者，称为阴虚生风或血虚生风，除了用生地黄、熟地黄、白芍、当归、天冬、龟板、牡丹皮等品外，笔者还常用夜交藤。夜交藤不仅可以滋阴养血、祛风止痒，还可以安神，阴血虚导致的瘙痒常在夜间加重，影响睡眠，夜交藤可以从以上三方面发挥作用，从而提高临床疗效。

（3）化浊降脂。制首乌除了有补益肝肾、益精血、乌须发、强筋骨的滋补作用外，还可以化浊降脂，治疗高脂血症。糖尿病肾病由糖尿病发展而来，患者大多伴有高血压、高脂血症等病史，制首乌对于肾精亏虚型糖尿病肾病兼有高脂血症的患者，最为适宜。

（三）肉苁蓉——峻补精血，沙漠人参

肉苁蓉，始载于《神农本草经》。本品味甘、咸，性温，归肾、大肠经。有补肾阳、益精血、润肠燥的功能。主要用于治疗阳痿、不孕症、腰膝酸软、筋骨无力、肠燥便秘等。

肉苁蓉为列当科植物肉苁蓉带鳞叶的肉质茎，其无绿叶，茎干肉质肥厚，圆柱形，黄色或褐色，因其作用较为平和，有从容和缓之性，故称其为肉苁蓉。肉苁蓉生于草原半沙漠地区，常在马粪中生长，滋补性强，素有"沙漠之参"的美称。肉苁蓉得马粪之精所生，因此可以补益精血，马是善淫的动物，故肉苁蓉还可补肾阳，其得马粪之势，又可用以通便，对于老年人精血亏虚不能濡养肠道所致的便秘、阳虚便秘尤宜，如润肠丸、济川煎皆用肉苁蓉来治疗便秘，但阴虚火旺和热结导致的便秘患者不能服用。

1. 古代文献

《神农本草经》言："主五劳七伤补中，除茎中寒热痛；养五脏，强阴，益精气，多子；妇人癥瘕。久服轻身。"

《本草汇言》言："养命门，滋肾气，补精血之药也……又男子丹元虚冷，而阳道久沉，妇人冲任失调，而阴气不治，此乃平补之剂也。"

《玉楸药解》言："肉苁蓉……暖腰膝，健筋骨，滋肾肝精血，润肠胃结燥。"

《药性论》言："益髓，悦颜色，延年。治女人血崩，壮阳，日御过倍。"

《本草备要》言："补命门相火，滋润五脏，益髓强筋。治五劳七伤，绝阳不兴，绝阴不产，腰膝冷痛，崩带遗精。"

2. 医家发挥

《本草正义》云："肉苁蓉……《本经》主治，皆以藏阴言之，主劳伤补中，养五脏，强阴，皆补阴之功也。茎中寒热痛，则肾脏虚空之病。苁蓉厚重下降，直入肾家，温而能润，无燥烈之害，能温养精血而通阳气，故曰益精气。主癥瘕者，咸能软坚而入血分，且补益阴精，温养阳气，斯气血流利而痞塞通矣。《别录》除膀胱邪气，亦温养而水腑之寒邪自除。腰者肾之府，肾虚则腰痛。苁蓉益肾，是以治之。利，今本皆作'痢'，是积滞不快之滞下，非泄泻之自利。苁蓉滑肠，痢为积滞，宜疏通而不宜固涩，滑以去其着，又能养五脏而不专于攻逐，则为久痢之中气已虚而积滞未尽者宜之，非通治暑、湿、热结滞之痢疾也……苁蓉为极润之品，市肆皆以盐渍，乃能久藏。古书皆称其微温，而今则为盐味久渍，温性已化除净绝，纵使漂洗极淡，而本性亦将消灭无余。故古人所称补阴兴阳种种功效，俱极薄弱。盖已习与俱化，不复可以本来之质一例论矣。但盐能下降，滑能通肠，以主大便不爽，颇得捷效。且性本温润，益阴通阳，故通腑而不伤津液，尤其独步耳……自宋以来，皆以苁蓉主遗泄带下，甚且以主血崩溺血，盖以其补阴助阳谓为有收摄固阴之效。补要滑利之品，通导有余，奚能固涩？《本经》除茎中寒热痛，正以补阴通阳，通则不痛耳。乃后人引申其义，误认大补，反欲以通利治滑脱，谬矣。"

《本草求真》云："肉苁蓉……诸书既言峻补精血，又言力能兴阳助火，是明因其气温，力专滋阴，得此阳随阴附而阳自见兴耳。惟其力能滋补，故凡癥瘕积块，得此而坚即消。惟其滋补而阳得助，故凡遗精茎痛、寒热时作，亦得因是而除。若谓火衰至极，用此甘润之品，同于附桂，力能补阳，其失远矣。况此既言补阴，而补阴又以苁蓉为名，是明因其功力不骤，气专润燥，是亦宜于便闭，而不宜于胃虚之人也。谓之滋阴则可，谓之补火正未必。"

3. 现代药理研究

（1）抗衰老。肉苁蓉多糖可以改善 D - 半乳糖所致衰老模型小鼠的学习及记忆能力。

（2）抗脑缺血。肉苁蓉总苷对脑缺血再灌注损伤具有保护作用。

（3）抗骨质疏松。肉苁蓉对成骨细胞有明显的增殖促进作用。

（4）改善生殖功能。肉苁蓉对精子膜结构和功能具有一定的保护作用。

4. 糖尿病肾病中的应用

《内经》有"谷味咸，先走肾""肾欲咸""咸走血"的记载，《本草述钩元》言："咸润下而软坚。"故用味咸之品可填补、润养肾精。肉苁蓉味咸，可入肾补益精血，《本草述钩元》言肉苁蓉"肾经血分药也……峻补精血也"，《本草汇言》云："肉苁蓉，养命门，滋肾气，补精血之药也……此乃平补之剂。温而不热，补而不峻，暖而不燥，滑而不泄。"糖尿病肾病以精损络痹为核心病机，肾精又是化生肾阴、肾阳、肾气的物质基础，因此糖尿病肾病的患者不仅有肾精亏虚的病机，还兼有肾阴虚、肾阳虚或肾气虚的病机。对于糖尿病肾病因肾精亏虚而不能化生肾阳，又因精血亏虚不能濡养肠道、肾阳不能促进肠道蠕动所致便秘的患者，笔者临证常以肉苁蓉 15 ~ 30 g 治之。

四、固涩敛精药

补益肾精，贵在能填，而功在能敛。临床上治疗肾精亏虚证，在使用填补肾精药的同时，通常需要配伍固涩肾精药。肾主精，也主封藏，补肾填精药配伍固涩肾精药使用，有利于肾精固充，若湖泊之堤坝，使水盈而难溢。《医医病书》载："补下焦之阴，以收藏纳缩为要。"故对于糖尿病肾病肾精亏损证的治疗，应在生精的基础上，加强固涩肾精之力。固涩敛精之品如肾之藩篱，在上述生精疗法的基础上须配伍此类药物，如芡实、山药、山茱萸、金樱子、桑螵蛸等，以固肾中精气。笔者临床在治疗肾精亏虚证时常使用熟地黄、山茱萸、山药这组药，若有明显肾气不固的征象，如出现滑精遗精、带下及夜尿频多、遗尿等，常加用金樱子、桑螵蛸等药。

（一）山茱萸——补中有涩，精盛水增

山茱萸，始载于《神农本草经》。本品味酸，性温，归肝、肾经。有补肝肾、涩精气、固虚脱的功能。主要用于治疗腰膝酸痛、眩晕、耳鸣、阳痿、遗精、小便频数、肝虚寒热、虚汗不止、心摇脉散等。

山茱萸为山茱萸科植物山茱萸的成熟果肉。茱当从朱，言果实色红也；萸，言木形瘦小，因其生长在山地，故名山茱萸，又因只用其果肉药，故又称山茱萸为山萸肉。传统中药炮制过程中山茱萸须去核，因其核能滑精，而去核可防止此弊端。山茱萸去核并晒干后的颜色类似于大枣，因此又称其为枣皮。山茱萸可固涩，而其核不仅不能固涩，反而能滑精。此类同种植物不同部位入药而性质相反的情况有很多，如麻黄发汗而麻黄根敛汗，枸杞子性温而枸杞根（即地骨皮）性寒。

山茱萸入肝肾。人体精液封藏于肾，不随意泄出，肝气疏泄后精液方可外泄。肝之疏泄与肾之封藏相反相成。若肾气旺而肝气弱，则肝欲疏泄而不得出；若肾气弱而肝气旺，疏泄之力强，则肾精不得封藏。因此，肾气弱而肝气旺时需补肾，收敛肝气，用山茱萸最宜。

六味地黄丸中就使用了山茱萸，山茱萸在六味地黄丸中的用意较多。熟地黄用来补肾，但是熟地黄无收涩之性，不能助肾封藏，而山茱萸不仅可加强补肝肾之功，还可收敛肝气，固摄肾气，将熟地黄所补肝肾之阴精收涩以封固；又加茯苓、泽泻来利水以通肾气，一收涩一通利，使精气封藏而水饮等邪气通利而出，此为山茱萸作用之一。肝肾同源，补肾的同时可补肝，山茱萸味酸而入肝，可补养肝肾，肝阴充足，肾亦可受到滋补，此为山茱萸作用之二。山茱萸色红入心，熟地黄色黑入肾，二者配伍使用，可起到交通心肾的作用，此为山茱萸作用之三。

1. 古代文献

《神农本草经》言："味酸，平。主治心下邪气，寒热，温中，逐寒湿

痹，去三虫。"

《名医别录》言："微温、无毒。主治肠胃风邪，寒热，疝瘕，头脑风，风气去来，鼻塞，目黄，耳聋，面疱，温中下气，出汗，强阴，益精，安五藏，通九窍，止小便利。久服明目，强力。"

《药性论》言："使，味咸，辛，大热。治脑骨痛，止月水不定，补肾气，兴阳道，坚长阴茎，添精髓，疗耳鸣，除面上疮。主能发汗，止老人尿不节。"

《日华子本草》言："暖腰膝，助水藏，除一切风，逐一切气，破症结治酒齄。"

《开宝本草》言："味酸，平、微温，无毒。肠胃风邪，寒热，疝瘕，头脑风，风气去来，鼻塞，目黄，耳聋，面疱，温中，下气，出汗，强阴，益精，安五脏，通九窍，止小便利。"

2. 医家发挥

《药品化义》云："山茱萸，滋阴益血，主治目昏耳鸣，口苦舌干，面青色脱，汗出振寒，为补肝助胆良品，夫心乃肝之子，心苦散乱而喜收敛，敛则宁静，静则清和，以此收其涣散，治心虚气弱，惊悸怔忡，即虚则补母之义也。肾乃肝之母，肾喜润恶燥，司藏精气，借此酸能收脱，敛水生津，治遗精，白浊，阳道不兴、小水无节、腰膝软弱、足酸疼，即子令母实之义也。"

《医学衷中参西录》云："山茱萸，大能收敛元气，振作精神，固涩滑脱。收涩之中兼具条畅之性，故又通利九窍，流通血脉，治肝虚自汗，肝虚胁疼腰疼，肝虚内风萌动，且敛正气而不敛邪气，与其他酸敛之药不同，是以《本经》谓其逐寒湿痹也。其核与肉之性相反，用时务须将核去净。近阅医报有言核味涩，性亦主收敛，服之恒使小便不利，椎破尝之，果有涩味者，其说或可信。凡人元气之脱，皆脱在肝。故人虚极者，其肝风必先动，肝风动，即元气欲脱之兆也。又肝与胆，脏腑相依，胆为少阳，有病主寒热往来；肝为厥阴。虚极亦为寒热往来，为有寒热，故多出汗。萸肉既能敛汗，又善补肝，是以肝虚极而元气将脱者，服之最效。愚初试出此药之能力，以为一己之创见，及详观《神农本经》山茱萸原主寒热，其所主之寒热，即肝经虚极之寒热往来也。"

3. 现代药理研究

（1）降血糖。山茱萸提取物能够抑制葡萄糖在体内的吸收，改善体内血脂代谢紊乱，调控糖脂代谢，降低血糖，并预防高血糖。

（2）保护神经元。山茱萸所含成分能促进神经元合成蛋白质，改善神经元受损情况，对神经元有保护作用。

（3）护肝。山茱萸提取物能通过抗氧化应激反应，减轻肝细胞坏死程度，起到保护肝脏的作用，对急性肝损伤模型小鼠有一定的治疗作用。

（4）抗肿瘤。山茱萸所含化学成分能抑制肿瘤细胞增殖，加快肿瘤细胞凋亡，对宫颈癌、肝癌、肺癌等有明显的抑制作用。

4. 糖尿病肾病中的应用

山茱萸补涩力强，临床所需固涩力越大，其用量便越大，张锡纯言山茱萸"敛正气而不敛邪气，与他酸敛之药不同"，笔者临床应用多取 30 ~ 60 g。

（1）补肾涩精缩尿。山茱萸能补肝肾、涩精、缩尿。《景岳全书》云："精脱于下者，宜固其肾……当固不固则沧海亦将竭。"叶天士云："非涩无以固精。"山茱萸补肝肾的同时可收敛脾肾精气，补中有涩，以此味为最佳。《汤液本草》云："山茱萸止小便利，秘精气，取其味酸涩以收滑也。"《本草新编》云山茱萸"补精则精盛而水增，涩精则精闭而水静"。以涩为补是张仲景治疗肾虚的一大法则，而非仅针对狭义的遗精、滑精症状，肾虚之证在治疗时均当兼用固肾涩精之品。笔者临证常将山茱萸与熟地黄、山药等配伍以治疗糖尿病肾病，乃取金匮肾气丸补益肾精之治则，以达固涩敛精、精生能积之功；若小便频数、蛋白尿较多者，常加用金樱子、桑螵蛸等品，以加强固涩之力。山茱萸用于补肾涩精时，用量多为 15～30 g。

（2）敛汗。山茱萸可收敛元气、敛虚汗，同时可滋阴生津，酸甘化阴，以生津敛汗。笔者在治疗气虚所致的大汗淋漓之症时，常配伍煅龙骨、煅牡蛎、浮小麦等品，用量多为 30～90 g。张锡纯医案载："族家嫂，产后十余日，周身汗出不止，且四肢发搐。此因汗出过多而内风动也。急用净萸肉、生山药各二两，俾煎汤服之，两剂愈。"

（3）固脱。张锡纯善用山茱萸，常用其治疗脱证。笔者汲取其经验用于临床，将山茱萸与人参等配伍以治疗元气欲脱之证，此时山茱萸需用大剂量，宜 60～120 g，方能有固脱之力。

（二）山药——平补三阴，补肾涩精

山药，始载于《神农本草经》。本品味甘，性平，归脾、肺、肾经。有补脾养胃、生津润肺、补肾涩精的功能。主要用于治疗脾虚食少、久泻不止、肺虚喘咳、肾虚遗精、带下、尿频、虚热消渴、脾虚食少、泄泻便溏、白带过多等。

山药，原名薯蓣，因唐代宗名李豫，为避其讳改名为薯药，后又因宋英宗名赵曙，讳曙改名为山药，此后沿用至今。

山药味甘，性平，药食同用，甘甜适口，补而不滋腻。山药入肺、脾、肾三脏，能养阴益气、涩肠固精，为养脾阴之佳药。山药生长于土中，能得土冲和之气。历史上以河南怀庆府所产山药为最佳，因此地处于中原，中原土气纯厚，故得土气而养脾阴。

山药药性平和，临床可大剂量使用，其重在补脾胃，其调补而不骤，微香而不燥。《医学衷中参西录》中载山药"宜用生者煮汁饮之，不可炒

用，以其含蛋白质甚多，炒之则其蛋白质焦枯，服之无效。若作丸散，可轧细蒸熟用之"。张锡纯认为山药宜生用，炒制则无效，他所创立的处方中使用的山药均为生品，如他在资生汤后按："此方若用炒熟山药，则分毫无效。"

《景岳全书》言山药"气轻性缓，非堪专任，故补脾肺必主参术，补肾水必君茱地，涩带浊须破故同研，固遗泄仗菟丝相济"，清代陈修园等人亦认为山药是平常之物，不足以治大病。但是张锡纯却反对山药不堪重任之说，他在很多处方中均以山药为君药，如一味薯蓣饮单用山药4两，薯蓣粥单用山药1斤，滋培汤、滋膵饮、玉液汤、加味天水散等均以山药为君，用于治疗元气欲脱等危重之证。《医学衷中参西录》所拟方中，有49首方用了山药，且山药用量在30 g以上的有32首，如滋培汤、资生汤、急救回阳汤等。

山药是治疗糖尿病的临床常用药，但需大剂量使用才能有效。张锡纯创立了两首治疗消渴的名方，即玉液汤、滋膵饮，二者皆以大剂量的山药配伍黄芪。《医学衷中参西录》云："治消渴，曾拟有玉液汤，方中以怀山药为主，屡试有效。"

1. 古代文献

《神农本草经》言："主伤中，补虚，除寒热邪气，补中益气力，长肌肉，久服耳目聪明。"

《药性论》言："补五劳七伤，去冷风，止腰痛，镇心神，补心气不足，患人体虚羸，加而用之。"

《名医别录》云："主头面游风，风头眼眩，下气，止腰痛，治虚劳羸瘦，充五脏，除烦热，强阴。"

《日华子本草》言："助五脏，强筋骨，长志安神，主泄精健忘。"

《本草纲目》言："益肾气，健脾胃，止泄痢，化痰涎，润皮毛。"

2. 医家发挥

《本草经读》云："山药，能补肾填精，精足则阴强、目明、耳聪。凡上品俱是寻常服食之物，非治病之药，故神农另提出久服二字，可见今人每取上品之药，如此物及人参、熟地、葳蕤、阿胶、菟丝子、沙苑蒺藜之类，合为一方，以治大病，误人无算。盖病不速去，元气日伤，伤极则死。凡上品之药，法宜久服，多则终身，少则数年，与五谷之养人相佐，以臻寿考。若大病而需用此药，如五谷为养脾第一品，脾虚之人，强令食谷，即可毕补脾之能事，有是理乎！"

《本草求真》云："山药，本属食物，古人用入汤剂，谓其补脾益气除热。然气虽温而却平，为补脾肺之阴，是以能润皮毛、长肌肉，不似黄芪性温能补肺阳，白术苦燥能补脾阳也。且其性涩，能治遗精不禁，味甘兼咸，又能益肾强阴，故六味地黄丸用此以佐地黄。然性虽阴而滞不甚，故能渗湿以止泄泻。生捣敷痈疮，消肿硬，亦是补阴退热之意。至云补阳消肿，补气除滞，理虽可通，语涉牵混，似非正说。至入汤剂以治火虚危症，难图近功，必多用之方愈，以其秉性和缓故耳。入滋阴药中宜生用，入补脾宜炒黄用。"

3. 现代药理研究

（1）降血糖。山药所含化学成分能促进体内胰岛素的分泌，恢复受损的胰岛 B 细胞功能，加快糖代谢，激发关键酶活性，有明显的降血糖作用。

（2）降血脂。山药淀粉对模型大鼠血清中总胆固醇、低密度脂蛋白胆固醇和甘油三酯含量有明显降低作用，具有显著的降血脂作用。

（3）抗氧化。山药提取物能提高抗氧化酶活性，清除自由基，体外抗氧化作用强，对模型小鼠肝、肾、脑等多器官均有一定的抗氧化作用。

（4）抗肿瘤。山药能抑制肿瘤细胞增殖，对多种肿瘤均有显著的抑制作用，如结肠癌、肝癌等。

4. 糖尿病肾病中的应用

糖尿病肾病的患者通常肾精亏虚，用熟地黄填补肾精通常是不够的，正如六味地黄丸用熟地黄、山茱萸、山药配伍来补益肾精。肾藏精而不泻，肾精亏损，固藏必定失常，须知补肾精贵在积，如只补而不固乃是空补，纯补肾而不加固涩，则精不易恢复。《本草分经·原例》言山药"涩精气，兼能益肾强阴"，可平补肺、脾、肾三脏，又能补涩肾精，且其性平不燥，作用和缓，对各期糖尿病肾病患者均可配伍使用。《神农本草经》认为山药能"补中益气力，长肌肉"，故对于糖尿病肾病气阴两虚，症见乏力、形体消瘦者尤为适用，临床多用麸炒以加强山药敛涩之功，用量多为 30～60 g，也可酌情加量至 90 g。笔者临证常将山药与山茱萸同用，补中有涩，以此二味为最佳。

（三）芡实——涩中有利，补中有通

芡实，始载于《神农本草经》。本品味甘、涩，性平，归脾、肾经。有益肾固精、补脾止泻、除湿止带的功能。主要用于治疗梦遗滑精、遗尿尿频、脾虚久泻、白浊、带下等。

芡实，以"鸡头实"之名首载于《神农本草经》，该书言其"主湿痹，腰脊膝痛，补中除暴疾，益精气，强志令耳目聪明"，而在《名医别录》中该药以"芡"为名。莲和芡是同类植物，皆属睡莲科，芡叶浮于水面，其果与豌豆大小相似，其子黄仁白，生于水中，其花开向太阳，故其能引阳而上，引阴而下，可得阳明、少阴之精气，因此其名从"芡"。

1. 古代文献

《神农本草经》言："味甘，平。主治湿痹，腰脊膝痛，补中，除暴疾，益精气，强志，令耳目聪明。"

《日华子本草》言："开胃助气。"

《雷公炮制药性解》言："味甘，性平，无毒。入心、肾、脾、胃四经。主安五脏，补脾胃，益精气，止遗泄，暖腰膝，去湿痹，明耳目，治健忘。"

《本草纲目》言："止渴益肾。治小便不禁，遗精，白浊，带下。"

《景岳全书》言："味甘，气平，入脾肾两脏。能健脾养阴止渴，治腰膝疼痛，强志益神，聪明耳目，补肾固精，治小便不禁，遗精白浊带下，延年耐老。或散丸，或煮食皆妙。"

《本草从新》言："补脾固肾，助气涩精。治梦遗滑精，解暑热酒毒，疗带浊泄泻，小便不禁。"

2. 医家发挥

《神农本草经百种录》云："鸡头实，甘淡，得土之正味，乃脾肾之药也。脾恶湿而肾恶燥，鸡头实淡渗甘香，则不伤于湿，质黏味涩，而又滑泽肥润，则不伤干燥，凡脾肾之药，往往相反，而此则相成，故尤足贵也。"

《本草新编》云："芡实，佐使者也，其功全在补肾去湿。夫补肾之药，大多润泽者居多，润泽者则未免少湿矣。芡实补中祛湿，性又不燥，故能去邪水而补真水，与诸补阴药同用，尤能助之以添精，不虑多投以增湿也。芡实不特益精，且能涩精补肾。与山药并用，各为末，日日米饭调服。"

《本草求真》云："芡实如何补脾，以其味甘之故；芡实如何固肾，以其味涩之故。惟其味甘补脾，故能利湿，而泄泻腹痛可治；惟其味涩固肾，故能闭气，而使遗带小便不禁皆愈。功与山药相似，然山药之阴，本有过于芡实，而芡实之涩，更有甚于山药；且山药兼补肺阴，而芡实则上于脾肾而不及于肺。"

3. 现代药理研究

（1）降血糖。芡实提取物通过维持胰岛素信号传导通路的畅通，减轻胰岛素抵抗，起到降血糖的作用。

（2）抗氧化。芡实提取物通过延缓细胞氧化损伤，消除体外自由基，起到显著的抗氧化作用。

（3）抗心肌缺血。芡实所含化学成分能有效改善心脏缺血情况，有利于减少模型小鼠心肌梗死面积。

（4）抗肿瘤。芡实中硒元素含量较高，有助于抑制过氧化物合成，起到抗肿瘤的作用。

4. 糖尿病肾病中的应用

芡实味甘、涩，性平。清代医家黄宫绣在《本草求真》中云："芡实如何补脾，以其味甘之故，芡实如何固肾，以其味涩之故，惟其味甘补脾，故能利湿，而使泄泻腹痛可治，惟其味涩固肾，故能闭气，而使遗带小便不禁皆愈。"

芡实是治疗白浊的要药，白浊包括现代临床所谓的蛋白尿。《本草纲目》言其止渴益肾，可治小便失禁、遗精、白浊、带下。笔者临床常用山药与芡实的组合，二者皆能补脾益肾，若配伍同用，则能脾肾双补，固精止泻。在治疗糖尿病肾病蛋白尿时，笔者常用此药对，每味药用30 g或更多，以培补脾肾，二者合用既能补精气，又能固涩精气，标本同治。

芡生于水中，又喜温暖、阳光充足的环境，故其性亲水而藏阳，根生于土中而能分清浊。临床上芡实多为生用，其实芡实炒用，其性更温，收涩力更强。芡实是水生植物，生长于水池中，金樱子是陆生植物，生长在山坡上，二者皆能固精、止泻，相须而用，可协同增效，即"水陆二仙丹"。金樱子酸涩，芡实甘涩，二者相合，酸以收之，甘以缓之，酸甘化阴，养阴收涩，有益肾滋阴、收敛固摄之功，其中芡实可健脾益肾以培本，涩精除湿以治标，其涩中有利而不留邪，补中有通而不留滞。陈士铎《本草新编》云："其功全在补肾祛湿。夫补肾之药，大多润泽者居多，润泽者则未免少湿矣。芡实补中祛湿，性又不燥，故能去邪水而补真水，与诸补阴药同用，尤能助之以添精，不虑多投以增湿也。"因此，笔者常将芡实、金樱子用于脾肾亏虚、肾精不固、舌苔白腻的糖尿病肾病患者，二者有涩精固肾、益肾除湿之效。二者药性平和，金樱子用量为 10 ~ 30 g，芡实用量为 15 ~ 50 g。

5. 用药鉴别

山药与芡实皆为甘平之品，均能健脾益肾、固精止带、止泻，常配伍使用。然山药之阴，本有过于芡实，而芡实之涩，更有甚于山药，且山药兼补肺阴，芡实则止于脾肾而不及肺。

（四）金樱子——固精秘气，止泄止带

金樱子，始载于《蜀本草》。本品味酸、涩，性平，归肾、膀胱、大肠经。有固精缩尿、涩肠止泻的功能。主要用于治疗遗精滑精、遗尿尿频、崩漏带下、久泻久痢等。

金樱子是蔷薇科蔓生灌木，果实成熟时呈黄色，形状类似马缨，故名为金樱子。

1. 古代文献

《名医别录》言："止遗泄。"

《蜀本草》言："治脾泄下痢，止小便利，涩精气。"

《滇南本草》言："治日久下痢，血崩带下，涩精遗泄。"

《本草正》言："止吐血，衄血，生津液，收虚汗，敛虚火，益精髓，壮筋骨，补五藏，养血气，平咳嗽，定喘急，疗怔忡惊悸，止脾泄血痢及小水不禁。"

2. 医家发挥

《本草新编》云："金樱子，世人竞采以涩精，谁知精滑非止涩之药可止也。遗精梦遗之症，皆尿窍闭而精窍开，不兼用利水之药以开尿窍，而

仅用涩精之味以固精门，故愈涩而愈遗也。所以用金樱子，必须兼用芡实、山药、莲子、薏苡仁之类，不单止遗精而精滑反涩，用涩于利之中，用补于遗之内，此用药之秘，而实知药之深也。"

《神农本草经疏》云："《十剂》云：涩可去脱。脾虚滑泄不禁，非涩剂无以固之。膀胱虚寒则小便不禁，肾与膀胱为表里，肾虚则精滑，时从小便出，此药（金樱子）气温，味酸涩，入三经而收敛虚脱之气，故能主诸证也。"

3. 现代药理研究

（1）降血脂。金樱子提取物通过抑制脂类物质在肝脏聚集，能够显著降低高脂血症模型大鼠总胆固醇、甘油三酯和低密度脂蛋白胆固醇水平，起到降血脂的作用。

（2）护肾。金樱子提取物能提高肌酐清除率，改善肾功能，对糖尿病肾病引起的肾损伤有一定的改善作用。

（3）护肝。金樱子所含化学成分能够抑制脂类物质在肝脏聚集，有助于恢复受损的肝组织，减轻肝脏病理变化。

（4）保护神经。金樱子提取物能够延缓神经元凋亡，起到保护神经的作用。

4. 糖尿病肾病中的应用

《本草纲目》云："味酸、涩，平、温，无毒。疗脾泄下痢，止小便利，涩精气。"《本草备要》言金樱子"固精秘气，治梦泄遗精，泄痢便数"。金樱子既能止泻，又能固摄肾气，笔者在临床上常用之，其比覆盆子的收涩作用稍强。覆盆子和金樱子均为收涩药，皆能固精缩尿，治疗糖尿病肾病肾气不足所致的遗精、滑精、尿频、遗尿及带下等。覆盆子在固精的同时能补益肝肾、明目，对于糖尿病肾病肾虚或者肝肾不足者尤为适用。此外，覆盆子还能治疗肾虚所致的阳痿、不孕症及肝肾不足之目暗不明；而金樱子主要用于收涩，可治疗糖尿病肾病久泻、久痢等症。

（五）桑螵蛸——温肾固精，缩尿助阳

桑螵蛸，始载于《神农本草经》。本品味甘、咸，性平，归肝、肾经。有固精缩尿、补肾助阳的功能。主要用于治疗遗精、白浊、小便频数、遗尿、赤白带下、阳痿、早泄等。

桑螵蛸为螳螂科昆虫大刀螂、小刀螂或巨斧螳螂的卵鞘。桑螵蛸为动物药，自古以来本草著作在论述动物药时，一般将其放于书后。《神农本草经》按上、中、下三品划分，金石类药在前，草木类药在中，动物类药在后，其用意当在于提醒医家勿轻易使用动物药。《本草求真》云："桑螵蛸（专入肝肾膀胱）。即桑枝上螳螂子也。一生九十九子，用一枚便伤百命，勿轻用之。"桑螵蛸乃螳螂在桑树上产的卵，螳螂可在众多植物上产卵，但以在桑树上产的卵药效为佳。

1. 古代文献

《名医别录》言："疗男子虚损，五藏气微，梦寐失精，遗溺。"

《神农本草经》言："主伤中，疝瘕，阴痿，益精生子。女子血闭腰痛，通五淋，利小便水道。"

《药性论》言："主男子肾衰漏精，精自出，患虚冷者能止之。止小便利，火炮令热，空心食之。虚而小便利，加而用之。"

《玉楸药解》言："治带浊淋漓，耳痛，喉痹，瘕疝，骨鲠。"

《本草衍义》言："治小便白浊。"

2. 医家发挥

《本经逢原》云："桑螵蛸，肝肾命门药也。功专收涩；故男子虚损，肾虚阳痿，梦中失精，遗溺白浊方多用之。《本经》又言通五淋，利小便水道，盖取以泄下焦虚滞也。"

《本草求真》云："桑螵蛸（专入肝肾膀胱）。即桑枝上螳螂子也。一

生九十九子，用一枚便伤百命，勿轻用之。禀秋金之阴气，得桑木之津液。味咸甘，气平无毒。入足少阴肾、足太阳膀胱。盖人以肾为根本，男子肾经虚损，则五脏气微，或阴痿梦寐失精遗溺。螵蛸咸味属水，内舍于肾，肾得之而阴气生长，故能愈诸疾及益精生子。（滋肾利水交心。）肾与膀胱为表里，肾得所养则膀胱自固，气化则能出，故利水道通淋也……女子疝瘕血闭腰痛，皆肝肾二经为病。咸能入血软坚，是以主之。甘能补中，故主伤中益气。肾足则水自上升，克与心交，故能养神也。至书既言功专收涩，又言利便（能涩能利），义由是矣。"

3. 现代药理研究

（1）抗疲劳。桑螵蛸提取物可使模型小鼠游泳时间延长，具有一定的抗疲劳作用。

（2）降血糖。桑螵蛸所含化学成分能调节糖尿病模型小鼠血糖，有一定的降血糖作用。

（3）抗利尿。桑螵蛸提取物能减少多尿状态下模型大鼠的尿量，具有抗利尿作用。

4. 糖尿病肾病中的应用

桑螵蛸味甘、咸，性平。《本经逢原》云："桑螵蛸，肝肾命门药也。功专收涩，故男子虚损，肾虚阳痿，梦中失精，遗溺白浊方多用之。"笔者临床主要用于治疗糖尿病肾病患者肾虚所致的蛋白尿、夜尿频多等。桑螵蛸治疗糖尿病肾病患者尿频的效果极佳，民间将桑螵蛸称为流尿狗或流尿果，因其能缩尿，可以治疗儿童或者老年人肾气虚、肾气不固所致的小便频多或遗尿。虽然《神农本草经》认为其为性味甘平的药物，但其仍有温性，若遇到体内有热，尤其肾、膀胱内有热，而出现尿频、尿急、小便黄，甚至排尿时出现尿道灼痛等症状，当慎用桑螵蛸。因为邪气太盛，不宜收敛，阴虚火旺之人亦不宜使用桑螵蛸。

（六）覆盆子——温肾不燥，固精不凝

覆盆子原名覆盆，始载于《神农本草经》。覆盆子之名首见于《名医别录》。本品味甘，性平，归肾、肝、脾经。有补肾固精、缩尿安胎、养肝明目、益脾止泻的功能。主要用于治疗阳痿、遗精、尿频、遗尿、虚劳、视物模糊等。

覆盆子为聚合果，种子倒垂向下，似覆盆之形，古代常用此药治疗肾虚引起的尿频、尿急，因有夜里可将尿盆倒扣之意，故称其为覆盆子。此外，覆盆子对遗精、滑精、阳痿、早泄的疗效颇佳。

1. 古代文献

《神农本草经》言："味酸，平。主安五脏，益精气，长阴令坚，强志，倍力，有子。久服轻身不老。"

《药性论》言："主男子肾精虚竭，女子食之有子。主阴痿。"

《日华子本草》言："安五脏，益颜色，养精气，长发，强志。疗中风身热及惊。"

《开宝本草》言："补虚续绝，强阴健阳，悦泽肌肤，安和脏腑，温中益力，疗劳损风虚，补肝明目。"

《本草衍义》言："益肾脏，缩小便。"

2. 医家发挥

《本草正义》云："覆盆，为滋养真阴之药，味带微酸，能收摄耗散之阴气，而生精液。故寇宗奭谓益肾缩小便，服之当覆其溺器。语虽附会，尚为有理。《本经》主安五脏，藏者阴也。凡子皆坚实，多能补中，况有酸收之力，自能补五脏之阴，而益精气。凡子皆重，多能益肾。而此又专入肾阴，能坚肾气，故曰强志倍力。有子，皆补益肾阴之效也。久服轻身不老，则极言其功耳。《别录》益气轻身，令发不白，仍即《本经》之意。唯此专以养阴，非以助阳。《本经》《别录》并未言温，其以为微温微热

者，皆后人臆测之辞。一似凡补肾者，皆属温药。不知肾阴肾阳，药物各有专主。滋养真阴者，必非温药。"

《神农本草经疏》云："覆盆子，其主益气者，言益精气也。肾藏精、肾纳气，精气充足，则身自轻，发不白也。苏恭：主补虚续绝，强阴健阳，悦泽肌肤，安和脏腑。甄权：主男子肾精虚竭，阴痿，女子食之有子。大明：主安五脏，益颜色，养精气，长发，强志。皆取其益肾添精、甘酸收敛之义耳。"

3. 现代药理研究

（1）降血糖、降血脂。覆盆子所含化学成分能够降低高血糖模型小鼠血糖，对脂代谢紊乱模型大鼠的血脂有一定调节作用，有显著的降血糖、降血脂作用。

（2）抗氧化。覆盆子提取物抗氧化性较强，具有明显的抗氧化作用。

（3）降血压。覆盆子所含成分能舒张血管，降低心肌收缩力，减慢心率，促进模型家兔心功能恢复，具有较强的降血压作用。

（4）抗肿瘤。覆盆子提取物能够抑制肝癌细胞繁殖，对原发性肝癌有一定的治疗作用。

4. 糖尿病肾病中的应用

覆盆子性平，无寒热之偏，味甘则补，补而不峻。《本草求真》云："性禀中和，功能温肾而不燥，固精而不凝。"糖尿病肾病的病机以肾精虚损为主，常伴有气血阴阳诸虚，兼见水湿、血瘀、浊毒之象，治疗上应以扶正为主，祛邪为辅，故在用药方面多选用药性平和之品，而少用大毒峻猛之品。时时顾护正气，亦符合慢性病治宜缓图的原则。固涩肾精药多味酸，性平，酸能收敛，在临床上对于一些伴有湿浊、血瘀的患者要慎重使用，以防闭门留寇，阻塞气机升降，滞留水液化饮。若使用固涩肾精药，则应配合辛味药物调节气机，以使补中有涩，涩而不留。

五、辛润生精药

糖尿病患者多因"糖毒"日久耗竭阴精，阴精不足而出现"肾燥"。"肾燥"实属肾精亏虚，火衰其本，致阳虚或阴寒凝结，气化无力，津液停聚，输布无能而呈现燥象。《素问·脏气法时论》云："肾苦燥，急食辛以润之。"对于此类精虚火衰致阳虚或寒凝的患者，为达填精之效，治疗上应选用益精兼具"辛润"之品，若仅用阴质味厚之品填精，则恐精生难以气化，油添而火不生。"辛"非指辛燥发散之品，而是指以填精温阳为主，兼具辛味行散之功者。笔者临床常用巴戟天、淫羊藿、桂枝、肉桂等药物，在填补肾精的基础上，助精敷布通达，"以辛散结""令郁结开通，气液宣行"，可使滋补之阴精得以布散，使干者得润，着者得行。

（一）巴戟天——补而不滞，温而不热，宣而不燥

巴戟天，始载于《神农本草经》。本品味甘、辛，性微温，归肾、肝经。有补肾阳、强筋骨、祛风湿的功能。主要用于治疗阳痿遗精、宫冷不孕、月经不调、少腹冷痛、风湿痹痛、筋骨痿软等。

巴戟天是茜草科植物巴戟天的根，其原植物为攀缘藤本，常攀附他物而向上生长，故曰"戟天"，又因其原产于巴郡，故得名"巴戟天"。巴戟天味甘、辛，性微温，相对附子而言，其温而不燥，相对肉苁蓉而言，其刚而少柔。肾为水火之脏，阴阳之宅，易受气火上攻、阴水不足之困。巴戟天可鼓舞肾中之气，其甘温能补火而不烁水，体润能壮阳而又不伤阴。

1. 古代文献

《神农本草经》言："主大风邪气，阴痿不起，强筋骨，安五脏，补中增志益气。"

《药性论》言："治男子梦交泄精，强阴，除头面中风，主下气，大风血癞。"

《名医别录》言："疗头面游风，小腹及阴中相引痛，下气，补五劳，益精。"

《日华子本草》言："安五脏，定心气，除一切风。疗水肿。"

《本草求原》言："化痰，治嗽喘，眩晕，泄泻，食少。"

《本草纲目》言："治脚气，去风疾，补血海。"

2. 医家发挥

《神农本草经疏》云："巴戟天，主大风邪气，及头面游风者，风力阳邪，势多走上，《经》曰：邪之所凑，其气必虚，巴戟天性能补助元阳，而兼散邪，况真元得补，邪安所留，此所以愈大风邪气也。主阴痿不起，强筋骨，安五脏，补中增志益气者，是脾、肾二经得所养，而诸虚自愈矣。其能疗少腹及阴中引痛，下气，并补五劳，益精，利男子者，五脏之劳，肾为之主，下气则火降，火降则水升，阴阳互宅，精神内守，故主肾气滋长，元阳益盛，诸虚为病者，不求其退而退矣。"

《本草新编》云："夫命门火衰，则脾胃寒虚，即不能大进饮食，用附子、肉桂以温命门，未免过于太热，何如用巴戟天之甘温，补其火而又不烁其水之为妙耶？或问巴戟天近人止用于丸散之中，不识亦可用于汤剂中耶？曰：巴戟天正汤剂之妙药，温而不热，健脾开胃，既益元阳，复填阴水，真接续之利器，有近效而又有速功。"

3. 现代药理研究

（1）抗衰老。巴戟天对 D－半乳糖所致衰老模型小鼠具有较好的抗衰老作用。

（2）抗炎。巴戟天可能通过抑制 NO 的产生来发挥抗炎作用。

（3）增强免疫。巴戟天可抑制小鼠胸腺萎缩，增加血中白细胞数量，具有增强免疫的作用。

（4）修复生殖损伤。投喂巴戟天萃取液组的模型大鼠睾丸指数和附睾指数明显升高；生精小管结构明显改善，管腔内生精细胞层次分明，各级生精细胞数量均增多且排列紧密，管腔可见较多精子。

4. 糖尿病肾病中的应用

（1）辛润以生精。巴戟天味甘、辛，性微温。本品甘温，入肾经，能益肾阳，补命门之火，暖肾经之寒，常用于治疗糖尿病肾病患者伴有阳痿、腰膝冷痛等；本品辛温，祛风湿，强筋骨，常用于治疗糖尿病肾病患者伴有风湿痹痛、筋骨不利等；本品甘润，《本草新编》言其可"益精"，补阳起阴，复填阴水，取阴阳互济之意，其温而不热，补其火而不烁其水，且有益精髓之功，故具有补而不滞、温而不热、宣而不燥的特点。因其辛能布精，甘可益精，可助阴精布散通达，使干者得润，着者得行，故能强滋阴填精之效。笔者临证使用巴戟天多用 10 ~ 30 g。

（2）下气止咳喘。《素问·阴阳应象大论》云："年四十，而阴气自半也，起居衰矣。"老年人年过四十，常身体虚弱，肺司呼吸，肾主纳气，若肾阳虚损，肾纳气失司，则发为咳喘。据《名医别录》及《药性论》记载，巴戟天有"下气"之功，可补肾助阳，对于糖尿病肾病肾阳不足、纳气失司的患者十分适宜。若肾不纳气较重者，可加入蛤蚧粉以加强温肾纳气之力；若涉及两脏，肺肾俱损，宣降失常，不能纳气者，须与杏仁、枇杷叶同用，以降肺气，方能起效。

（二）淫羊藿——温补肾阳，能益精气

淫羊藿，始载于《神农本草经》。本品味辛、甘，性温，归肝、肾经。有补肾阳、强筋骨、祛风湿的功能。主要用于治疗阳痿遗精、筋骨痿软、风湿痹痛、麻木拘挛等。

陶弘景云："服之使人好为阴阳，西川北部有淫羊，一日百遍合，盖

服此藿所致，故名淫羊藿。"《本草便读》谓"淫羊藿一名仙灵脾。其叶似藿，羊食之则喜淫"，故其得名淫羊藿。

1. 古代文献

《神农本草经》言："主阴痿绝伤，茎中痛。利小便，益气力，强志。"

《日华子本草》言："治一切冷风劳气，补腰膝，强心力，丈夫绝阳不起，女子绝阴无子，筋骨挛急，四肢不任，老人昏耄，中年健忘。"

《名医别录》言："坚筋骨。消瘰疬、赤痈；下部有疮，洗，出虫。"

《医学入门》言："补肾虚，助阳。治偏风手足不遂，四肢皮肤不仁。"

2. 医家发挥

《神农本草经疏》云："淫羊藿，其气温而无毒。《本经》言寒者，误也。辛以润肾，甘温益阳气，故主阴痿绝阳，益气力，强志。茎中痛者，肝肾虚也，补益二经，痛自止矣。膀胱者，州都之官，津液藏焉，气化则能出矣，辛以润其燥，甘温益阳气以助其化，故利小便也。肝主筋，肾主骨，益肾肝则筋骨自坚矣。辛能散结，甘能缓中，温能通气行血，故主瘰疬赤痈，及下部有疮，洗洗出虫。"

《本草正义》云："淫羊藿，禀性辛温，专壮肾阳，故主阴痿，曰绝伤者，即阳事之绝伤也。茎中痛，亦肾脏之虚寒。利小便者，指老人及虚寒人之阳事不振，小便滴沥者言之，得其补助肾阳而小便自利，非湿热蕴结，水道赤涩者可比，读书慎勿误会。益气力、强志、坚筋骨，皆元阳振作之功，然虚寒者固其所宜，而阴精不充，真阳不固者，万不可为揠苗之助长也。消瘰疬、赤痈，盖亦因其温通气血，故能消化凝结。然病疡之病，由于阴血不充，肝阳燔灼，而煎熬津液，凝结痰浊者为多，幸勿误读古书，反以助其烈焰。洗下部之疮，则辛燥能除湿热，亦犹蛇床子洗疮杀虫耳。《日华》主丈夫绝阳，女子绝阴，一切冷风劳气，筋骨挛急，四肢不仁，补腰膝，则辛温之品，固不独益肾壮阳。并能通行经络，祛除风寒湿痹。但《日华》又谓治老人昏耄，中年健忘，则未免誉之太过。而景岳且谓男子阳衰，女子阴衰之艰于子嗣者，皆宜服之，则偏信温补，其弊滋多，更非中正之道矣。石顽谓一味仙灵脾酒，为偏风不遂要药，按不遂之病有二因：一为气血俱虚，不能荣养经络，或风寒湿热痹着之病，古人之所谓痹症是也，其来也缓；一为气血上冲，扰乱脑神经而忽失其运动之病，今之所谓中风，西医之所谓脑经病是也，其病也暴。仙灵脾酒，止可治风寒湿痹之不遂，并不能治气血两虚之不遂，而血冲脑经之不遂，更万万不可误用。"

3. 现代药理研究

（1）抗氧化。淫羊藿素具有抗氧化的作用，能够提高超氧化物歧化酶（SOD）含量，降低丙二醛（MDA）含量，改善线粒体功能，促进脑组织线粒体释放三磷酸腺苷（ATP）。

（2）抗凋亡。淫羊藿苷能够明显提高 PC12 细胞存活率，上调磷酸化 GSK - 3β 表达。

（3）抗骨质疏松。淫羊藿苷可以提高胫骨和股骨总湿质量和骨体积分数，促进骨小梁形成，改善骨髓微环境，缓解骨质疏松。

4. 糖尿病肾病中的应用

（1）祛风除湿。淫羊藿为补肾扶正之品，其味辛、甘，性温而偏平，温而不燥，辛可温通，以祛风除湿，常用于治疗风寒湿痹、风湿痹痛，正如《太平圣惠方》之仙灵脾丸，将其与羌活、海桐皮、附子等同用，治疗风寒湿痹。但其祛风湿作用不强，故而治疗风寒湿痹非其所长。

（2）辛润生精。因其甘温下行，长于温补肾阳，能补命门而益精气，故《本草求真》云淫羊藿"能益精气"，《本草纲目》言其"味甘气香，性温不寒，能益精气，乃手足阳明、三焦、命门药也，真阳不足者宜之"，《玉楸药解》载其"滋益精血，温补肝肾"，《本草蒙筌》言其"羊食贪合，故此著名。治男子绝阳不兴，女子绝阴不产"。淫羊藿补阳而能益精，阳中有阴则男子精足而能兴，阴中有阳故女子宫暖而能产，如《景岳全书》之赞育丹，用淫羊藿与仙茅、巴戟天、枸杞子等配伍，治疗阳痿精衰、虚寒无子。笔者临床上常将淫羊藿与巴戟天同用，二药味辛而甘，辛能布精，甘可益精，可助阴精布散通达，加强滋阴填精之效。

5. 用药鉴别

淫羊藿、巴戟天均有温肾壮阳、强筋健骨、祛风除湿的功能。其中巴戟天辛甘微温，温而不燥，补而不腻，兼养精血；淫羊藿善补肾阳，亦有益精气的功效，但温燥之力强于巴戟天。

（三）桂枝——外感之要药，内伤之良剂

桂枝，始载于《神农本草经》。本品味辛、甘，性温，归心、肺、膀胱经。有发汗解肌、温通经脉、助阳化气、平冲降逆的功能。主要用于治疗风寒感冒、脘腹冷痛、血寒经闭、关节痹痛、痰饮、水肿、心悸、奔豚等。

桂枝，即樟科肉桂树的嫩枝。

1. 古代文献

《医学启源》言："《主治秘诀》：去伤风头痛，开腠理，解表，去皮风湿。"

《药品化义》言："专行上部肩臂，能领药至痛处，以除肢节间痰凝血滞。"

《神农本草经疏》言："实表祛邪。主利肝肺气，头痛，风痹骨节挛痛。"

《本草再新》言："治手足发冷作麻、筋抽疼痛，并外感寒凉等症。"

2. 医家发挥

《本经逢原》云："麻黄外发而祛寒，遍彻皮毛，故专于发汗；桂枝上

行而散表，透达营卫，故能解肌。世俗以伤寒无汗不得用桂枝者，非也。桂枝辛甘发散为阳，寒伤营血，亦不可少之药。麻黄汤、葛根汤未尝缺此。但不可用桂枝汤，以中有芍药酸寒，收敛表腠为禁耳。"

《本经疏证》云："凡药须究其体用，桂枝能利关节，温经通脉，此其体也。《素问·阴阳应象大论》曰：味厚则泄，气厚则发热，辛以散结，甘可补虚。故能调和腠理，下气散逆，止痛除烦，此其用也。盖其用之之道有六：曰和营，曰通阳，曰利水，曰下气，曰行瘀，曰补中。其功之最大，施之最广，无如桂枝汤，则和营其首功也。"

3. 现代药理研究

（1）抗病毒。桂枝挥发油、桂皮醛在鸡胚内能够产生较好的抗流感病毒作用，其中以70%的醇浸剂收获的抗病毒作用最佳。

（2）解热镇痛。桂枝制剂能扩张家兔皮肤血管，调节血液循环，促使血液流向体表，促进散热。

（3）抗炎。桂枝中的挥发油成分可经呼吸系统排出，能有效缓解呼吸道炎症。

4. 糖尿病肾病中的应用

（1）温通心阳。桂枝轻扬，味辛、甘，性温，色赤入心，以温助心阳，借其枝条之体，条理纵横，宛如经脉流通，故桂枝能温通血脉，宣阳通痹，可温阳散寒，去血脉中寒凝，其性温煦而力缓和，虽温养之力不及肉桂，但为温心通阳之要药，如《金匮要略》之枳实薤白桂枝汤，可治胸阳不振、气结痰阻之胸痹，《伤寒论》之桂枝甘草汤，可治心阳不足之心悸。

（2）化气利水。桂枝甘温，既能扶脾阳以助行水，又可温肾阳以助膀胱气化，故为治疗痰饮病、蓄水证的佳品。《素问·灵兰秘典论》云："膀胱者，州都之官。津液藏焉，气化则能出矣。"膀胱气化功能全赖肾阳的蒸腾气化，肾阳不足所致气化不利、水饮停于体内的病证在糖尿病肾病中较为常见，此时桂枝颇为适用，其常与附子、白术等温阳利水之品合用，以宣通阳气，化气利水，蒸化三焦。

（3）祛邪和卫。桂枝辛温，气薄轻扬，善于宣阳气于卫分，畅营血于肌表，如《本草纲目》云："桂枝透达营卫，故能解肌而风邪去。"桂枝可用于治疗糖尿病肾病外感风寒表证，其发汗之力较麻黄温和，不论表实无汗、表虚有汗或者阳虚受寒者，均可用之。若兼风寒表实证，应与麻黄同用；若兼风寒表虚证，宜与白芍同用；若兼阳虚受寒者，常与炮附子、细辛同用。

（四）肉桂——引火归原，补命门火

肉桂，始载于《神农本草经》。本品味辛、甘，性大热，归肾、脾、心、肝经。有补火助阳、引火归原、散寒止痛、活血通经的功能。主要用于治疗阳痿、宫冷、腰膝冷痛、肾虚气喘、目赤咽痛、心腹冷痛、虚寒吐泻、寒疝、经闭、痛经等。

肉桂是樟科植物肉桂的树皮，其气香而浓烈，不仅用作中药，亦是厨房常见的调料。虽然肉桂和桂枝同根而生，但是肉桂的药性远比桂枝猛烈，肉桂可以补元阳、暖脾胃、通血脉、除积冷。

1. 古代文献

《神农本草经》言："主上气咳逆结气，喉痹吐吸，利关节，补中益气。"

《药性论》言："主治几种心痛，杀三虫，主破血，通利月闭，治软脚、痹、不仁，胞衣不下，除咳逆，结气、痛痹，止腹内冷气，痛不可忍，主下痢，鼻息肉。"

《名医别录》言："主心痛，胁风，胁痛，温筋，通脉，止烦、出汗。"

《日华子本草》言："治一切风气，补五劳七伤，通九窍，利关节，益

精明目，暖腰膝，破疬癖癥痕，消瘀血，治风痹骨节挛缩，续筋骨，生肌肉。"

2. 医家发挥

《神农本草经疏》云："桂枝、桂心、肉桂，夫五味辛甘发散为阳，四气热亦属阳；气味纯阳，故能散风寒；自内充外，故能实表；辛以散之，热以行之，甘以和之，故能入血行血，润肾燥。其主利肝肺气、头痛、出汗、止烦、止唾、咳嗽、鼻衄、理疏不足、表虚自汗、风痹骨节挛痛者，桂枝之所治也。以其病皆得之表虚不任风寒，寒邪客之所致，故悉中之，以其能实表祛邪也。其主心腹寒热冷疾、霍乱转筋、腰痛、堕胎、温中、坚筋骨、通血脉、宣导百药无所畏、又补下焦不足、治沉寒痼冷、渗泄、止渴、止荣卫中风寒、秋冬下部腹痛因于寒、补命门、益火消阴者，肉桂之所治也。气薄轻扬，上浮达表，故桂枝治邪客表分之为病。味厚甘辛大热，而下行走里，故肉桂、桂心治命门真火不足，阳虚寒动于中，及一切里虚阴寒，寒邪客里之为病。盖以肉桂、桂心甘辛而大热，所以益阳；甘入血分，辛能横走，热则通行，合斯三者，故善行血。"

《本草求真》云："肉桂，气味甘辛，其色紫赤，有鼓舞血气之能，性体纯阳，有招导引诱之力。昔人云此体气轻扬，既能峻补命门，复能窜上达表，以通营卫，非若附子气味虽辛，复兼微苦，自上达下，止固真阳，而不兼入后天之用耳。故凡病患寒逆，既宜温中，及因气血不和，欲其鼓舞，则不必用附子，惟以峻补血气之内，加以肉桂，以为佐使，如十全大补、人参养荣之类用此，即是此意。"

3. 现代药理研究

（1）抗菌。肉桂酸经酯化后能够抵抗多种细菌，降低细菌活性甚至导致其死亡。

（2）降血糖。肉桂多糖可修复糖尿病模型小鼠受损的胰腺，起到降血糖作用。

（3）保护心血管。肉桂酸预处理能减少模型大鼠心肌缺血再灌注损伤，发挥保护心肌的作用。

（4）抗氧化。肉桂皮乙醇抗氧化活性强于超临界流体萃取物，可用作天然抗氧化物质。

4. 糖尿病肾病中的应用

（1）引火归原。肾为水火之宅，生理状态下，火潜伏于肾中，如龙伏水中而不致僭越。糖尿病肾病患者若肾阳虚损、阳气无根，则使虚阳上浮，《本经逢原》云肉桂可治"虚阳上乘，面赤戴阳，吐血衄血，而脉瞥瞥虚大无力者"，此时肉桂用量宜大，煎服可用 6 g 以上，冲服多用 2 g 以上。对于肾之阴精亏虚、阴不涵阳的虚火证，《本草经解》云："虚火上炎则烦，肉桂导火，所以主止烦。"临证当引上浮之虚火下藏于肾，使之复入其宅，恢复正常的生理之火。对于阴亏阳浮证的治疗，《景岳全书》云"引火归原，纳气归肾，从阴引阳"，即在大剂量滋水养阴药物的基础上少佐肉桂，同气相求，引火归原，此时肉桂的用量宜小，煎服多用 1～3 g，冲服多用 1 g 以下。

（2）鼓舞血气生长。《本草求真》谓肉桂："气味甘辛，有鼓舞血气之能；性体纯阳，有招导引诱之力。"肉桂有温运阳气、鼓舞气血生长的作用。糖尿病肾病晚期患者久病体虚，气血不足，可见少气懒言、乏力自汗、心悸失眠、面色淡白或萎黄等症状，临证可将肉桂与益气补血之药相配伍，以增加气血双补之功，如人参养荣汤、十全大补汤等。若糖尿病足日久出现气血虚寒，疮痈脓成不溃，或者疮痈溃后久不收口，常将本品与补气补血药配伍，以散寒通阳，促进气血生长，有助于疮疡溃散或愈合，如托里黄芪汤。另外，肉桂入补益药中，可行补益药之腻滞。

（3）辛以润肾燥。《本草纲目》谓："肉桂下行，益火之源，此东垣所谓肾苦燥，急食辛以润之，开腠理，致津液，通其气者也。"肉桂虽无益精之功，但与填补肾精的药物相伍，亦可发挥"辛润"之效，且因其性大热，故临证用少量即可，煎服多用3~6 g，冲服多用1~2 g，以防助热之弊。无阳则阴无以生，故在填补肾精之"添油"的基础上，应用辛润之药以"拨火"，助肾精布散，发挥"肾藏精"的正常生理功能，亦可借其辛温宣通之性以通络。

5. 用药鉴别

桂枝和肉桂皆可温通经脉。《珍珠囊补遗药性赋》谓："桂味辛，性热；有毒。浮也，阳中之阳也。气之薄者，桂枝也，气之厚者肉桂也。气薄则发泄，桂枝上行而发表；气厚则发热，肉桂下行而补肾。此天地亲上亲下之道也。"故桂枝气薄，作用趋向于外、上，其温通阳气之力较强，临床常用于治疗阳气不得外达之证；而肉桂气厚，作用趋向于内、下，其温补阳气之力较强，临床常用于治疗下焦虚寒之证。此外，桂枝能助阳化气，而肉桂可引火归原。

第二节　祛邪通络药物的选择

络脉细小，以通为顺，治络病贵在通，叶天士云："攻坚垒，佐以辛香，是络病大旨。"且高士栻在《医学真传》中云："但通之之法，各有不同，调气以和血，调血以和气，通也；下逆者使之上行，中结者使之旁达，亦通也；虚者助之使通，寒者温之使通，无非通之之法也。"故络病的治疗要牢牢抓住"通络"这条主线。针对糖尿病肾病肾络痹阻的病机特点，当以祛邪通络为主要治法。本病在病程的不同阶段有"热邪胀滞肾络""水湿内阻肾络""瘀血阻滞肾络""风邪内伏肾络""癥瘕闭阻肾络""浊毒内蕴肾络"等不同程度的病理变化，且常相兼存在。因此，在临床治疗上，祛邪通络法常分为清热消胀以通络、祛湿利水以通络、活血化瘀以通络、搜风剔邪以通络、软坚消癥以通络、降浊解毒以通络六种，根据实际需要还可两法、三法或多法合用。

一、清热消胀以通络

糖尿病肾病是在糖尿病阴虚燥热的基础上发展而来的，因此，热邪是糖尿病肾病病机的始因，热邪的形成多由于过食肥甘、醇酒厚味，致使湿热内蕴，发为消渴。《素问·奇病论》云："此人必数食甘美而多肥也，肥者令人内热，甘者令人中满，故其气上溢，转为消渴。"或饮食失宜致使胃肠积热，化燥伤津，亦可发为消渴，如《素问·阴阳别论》云："二阳结谓之消。"情志所伤，气机郁结，过违其度，进而化火，肝火旺盛，消烁阴津，亦可发为消渴，如《灵枢·五变》云："怒则气上逆，胸中蓄积，血气逆留……转而为热，热则消肌肤，转为消瘅。"综上所述，糖尿病肾病的热邪多与湿热内蕴、胃肠热结或肝火郁滞有关，日久热邪郁积深入，伏藏肾络，而络脉细小，络道狭窄，具有易入难出、易滞易瘀、易积成形的特点，因此，早期湿热内蕴、胃肠热结或肝火郁滞等热邪常致肾之络脉肿胀而滞。肾脏病理变化为肾小球体积增大，肾小管肥大，系膜基质增生，基底膜增厚等。

（一）黄连——大苦大寒，燥湿泻火

黄连，始载于《神农本草经》。本品味苦，性寒，归心、脾、胃、肝、胆、大肠经。有清热燥湿、泻火解毒的功能。主要用于治疗湿热痞满、呕吐吞酸、湿热泻痢、热盛烦躁、暑湿身热、心火亢盛、心烦不寐、胃火牙痛、痈肿疔毒等。

黄连以其根如连珠且色黄而得名。黄连，形如鸡距，外刺内空，味苦

而性寒，苦燥湿，寒胜热，能泄降一切湿火。苦入心，故黄连又善入心，以清心火。黄连为治痢之上药，刘完素云："古方以黄连为治痢之最……故治痢以之为君。"因此，黄连对肠胃湿热所致之肠炎腹泻、细菌性痢疾有较好疗效。

1. 古代文献

《神农本草经》言："主热气目痛，眦伤泣出，明目；肠澼，腹痛下痢；妇人阴中肿痛。"

《名医别录》言："主治五脏冷热，久下泄澼、脓血，止消渴、大惊，除水，利骨，调胃，厚肠，益胆，治口疮。"

《日华子本草》言："治五劳七伤，益气，止心腹痛，惊悸，烦躁，润心肺，长肉，止血，并疮疥，盗汗，天行热疾。猪肚蒸为丸，治小儿疳气。"

《本草新编》言："止吐利吞酸，善解口渴。治火眼甚神，能安心，止梦遗，定狂躁，除痞满。"

2. 医家发挥

《本草汇言》云："黄连……解伤寒疫热，定阳明少阴赫曦之传邪，退心脾郁热，祛下痢赤白后重之恶疾。又如惊悸怔忡，烦乱恍惚而神志不宁，痛痒疮疡，癍毒瘖痘，而邪热有余，黄连为必用也。若目痛赤肿，睛散羞明，乃肝之邪热也；呕逆恶心，吞吐酸苦，乃脾之邪热也；胁痛弦气，心下痞满，乃肝脾之邪热也；舌烂口臭，唇齿燥裂，乃心脾之邪热也；均属火热内甚，阳盛阴衰之证，非此不治。设或七情之火，聚而不散，六郁之火，结而不舒，用二陈以清之可也，然无黄连之苦寒，则二陈不能独清。吐血衄血，妄奔于上，溲血淋血，妄泄于下，用四生以止之可也，然无黄连之少佐，则四生不能独止。又有肠风下血，用之可以厚肠胃而止血；小便热闭，用之可以清内热而行便；又能退伏热而消蓄暑，其功专于泻火，清湿热而治疮热。其味在于苦寒，若胃虚不足，苦寒有不可投，姜汁制炒可也。阴分之病，苦寒有不能入，醇酒制炒可也。按法乘机而用，药至病自除矣。"

《本草正义》云："黄连大苦大寒，苦燥湿，寒胜热，能泄降一切有余之湿火，而心脾肝肾之热、胆胃大小肠之火，无不治之。上以清风火之目病，中以平肝胃之呕吐，下以通腹痛之滞下，皆燥湿清热之效也。又苦先入心，清涤血热，故血家诸病，如吐、衄、溲、血、便血、淋浊、痔漏、崩带等证，及痈疡、斑疹、丹毒，并皆仰给于此。但目疾须合泄风行血，滞下须兼行气导浊，呕吐须兼镇坠化痰，方有捷效。仅恃苦寒，亦不能操必胜之券。且连之苦寒，尤以苦胜，故燥湿之功独显。凡诸证之必需于连者类皆湿热郁蒸，恃以为苦燥泄降之资，不仅以清热见长。凡非舌厚苔黄、腻浊满布者，亦不任此大苦大燥之品。即疮疡一科，世人几视为阳证通用之药，实则惟疔毒一证发于实火，需连最多。余惟湿热交结，亦所恒用。此外血热血毒之不挟湿邪者，自有清血解毒之剂，亦非专恃黄连可以通治也。"

3. 现代药理研究

（1）降血糖。黄连提取物能对葡萄糖产生酵解作用，抑制糖异生，从而起到降低血糖的作用。

（2）抗炎、解热。黄连所含化学成分能增强人体白细胞的吞噬功能，减少炎症介质生成，进而起到抗炎的作用，并通过抑制中枢发热介质的生成达到解热效果。

（3）抗肿瘤。黄连所含化学成分能抑制白血病 K562 细胞的生长，诱导 K562 细胞凋亡，起到抗肿瘤的作用。

（4）降血压。黄连提取物可通过调控白细胞介素等关键靶点，调节血管收缩及内分泌水平，达到降血压的目的。

4. 糖尿病肾病中的应用

糖尿病肾病是在糖尿病的基础上发展而来的，糖尿病的病机主要为阴虚燥热，热伤气阴。有关热的具体来源，在古代医籍中多有论述。《素问·奇病论》云："此人必数食甘美而多肥也，肥者令人内热，甘者令人中满，故其气上溢，转为消渴。"言湿热内蕴导致消渴。《素问·阴阳别论》云："二阳结谓之消。"谓热来自胃肠。《灵枢·五变》云："怒则气上逆，胸中蓄积，血气逆留……转而为热，热则消肌肤，转为消瘅。"谓热来自肝火郁滞。孙思邈则认为热来自三焦，《千金要方·消渴》云："凡积久饮酒，未有不成消渴……遂使三焦猛热，五脏干燥。"因此，糖尿病肾病早期火热多来自湿热内蕴、胃肠结热、肝气郁热及三焦火毒之邪内扰肾络，致使肾络胀滞而发，治疗多以清泄火热，治其本源为主。

黄连为苦寒之最，善清中焦之邪热，燥胃肠之湿热。《本草正义》云："黄连大苦大寒，苦燥湿，寒胜热，能泻降一切有余之湿火。"徐灵胎云："苦味属火性，其性皆热，此固常理。黄连至苦，而反至寒，则得火之味与水之性者也，故能除水火相乱之病。水火相乱者，湿热是也。凡药能去湿者，必增热，能除热者，必不能去湿。惟黄连能以苦燥湿，以寒除热，一举而两得。"此外，黄连兼有降血糖的功效，对于治疗糖尿病肾病早期胃肠结热、湿热内蕴及三焦火毒尤为适宜，临证须根据患者火热偏盛程度选择黄连用量。总体来说，火热较盛者，黄连多用 10～15 g；火热不盛，虚火为主者，黄连多用 3～5 g。

（二）黄芩——半表半里，清泻郁热

黄芩，始载于《神农本草经》。本品味苦，性寒，归肺、胆、脾、大肠、小肠经。有清热燥湿、泻火解毒、止血、安胎的功能。主要用于治疗湿热泻痢、肺热咳嗽、热病烦渴、少阳寒热、痈肿疮毒、血热吐衄、胎动不安等。

芩者，黔也，黑色也，黄芩根黑而黄，故曰黄芩。张锡纯认为黄芩"味苦性凉，中空象肺，最善清肺经气分之热，由脾而下通三焦，达于膀胱以利小便"，过去人们将黄芩生长年久的宿根称为枯芩，生长年少的子根称为条芩（子芩）。枯芩体轻主浮，善泻上焦肺胃之火，而条芩体重主降，善泻下焦大肠之火，现在用药一般不加区分。黄芩经过不同的炮制，功用也产生不同，如：生黄芩多用于清热，黄芩炭多用于止血，炒黄芩多用于安胎。

1. 古代文献

《神农本草经》言："主诸热；黄疸；肠澼泄利，逐水；下血闭；恶疮疽蚀；火疡。"

《名医别录》言："治痰热，胃中热，小腹绞痛，消谷，利小肠，女子血闭、淋露、下血，小儿腹痛。"

《药性论》言："能治热毒骨蒸，寒热往来，肠胃不利，破壅气，治五淋；令人宣畅，去关节烦闷，解热渴，治热腹中绞痛，心腹坚胀。"

《本草纲目》言："治风热湿热头疼，奔豚热痛，火咳肺痿喉腥，诸失血。"

《滇南本草》言："上行泻肺火，下行泻膀胱火。男子五淋，女子暴崩，调经清热。胎有火热不安，清胎热，除六经实火实热。"

2. 医家发挥

《医学启源》云："黄芩……治肺中湿热，疗上热目中肿赤，瘀血壅盛，必用之药；泄肺中火邪，上逆于膈上，补膀胱之寒水不足，乃滋其化源。《主治秘诀》云：……其用有九，泻肺经热一也，夏月须用二也，去诸热三也，上焦及皮肤风热、风湿四也，妇人产后养阴退阳五也，利胸中气六也，消膈上痰七也，除上焦及脾诸湿八也，安胎九也；单制、二制、不制，分上中下也……酒炒上行，主上部积血，非此不能除；肺苦气上逆，急食苦以泄之，正谓此也。"

《神农本草经疏》云："黄芩……其性清肃，所以除邪；味苦所以燥湿；阴寒所以胜热，故主诸热。诸热者，邪热与湿热也。黄疸、肠澼泄痢皆温热胜之病也。折其本则诸病自瘳矣。苦寒能除湿热，所以小肠利而水自逐，源清则流洁也。血闭者，实热在血分，即热入血室，令人经闭不通，湿热解则荣气清而自行也。恶疮疽蚀者，血热则留结而为痈肿溃烂也。火疡者，火气伤血也，凉血除热则自愈也。《别录》消痰热者，热在胸中则生痰火，在少腹则绞痛，小儿内热则腹痛，胃中湿热去则胃安而消谷也。淋露下血，是热在阴分也。其治往来寒热者，邪在少阳也。五淋者，湿热胜所致也。苦寒清肃之气胜，则邪气自解，是伐其本也。"又云："黄芩为苦寒清肃之药，功在除热邪而非补益之品。当与黄连并列。虽能清热利湿，消痰，然苦寒能损胃气而伤脾阴，脾肺虚热者忌之。"

《本草纲目》云："洁古张氏言黄芩泻肺火，治脾湿；东垣李氏言片芩治肺火，条芩治大肠火；丹溪朱氏言黄芩治上中二焦火；而张仲景治少阳证小柴胡汤，太阳少阳合病下利黄芩汤，少阳证下后心下满而不痛泻心汤，并用之；成无己言黄芩苦而入心，泄痞热。是黄芩能入手少阴阳明、手足太阴少阳六经。盖黄芩气寒味苦，色黄带绿，苦入心，寒胜热，泻心火，治脾之湿热，一则金不受刑，一则胃火不流入肺，即所以救肺也。肺虚不宜者，苦寒伤脾胃，损其母也。……杨士瀛直指方云：柴胡退热，不及黄芩。盖亦不知柴胡之退热，乃苦以发之，散火之标也，黄芩之退热，乃寒能胜热，折火之本也。"又云："得酒，上行。得猪胆汁，除肝胆火。得柴胡，退寒热。得芍药，治下痢。得桑白皮，泻肺火。得白术，安胎。"

3. 现代药理研究

（1）降血糖。黄芩提取物能干预胰岛素抵抗，从而起到降血糖的作用。

（2）护肾。黄芩所含化学成分可降低糖尿病肾病患者尿白蛋白的含量，对早期糖尿病肾病患者的病情进展有明显延缓效果。

（3）护肝。黄芩提取物能增强模型小鼠肝组织内酶活力，降低肝细胞毒性，改善肝组织病变，起到明显的护肝作用。

（4）抗炎。黄芩能够抑制体内炎症介质的产生，延缓炎症因子释放，有较好的抗炎效果。

4. 糖尿病肾病中的应用

黄芩苦寒，其作用主要体现在清热上，黄芩可针对不同热邪的特点发挥其治疗作用。对于火热病证，黄芩苦寒之性可直折火热；若火热之气郁结成毒，黄芩又可清热解毒；若火热、热毒进入血分，鼓动营血，迫血妄行而致血热出血之证，黄芩亦可入血分而凉血热以发挥止血之效；对于湿热蕴结肠道，气血壅滞而泻痢脓血之证，黄芩苦寒燥湿之性亦可清热燥湿以祛湿热之邪。故《本草求真》谓黄芩"一药而上下表里皆治，其功力之泛步"。张锡纯《医学衷中参西录》云："黄芩味苦性凉。中空象肺，最善清肺经气分之热，由脾而下通三焦，达于膀胱以利小便。色黄属土，又善入脾胃清热，由胃而下及于肠，以治肠澼下利脓血。又因其色黄而微青，青者木色，又善入肝胆清热，治少阳寒热往来。为其中空兼能调气，无论何脏腑，其气郁而作热者，皆能宣通之。为其中空又善清躯壳之热，凡热之伏藏于经络，散漫于腠理者，皆能消除之。"黄芩既能清泻单一火热，又能清解复合热毒、湿热及血热。就表里而言，黄芩既可解客于肌表的半表半里之热，又可泻脏腑火热；就三焦而言，黄芩上可清肺热，中可清胃火，下可清肝胆、大肠湿热，常用于治疗上、中、下三焦的火热病证。因黄芩尤善清解肝胆之热，故对于糖尿病肾病早期因肝火郁滞导致的热邪内扰肾络者最为适宜。

（三）黄柏——除虚火，泻实火，清湿热

黄柏，始载于《神农本草经》。本品味苦，性寒，归肾、膀胱经。有

清热燥湿、泻火解毒的功能。主要用于治疗热痢、泄泻、消渴、黄疸、痿躄、梦遗、淋浊、痔疮、便血、赤白带下、骨蒸劳热、目赤肿痛、口舌生疮、疮疡肿毒等。

黄柏常生长于深厚、肥沃的土壤中，树高根结，冬不落叶，苦寒沉阴，可入肾、膀胱经，以坚肾阴，除虚火，为治疗下焦肾虚伏火之要药。又因黄柏喜潮湿，禀祛湿之性，故能清热燥湿。另外，黄柏入药为干燥的树皮，据"以皮治皮"之理，其清热燥湿之功可以治疗湿热毒邪外泛肌肤所引起的湿疹、痘疮等。

1. 古代文献

《神农本草经》言："主五脏、肠胃中结热，黄疸，肠痔，止泄痢，女子漏下赤白、阴阳伤蚀疮。"

《药性论》言："主男子阴痿，治下血如鸡鸭肝片，及男子茎上疮，屑末敷之。"

《名医别录》言："治惊气在皮间，肌肤热赤起，目热赤痛，口疮。"

《兰室秘藏》言："泻冲脉之邪。"

2. 医家发挥

《医学入门》云："眼赤、鼻齇、喉痹及痛疽、发背、乳痈、脐疮亦用。东垣云：泻下焦隐伏之龙火，安上出虚哕之蛔虫，单制而能补肾不足，生用而能补阴痿厥。凡下体有湿，瘫痪肿痛，及膀胱有水，小便黄，小腹虚痛者，必用之。兼治外感肌热，内伤骨热，失血遗精阴痿。抑考黄连入心，栀、芩入肺，黄柏入肾，肾苦燥停湿，柏味微辛而能润燥，性利下而能除湿，故为肾经主药。然《本经》谓其主五脏热者，盖相火狂越上冲，肠胃干涸，五脏皆火，以上诸症，皆火之所为，湿亦火之郁而成也。用以泻火，则肾水自固而无狂越漏泄之患。所谓补肾者，亦此意也。丹溪谓肾家无火而两尺脉微，或左尺独旺者，皆不宜用。惟两尺脉俱旺者最宜。"

《神农本草经疏》云："主五脏肠胃中结热。盖阴不足则热始结于肠胃。黄疸虽由湿热，然必发于真阴不足之人，肠澼痔漏，亦皆湿热伤血所致。泄痢者，滞下也，亦湿热干犯肠胃之病；女子漏下赤白，阴伤蚀疮，皆湿热乘阴虚流客下部而成。肤热赤起，目热赤痛，口疮，皆阴虚血热所生病也。以至阴之气，补至阴之不足，虚则补之，以类相从，故阴回热解湿燥而诸证自除矣。乃足少阴肾经之要药，专治阴虚生内热诸证。功烈甚伟，非常药可比也。"

《本草正》云："性寒润降，去火最速。丹溪言其制伏龙火，补肾强阴，然龙火岂沉寒可除？水枯岂苦劣可补？阴虚水竭，得降愈亡，扑灭元阳，莫此为甚。水未枯而火盛者，用以抽薪则可；水既竭而枯热者，用以补阴实难，当局者慎勿认为补剂。予尝闻之丹溪曰：……君火者……可以直折，黄连之属可以制之；相火者……当从其性而伏之，惟黄柏之属可以降之。按：此议论若有高见，而实矫强之甚……夫所谓从其性者，即《内经》从治之说也。《经》曰：正者正治，从者反治。正治者，谓以水制火，以寒治热也；从治者，谓以火济火，以热治热也，亦所谓甘温除大热也，岂以黄连便是正治，黄柏便是从治乎？即曰黄连主心火，黄柏主肾火，然以便血溺血者，俱宜黄连，又岂非膀胱、大肠下部药乎？治舌疮口疮者，俱宜黄柏，又岂非心脾上部药乎？总之，黄连、黄柏均以大苦大寒之性，而曰黄连为水，黄柏非水，黄连为泻，黄柏为补，岂理也哉？"

《本草求真》云："黄柏……昔人同知母用于六味丸中，名为知柏八味丸。又同知、柏各一两，酒洗焙研，入桂，名为滋肾丸……谓其可滋真阴，此说一出，而天下翕然宗之，以至于今，牢不可破。讵知黄柏性禀至阴，味苦性寒，行隆冬肃杀之令，故独入少阴泻火，入膀胱泻热……凡病人因火亢而见骨蒸劳热，目赤耳鸣，消渴便闭及湿热为病而见诸痿癃瘫……水泻热利，黄疸水肿……痔血肠风，漏下赤白……与夫诸痛疮痒，蛔虫内攻……诊其尺果洪大，按之而有力，可炒黑暂用，使其湿热顺流而下，阴火因而潜伏，则阴不受煎熬，而阴乃得长矣。非谓真阴虚损，服此即有滋润之力也……故于实热实火则宜……而于虚热虚火，则徒有损而无益……阴寒之性能损人气、减人食，命门真元之火，一见而消亡，脾胃运行之职，一见而沮丧。元气既虚，又用苦寒遏绝生机，莫此为甚。"

3. 现代药理研究

（1）抗炎。黄柏提取物具有明显的抑制炎症反应的作用，能增强机体免疫力，减轻炎症反应。

（2）抑菌。黄柏所含化学成分能抑制多种细菌繁殖，且能抑制耐药菌生长。

（3）抗氧化。黄柏能增强模型小鼠的抗氧化应激能力，蜜炙黄柏可显著改善细胞氧化损伤状态。

（4）抗肿瘤。黄柏所含化学成分有较强的抗肿瘤活性，对肿瘤细胞有一定的细胞毒性，能抑制多种肿瘤细胞增殖。

（5）降血糖。黄柏与知母相须为用，能恢复损伤的肝、肾功能，从而降低体内血糖及糖化血清蛋白水平。

4. 糖尿病肾病中的应用

黄柏，味苦性寒，归肾、膀胱经，善清热燥湿、泻火除蒸。黄柏可清虚火，如《神农本草经疏》云："主五脏肠胃中结热。盖阴不足则热始结于肠胃……虽由湿热，然必发于真阴不足之人。"黄柏长于入肾经而退虚热，降火以坚阴，主要作用于下焦，常与知母同用，能加强泻火、退虚热的作用。知母可泻火、滋阴，故其泻火而不伤阴。黄柏乃取以泻为补之意，使火去不复伤阴，并非其有滋阴补肾之功。黄柏、知母同用以泻肾火，二者常用于治疗肾经虚火，如知柏地黄丸、滋肾丸、大补阴丸、虎潜丸等。在临床上，二者常用于治疗糖尿病肾病肾阴不足、虚火扰动肾络、络血外溢之尿血或虚火上炎之口舌生疮、盗汗、遗精等。黄柏取其苦寒之性，可清泻实火，又能清热燥湿以解湿毒，还能收湿敛疮促进疮口愈合。在临床上，黄柏常用于治疗糖尿病肾病湿热痹阻肾络或兼有湿热带下、湿热淋证者。

5. 用药鉴别

黄芩、黄连、黄柏均为苦寒燥湿之品，皆可清热燥湿，泻火解毒。黄芩气薄而味苦，能走表达里，善于泻上焦肺经火热，退肝胆少阳邪热，又善清热以凉血；黄连至苦极寒，体阴质燥，长于清中焦实火，除脾胃及大肠湿热，能清上泻下，直折火势，尤善泻心火，亦能清胃火、泻肝火；黄柏性主沉降，长于清下焦湿热，又善降肾间相火，坚护肾阴，虽无滋阴之力，但"火清则水得坚凝，不补而补也"。概而言之：黄芩善清肺火而治上焦，亦善清肝胆郁火；黄连善泻心火、胃火以治中焦，亦能除胃及大肠湿热；黄柏泻肾火以坚阴而治下焦。

（四）栀子——通泻三焦，清利湿热

栀子，始载于《神农本草经》。本品味苦，性寒，归心、肺、三焦经。有清热、泻火、凉血的功能。主要用于治疗热病虚烦不眠、黄疸、淋证、消渴、目赤、咽痛、吐血、衄血、血痢、尿血、热毒疮疡、扭伤肿痛等。

栀子形如古代盛酒器具"卮"，因此得名"卮子"，后将卮写作栀，称为"栀子"，沿用至今。有些地方因其形如荷花而称其为"玉荷花"，又因古代有将其作染料者，故其又有"黄栀子"之称。栀子作用部位较广，其能通泻三焦，能清三焦火热邪毒，又能清热利湿，炒焦有凉血止血之功，外用治疗跌打损伤、肿胀疼痛的效果也较佳。

1. 古代文献

《神农本草经》言："主五内邪气；胃中热气，面赤；酒疱齄鼻、白癞、赤癞、疮疡。"

《药性论》言："杀䗪虫毒。去热毒风，利五淋，主中恶，通小便，解五种黄病，明目，治时疾，除热及消渴口干，目赤肿病。"

《名医别录》言："治目热赤痛胸心大小肠大热，心中烦闷，胃中热气。"

《药类法象》言："治心烦懊恼，不得眠，心神颠倒欲绝，血滞，小便不利。"

《本草纲目》言："治吐血衄血、血痢下血血淋，损伤瘀血，及伤寒劳复，热厥头痛，疝气，汤火伤。"

《本草备要》言："生用泻火，炒黑止血，姜汁炒止烦呕。内热用仁，表热用皮。"

2. 医家发挥

《神农本草经疏》云："栀子……清少阴之热，则五内邪气自去，胃中热气亦除。面赤酒疱齇鼻者，肺热之候也，肺主清肃，酒热客之，即见是证，于开窍之所延及于面也。肺得苦寒之气，则酒热自除而面鼻赤色皆退矣。其主赤白癫疮疡者，即诸痛痒疮疡，皆属心火之谓。疗目赤热痛，及胸心大小肠大热，心中烦闷者，总除心肺二经之火热也。此药味苦气寒，泻一切有余之火，故能主如上诸证。"又云："栀子禀至苦大寒之气，苦寒损胃而伤血。凡脾胃虚弱者忌之，血虚发热者忌之。性能泻有余之火，心肺无邪热者不宜用。小便不通，由于膀胱虚，无气以化，而非热结小肠者，不宜用；疮疡因气血虚不能收敛，则为久冷败疮，非温暖补益之剂则不愈，此所谓既溃之后，一毫寒药不可用是也。世人又以治诸血证，不知血得热则行，得寒则凝，瘀血凝结于中，则反致寒热，或发热劳嗽，饮食减少，为难疗之病。凡治吐血，法当以顺气为先，盖血随气而行，气降则火降，火降则血自归经，不求其止而止矣。此治疗之要法，不可违也。"

《本草思辨录》云："栀子……其治在心肝胃者多，在肺者少。苦寒涤热，而所涤为瘀郁之热，非浮散之热，亦非坚结之热。能解郁不能攻坚，亦不能平逆，故阳明之腹满有燥屎，肺病之表热咳逆，皆非其所司。独取其秉肃降之气以敷条达之用，善治心烦与黄疸耳。心烦或懊憹或结痛，黄疸或寒热不食或腹满便赤，皆郁也。心烦心下濡者为虚，胸中窒者为实。实与虚皆汗吐下后余邪留踞，皆宜吐去其邪。栀子解郁而性终下行，何以能吐？协以香豉，则一升一降，邪不任受则吐。黄疸之瘀热在表，其本在胃，栀子入胃涤热下行，更以走表利便之茵陈辅之，则瘀消热解而疸以愈。然则栀子于肺无与乎？仲圣云：凡用栀子汤病人旧微溏者不可与服之。肺与大肠相表里，服栀子则益其大肠之寒，此可为秉金气之一证。至治肝则古方不可胜举，总不离乎解郁火。凡肝郁则火生，胆火外扬，肝火内伏，栀子解郁火，故不治胆而治肝，古方如泻青丸、凉肝汤、越鞠丸、加味逍遥散之用栀子皆是。凉膈散有栀子，以治心也。泻黄散有栀子，以治胃也。而泻白散不遴入，则以肺中气热而不涉血者，栀子不与也。《本经》主胃中热气，朱丹溪谓最清胃脘之血，究栀子之治，气血皆有而血分为多。然不能逐瘀血与丹皮、桃仁分功。其解血中之郁热，只在上中焦而不在下焦。亦不入足太阳与手足少阳，不入足太阳，故不利小便。茵陈蒿汤所以必先煮茵陈，许学士之治酒齇鼻，朱丹溪之治热厥心痛，《集简方》之敷折伤肿痛，皆属血中郁热。其余之治，悉可类推。"

3. 现代药理研究

（1）降血糖。栀子提取物能调节糖尿病模型小鼠体内糖代谢，抑制肝糖原合成，增加胰岛素分泌，从而发挥降血糖的作用。

（2）保护神经。栀子能减轻炎症反应，可有效改善脑缺血状况，与黄芪同用能减少脑梗死面积，改善大脑功能，加快脑缺血的恢复情况。

（3）抗菌。栀子提取物能抑制多种细菌活性，在体外能杀灭多种真菌，具有显著的抗菌作用。

（4）抗抑郁。栀子具有抗抑郁的作用，栀子豉汤能改善模型小鼠的抑郁程度，对反复应激抑郁症模型小鼠有治疗作用。

（5）护肝。栀子能预防肝细胞受损，能有效延缓肝组织变性、坏死，保护肝细胞。

4. 糖尿病肾病中的应用

栀子气薄味厚，气浮味降，感天之清气，得地之苦味，为苦寒之药。因轻清上行，入气分，能清气分之热，解热毒；又善入血分，清血分之热以凉血，解血毒，故为气血两清之药。《景岳全书》云："因其气浮，故能清心肺之火，解消渴，除热郁，疗时疾躁烦，心中懊侬，热闷不得眠……因其味降，故能泄肝肾膀胱之火，通五淋，治大小肠热秘热结，五种黄疸、三焦郁火。"栀子入心经，清心热，除烦闷；入胃经，清胃热，除积热，治疗胃热上攻之咽喉、牙龈红肿；入肝经，泻肝火，解郁热，又能清利肝胆湿热，使湿热下行。因此，对于糖尿病肾病早期心、肝、胃经火热证及肝胆湿热证者较为适用。

5. 用药鉴别

栀子、黄连皆为苦寒之品，均有清热降火、除湿、清心除烦之功。但栀子轻清上行，善泻心火，味厚亦降，能通泻三焦郁热，并有利湿之功，其治在心、肝、胃者多，在肺者少，较适用于糖尿病肾病肝胆湿热及三焦郁热者；黄连大苦大寒，其清热降火、解毒、燥湿之力较栀子更强，黄连治在心、脾、肠、胃者多，在肝者较少，其尤善泻心、胃之火，清肠胃湿热，故对于糖尿病肾病合并心火、胃火及肠胃湿热者较为适用。

（五）金银花——甘寒轻清不伤正，清热解毒之圣药

金银花，始载于《新修本草》。本品味甘，性寒，归肺、心、胃经。有清热解毒、疏散风热的功能。主要用于治疗痈肿疔疮、肠痈肺痈、外感风热、温病初起、热毒痢疾、喉痹咽痛等。

《本草纲目》载："花初开者，蕊瓣俱色白，经二三日，则色变黄，新旧相参，黄白相映，故呼金银花。"因花蕾开放时间不同而有黄白二色，如金银相搭配，故又称二花、双花。金银花因在冬天较为寒冷的地方亦有绿叶，故又有"忍冬"之名。金银花可用于温热病的各个阶段。在卫分证，其可疏散风热；在气分证，其可清热泻火解毒；在营分证，其可透热转气；在血分证，其可凉血。此外，金银花味甘，性寒，花中含有发挥油，经蒸馏后可制成金银花露，金银花露能清热解暑。

1. 古代文献

《滇南本草》言："清热，解诸疮，痈疽发背、无名肿毒、丹瘤、瘰疬。"

《本草备要》言："养血止渴。治痈疽疥癣。"

《生草药性备要》言："能消痈疽疔毒，止痢疾，洗痔疮，祛皮肤血热。"

《重庆堂随笔》言："清络中风火湿热、解瘟疫秽恶浊邪、息肝胆浮越风阳、治痉厥癫痫诸症也。"

2. 医家发挥

《本草通玄》云："金银花……主胀满下痢，消痈散毒，补虚疗风。近世但知其消毒之功，昧其胀痢风虚之用。余于诸症中用之，屡屡见效。"

《本草正》云："金银花……善于化毒，故治痈疽肿毒疮癣，杨梅风湿诸毒，诚为要药。毒未成者能散，毒已成者能溃。但其性缓，用须倍加。或用酒煮服，或捣汁掺酒顿饮，或研烂拌酒厚敷。若治瘰疬、上部气分诸毒，用一两许，时常煎服，极效。"

《本经逢原》云："金银花……解毒祛脓，泻中有补，痈疽溃后之圣药……但气虚脓清、食少便泻者勿用。痘疮倒陷不起，用此根长流水煎浴，以痘光壮为效，此即水杨汤变法。"

3. 现代药理研究

（1）抗病毒。金银花具有广谱抗病毒作用，对病毒有显著的抑制作用，能明显提高机体内细胞的抗病毒能力。

（2）抗菌。金银花对多种致病菌均有较强的抑制作用，金银花提取物可有效杀灭多种致病菌。

（3）抗炎。金银花具有明显的镇痛消炎作用，有助于缓解小鼠急性炎症肿胀。

（4）增强免疫力。金银花有利于改善机体内环境，增强免疫力，对调节内源性免疫功能疗效突出。

（5）降血糖、降血脂。金银花提取物具有一定的降血糖、降血脂作用，金银花可有效降低胆固醇及血糖水平，对高脂血症模型小鼠、高血糖模型小鼠体内血清指标有良好的调节作用。

（6）护肝。金银花提取物可有效延缓肝组织损伤，具有显著的护肝作用。

4. 糖尿病肾病中的应用

金银花，味甘，性寒，归肺、胃、心经，有疏散风热、清热解毒之功。因金银花质轻，气芳香，有宣散之性，可清气分之热，亦能解血分之毒，故其可清、可散、可入气、可入血。金银花虽为清热解毒圣药，却非大寒之药，其性寒，善清热解毒，然亦有甘味而不伤正气，治疗时常与连翘配伍使用。《景岳全书》云："善于化毒，故治痈疽肿毒疮癣，杨梅风湿诸毒，诚为要药。毒未成者能散，毒已成者能溃。"《本草新编》云："金银花补之性实多于攻。攻毒之药，未有不散气者也，而金银花非惟不散气，且能补气，更善补阴。但少用则补多于攻，多用则攻胜于补。故攻毒之药，未有善于金银花者也……金银花无经不入，而其专入之经，尤在肾、胃二经……欲既消胃毒，而又消肾毒之药，舍金银花，实无第二品也。"糖尿病肾病患者常由外感引动伏邪而引起疾病发作或加重，邪气因外感入里，隐而不发，乃因机体正气尚充沛，若此时复感外邪，正气无力抵抗，易致外邪引动内火，形成表里同病、气血两燔之势。每当糖尿病肾病患者患上呼吸道感染、扁桃体炎等外感病时，肾病便会同时加重，故临床需嘱咐患者谨防感冒，防止因外感病加重原有病情。金银花质轻气香，善于宣散风热，又能清解内火，亦有透邪之功，糖尿病肾病患者用之最宜。

二、祛湿利水以通络

由于糖尿病肾病患者肾脏亏虚，气化功能失司，运化津液功能失常，水湿之邪内生，或邪气阻碍肾脏气化，致使气化失司，水道不畅，而引起或加重水湿内积，水湿之邪泛溢周身，则出现水肿等症状，水肿的出现通常是糖尿病肾病患者病情加重的重要标志。此外，糖尿病易出现湿、浊、瘀、癥瘕等邪阻滞，邪蕴日久易化生热邪，因此，糖尿病肾病下焦常有湿热之邪，阻滞肾络。笔者临床常用生薏苡仁、车前子、白花蛇舌草、地肤子等清热利湿之品，清扫留滞壅聚之湿邪，以通利肾络。

（一）薏苡仁——味甘气和，功力平缓

薏苡仁，始载于《神农本草经》。本品味甘、淡，性凉，归脾、胃、肺经。有利水渗湿、健脾止泻、除痹、排脓、解毒散结的功能。主要用于治疗水肿、脚气、小便不利、脾虚泄泻、湿痹拘挛、肺痈、肠痈、赘疣、癌肿等。

本品形似芡米，药用其仁，故名薏苡仁。薏苡仁属土而入脾，作用较为平和，药食同源，可大剂量使用，其性凉而不泄，味淡而不燥，利而不克，补而不滞。其健脾利水的作用虽不及茯苓，然止泻作用较茯苓为佳。

1. 古代文献

《神农本草经》言："主筋急拘挛，不可屈伸，风湿痹；下气。"

《药性论》言："主肺痿肺气，吐脓血，咳嗽涕唾，上气……煎服之，破五溪毒肿。"

《名医别录》言："主除筋骨邪气不仁，利肠胃，消水肿，令人能食。"

《食疗本草》言："去干湿脚气。"

《医学入门》言："治肺痿肺痈吐脓血，咳嗽涕唾上气，心胸甲错。"

《本草纲目》言："健脾益胃，补肺清热，去风胜湿。炊饭食，治冷气，煎饮，利小便热淋。"

2. 医家发挥

《本草正》云："薏苡，味甘淡，气微凉。性微降而渗，故能去湿利水。以其志湿，故能利关节，除脚气，治痿弱拘挛湿痹，消水肿疼痛，利小便热淋，亦杀蛔虫。以其微降，故亦治咳嗽唾脓，利膈开胃。以其性凉，故能清热，止烦渴上气。但其功力甚缓，用为佐使宜倍。"

《本草衍义》云："薏苡仁……《本经》云，微寒，主筋急拘挛。拘挛有两等：《素问》注中，大筋受热，则缩而短，缩短故挛急不伸。此是因热而拘挛也，故可用薏苡仁。若《素问》言因寒即筋急者，不可更用此也。凡用之须倍于他药。此物力势和缓，须倍加用，即见效。盖受寒即止能使人筋急；受热，故使人筋挛。若但热而不曾受，又亦能使人筋缓。受湿则又引长无力。"

《神农本草经疏》云："薏苡仁……性燥能除湿，味甘能入脾补脾，兼淡能渗泄，故主筋急拘挛不可屈伸及风湿痹，除筋骨邪气不仁，利肠胃，消水肿，令人能食。总之，湿邪去则脾胃安，脾胃安则中焦治，中焦治则能荣养乎四肢而通利乎血脉也。甘以益脾，燥以除湿，脾实则肿消，脾强则能食，湿去则身轻，如是则以上诸疾不求其愈而自愈矣。"

《本草新编》云："薏仁最善利水，不至损耗真阴之气。凡湿感在下身者，最宜用之。视病之轻重，准用药之多寡，则阴阳不伤，而湿病易去……故凡遇水湿之症，用薏仁一二两为君，而佐之健脾去湿之味，未有不速于奏效者也。倘薄其气味之平和而轻用之，无益也。"

3. 现代药理研究

（1）抗肿瘤。薏苡仁提取液可以增强紫杉醇对乳腺癌细胞的化疗作用。

（2）增强免疫力。薏苡仁可以增加外周血细胞毒性 T 淋巴细胞的数量，提高机体的免疫力。

（3）调节糖代谢。薏苡仁水溶性提取物具有明显的降血糖作用，薏苡仁多糖具有保护胰岛 B 细胞的作用，对各种类型的糖尿病均有效。

（4）调节脂代谢。薏苡仁提取物可调节游离脂肪酸代谢，薏苡仁中多酚类物质可以降低胆固醇水平和氧化应激指标。

（5）调节肠道菌群。薏苡仁可以调节肠道菌群的组成和多样性。

4. 糖尿病肾病中的应用

薏苡仁药性平缓，临床用量宜大。《本草衍义》云："凡用之须倍于他药。此物力势和缓，须倍加用，即见效。"笔者临床用量多为 30 ~ 60 g。

（1）生用长于利水渗湿。湿邪具有趋下的特性，《内经》云："其下者，引而竭之。"生薏苡仁味甘、淡，性凉，独入阳明，祛湿兼可通经络，能补能泻，泻中蕴补，故其虽为淡渗利湿之品却无伤正之弊。《本草新编》云："薏苡仁最善利水，又不至耗损真阴元气，凡湿感在下身者，最宜用之。"凡遇水湿之证，用生薏苡仁 30 ~ 60 g 为君，佐以健脾祛湿之药，未有不速于奏效者。生薏苡仁补脾而不滞湿，利小便而不伤正，用于糖尿病肾病水湿留滞肾络者颇佳，能使水湿之邪从小便而去。其利小便的目的有二：其一，使水湿之邪从小便而走；其二，小便通利则阳气得通，从而肾脏气化有权。清代高世栻在《医学真传》中云："所痛之部，有气血、阴阳之不同……夫通则不痛……调气以和血，调血以和气，通也……若必以下泄为通，则妄矣。"故本品虽无行气消导之力，但可清利湿热，引热下行，使小便利而水湿之邪有出路，则阳气自通，肾脏气化自复。

（2）炒用善于健脾止泻。糖尿病肾病患者以肾虚为本，日久可累及后天脾土，致使脾运失健，水谷精微不得运化，湿邪内生，下注大肠，发生泄泻，即《内经》所云"清气在下，则生飧泄"。临床症状常见大便时溏时泄，稍进油腻之品，则大便次数增多，纳谷减少，甚至完谷不化。《本草纲目》云："薏苡仁……能健脾益胃……上能胜水除湿，故泄痢水肿用之。"薏苡仁炒用能助其入脾，有健脾渗湿止泻之功，常用于治疗糖尿病肾病脾虚夹湿之泄泻。

（3）治湿痹痿躄之要药。薏苡仁善于清热利湿，又能舒筋缓急，故为治疗湿痹痿躄之要药。《神农本草经疏》云："薏苡仁……性燥能除湿……兼淡能渗湿，故主筋急拘挛不可屈伸及风湿痹，除筋骨邪气不仁。"《本草纲目》云："筋骨之病，以治阳明为本，故拘挛筋急风痹者用之。"临床薏苡仁常用于治疗糖尿病肾病合并痛风，因痛风主要病机为湿热、瘀浊阻滞经络，而薏苡仁能清热利湿，舒筋除痹，使湿无所聚，经络通畅。治疗时常配伍活血通经、降浊止痛之品，能收良效。

（二）车前子——降泄水湿，不耗正气

车前子，始载于《神农本草经》。本品味甘，性寒，归肝、肾、肺、小肠经。有清热利尿、渗湿通淋、明目、祛痰的功能。主要用于治疗水肿胀满、热淋涩痛、暑湿泄泻、目赤肿痛、痰热咳嗽等。

此草好生道边及牛马迹中，故曰车前，药用其种子谓车前子，药用其全草则谓车前草。车前子含黏液质较多，触摸所煎之汤有滑润感，故谓其滑而能利窍，用以治疗淋证。然因其煎汁黏滑，容易粘锅，故常强调车前

子需包煎。另外，车前子色白，可入肺经，有清肺祛痰止咳之功，用于治疗痰热咳嗽。

1. 古代文献

《神农本草经》言："主气癃，止痛，利水道小便；除湿痹。"

《名医别录》言："主男子伤中，女子淋沥，不欲食，养肺，强阴，益精，令人有子，明目，治赤痛。"

《日华子本草》言："通小便淋涩，壮阳，治脱精，心烦下气。"

《药性论》言："能去风毒，肝中风热，毒风冲眼，目赤痛，瘴翳，脑痛泪出，压丹石毒，去心胸烦热。"

《医学启源》言："主小便不通，导小肠中热。"

《本草纲目》言："止暑湿泻痢。"

《滇南本草》言："消上焦火热、胃热，明目，利小便，分利五淋，止水泻。"

《雷公炮制药性解》言："主淋沥癃闭、阴茎肿痛、湿疮泄泻、赤白带浊、血闭难产。"

2. 医家发挥

《雷公炮制药性解》云："车前子利水，宜入足太阳；行血，宜入足厥阴。然逐水之剂，多损于目，《本草》云明目者以清肝热，如釜底抽薪，非因泄水之功也。"

《神农本草经疏》云："车前子……其主气癃止痛，通肾气也。小便利则湿去，湿去则痹除。伤中者必内起烦热，甘寒而润下则烦热解，故主伤中。女子淋沥不欲食，是脾肾交病也，湿去则脾健而思食，气通则淋沥自止。水利则无胃家湿热之气上熏而肺得所养矣。男女阴中俱有二窍，一窍通精，一窍通水……二窍不并开，故水窍常开，则小便利而湿热外泄，不致鼓动真阳之火，则精窍常闭而无漏泄。久久则真火宁谧而精用益固，精固则阴强，精盛则生子。肾气固即是水脏足，故明目及疗赤痛……肝肾膀胱三经之要药也。"

《本草汇言》云："车前子……行肝疏肾，畅郁和阳，同补肾药用，令强阴有子；同和肝药用，治目赤目昏；同清热药用，止痢疾火郁；同舒筋药用，能利湿行气健运足膝，有速应之神验也……设情动过节，膀胱虚，气艰于化而津不行，溺不出者，单用车前疏泄，闭愈甚矣，必加参、苓、甘、麦，养气节欲，则津自行，溺乃出也。"

《药品化义》云："车前子，子主下降，味淡入脾，渗热下行……主治痰泻热泻，胸膈烦热，周身湿痹。盖水道利则清浊分，脾斯健矣。取其味淡浊滑，滑可去着，淡能渗热，用入肝经。又治暴赤眼痛，泪出脑疼，翳膜障目及尿管涩痛，遗精溺血，癃闭淋沥，下疳便毒……女人阴癃作痛，或发肿痒。凡此俱属肝热，导热下行，则肝自清矣。"

《医林纂要》云："车前子……功用似泽泻，但彼生水中，专去肾之邪水，此生陆地，则兼去脾之积热；彼用根专下部，此用子兼润心肾。又甘则能补，故古人谓其强阴益精。"

3. 现代药理研究

（1）利尿。车前子提取物具有明显的利尿作用。

（2）降血脂。车前子对模型大鼠具有明显的降血脂作用，车前子多糖可以降低血脂。

（3）降血糖。车前子多糖可以控制餐后血糖浓度。

（4）降血尿酸。车前子可以降低模型大鼠、小鼠的血尿酸，改善肾脏功能。

（5）降血压。车前子可通过减少血管紧张素 II 的含量，抑制血管紧张素转换酶活性，发挥降血压作用。

4. 糖尿病肾病中的应用

（1）清热利水益肾精。车前子甘寒滑利，性专降泄，甘淡渗湿，通利膀胱，性寒泄热，通过利水道而疏壅滞，予湿邪以出路，即取"治湿不利小便，非其治也"之意。临证对于经络中顽固难去之湿邪，用薏苡仁等性平力缓之品难以奏效，便可投车前子利而去之。另外，车前子并非纯泻无补之药，实为攻中有补之品。现代药理研究发现，车前子中的毛蕊花糖苷、异类叶升麻苷和多糖成分可使小鼠骨髓树突状细胞的内吞作用下降、幼稚 T 细胞的活性增强，从而诱导树突状细胞成熟，显著增强机体免疫力。《药性论》言其可"补五脏，明目"，《名医别录》言其能"养肺，强阴，益精，令人有子"，《本草新编》言其"利水而不耗气"，后世朱丹溪所创五子衍宗丸用其泻湿降浊，补益肾精。因此对于糖尿病肾病肾精亏虚，湿热痹阻肾络的患者，用车前子颇宜，临证常用剂量为 10～30 g。另外，对于糖尿病肾病水湿内盛所致泄泻者，车前子可通过利小便以实大便，达到渗湿止泻的目的。

（2）清肝明目利湿浊。目为肝之窍，车前子入肝经，具有清肝明目之功，另外车前子能将眼部水湿下导而出，故眼科方剂中多含车前子。如治肝肾不足，精血亏损，目暗昏花之七仙丸、四物五子丸；治肾阳虚衰，水泛眼底之加味肾气丸；治肝肾阴虚，目力不佳之驻景丸；治肝火上炎，目赤肿痛之龙胆泻肝汤等。糖尿病肾病患者多合并糖尿病视网膜病变，患者常视力下降，视物模糊，多为水湿瘀浊痹阻眼底络脉所致，临证常将车前子与活血化瘀通络之品同用以治之。

（三）白花蛇舌草——甘寒利湿热，苦寒解毒痈

白花蛇舌草，始载于《潮州志·物产志》。本品味甘、苦，性寒，归胃、大肠、小肠经。有清热解毒、利湿通淋、活血止痛的功能。主要用于治疗肺热咳嗽、咽喉肿痛、肠痈、无名肿毒、蛇咬伤、疮疖、热淋、湿热黄疸、小儿疳积及瘰疬、癌肿等。

白花蛇舌草叶片长，形似蛇的舌头，其开白色小花，故名"白花蛇舌

草"。白花蛇舌草为现代民间发现的清热解毒药，药用历史较短，1949年刊行的《潮州志·物产志》首次记载了白花蛇舌草，1959年出版的《广西中药志》收录了白花蛇舌草。本品能清热解毒、清利湿热，对痈肿和蛇咬伤有解毒消痈的作用，在癌症的治疗中使用较为广泛，为"广谱抗癌药"。白花蛇舌草性味较为平和，无明显毒副作用，江南地区民间习用其煎水作清凉饮。

1. 古代文献

《广西中药志》言"治小儿疳积，毒蛇咬伤，癌肿；外治白泡疮，蛇癞疮。"

《泉州本草》言："清热散瘀，消痈解毒。用于痈疽疮疡，瘰疬。又能清肺火，泻肺热……治肺热喘促，嗽逆胸闷。"

《广西中草药》言："清热解毒，活血利尿……扁桃体炎，咽喉炎，阑尾炎，肝炎，痢疾，小儿疳积。"

2. 医家发挥

国医大师朱良春教授认为白花蛇舌草不仅有清热解毒的功效，对瘀热证、热毒证这类的病证也有明显疗效。朱教授指出瘀血郁结可以蕴热化毒，热毒内遏也可熬血成瘀。热毒与瘀血相互搏结则形成瘀热证、热毒证，而创伤性、化脓性、变态反应性炎症及自身免疫性疾病、慢性溃疡等疾病，多与瘀热证、热毒证密切相关。兼有清热解毒及活血散瘀两方面功能的白花蛇舌草，能抗菌消炎，调节机体反应，增强免疫功能，改善血液循环，在辨证的基础上重用白花蛇舌草，可以获得较好的疗效。

3. 现代药理研究

（1）抗肿瘤。白花蛇舌草能抑制消化系统肿瘤及前列腺癌、肺癌、胶质瘤、宫颈癌等疾病的肿瘤细胞增殖，诱导肿瘤细胞凋亡。

（2）抗菌、抗炎。白花蛇舌草对金黄色葡萄球菌和痢疾杆菌具有一定的抑制作用，通过刺激淋巴细胞和巨噬细胞的增殖发挥抗炎作用，对脂多糖所诱导的肾炎组织具有保护作用。

（3）抗氧化。白花蛇舌草的醇提取物能增强体内多种抗氧化酶活性，有抗氧化的作用。

（4）免疫调节。白花蛇舌草多糖可以促进脾脏和胸腺发育，进而增强自然杀伤细胞的细胞活性，提高机体免疫力。

（5）负性肌力作用。白花蛇舌草可以减缓离体蟾蜍心脏的心率，降低心肌耗氧量，具有负性肌力作用。

4. 糖尿病肾病中的应用

笔者认为，白花蛇舌草味苦，性寒，苦能燥湿，寒能清热，故其具有清热解毒、利湿消肿、活血消瘀之功，其清热解毒效果甚佳。糖尿病肾病病理因素以湿热和瘀血最为突出，且二者最易蕴结成毒，因此对于糖尿病肾病患者热邪内蕴成毒，症见口干生疮、咽喉肿痛或伴有热淋者，常加用白花蛇舌草，用量常为 10～20 g。由于糖尿病肾病病机以肾精亏损、肾络痹阻为主，治疗上既要填补肾精以固本扶正，又要通络除痹以清除影响病情发展的重要病理因素，然而补益太过易助生湿热，祛邪通络又易耗伤正气。故笔者临床常将熟地黄、生黄芪、白花蛇舌草、烫水蛭、山茱萸合成药组共同使用，其中熟地黄填补肾精，生黄芪补气生精，白花蛇舌草清热解毒利湿，烫水蛭活血祛瘀，共奏填精益气、清热利湿、活血通络之功，且白花蛇舌草可佐制大剂量生黄芪温燥之性，生黄芪又可顾护后天之本，防止久服白花蛇舌草伤及脾胃，故此药组适用于虚实夹杂之糖尿病肾病患者。

（四）泽泻——利旧水，养新水

泽泻，始载于《神农本草经》。本品味甘、淡，性寒，归肾、膀胱经。有利水渗湿、泄热、化浊降脂的功能。主要用于治疗小便不利、水肿胀满、泄泻尿少、痰饮眩晕、热淋涩痛等。

聚水为泽，去水曰泻，泽泻生于池泽，又能泻所聚之水，故名泽泻。泽泻气味俱薄，长于入肾，走膀胱而利水。就其性状而言，泽泻块茎有横向环状沟纹而多孔，故可通气疏利以利水道、渗湿浊，善治水眩、痰眩。

1. 古代文献

《神农本草经》言："主风寒湿痹；乳难；消水，养五脏，益气力，肥健。"

《药性论》言："主肾虚精自出，治五淋，利膀胱热，直通水道。"

《名医别录》言："补虚损、五劳，除五脏痞满，起阴气，止泄精、消渴、淋沥，逐膀胱三焦停水。"

《日华子本草》言："治五劳七伤，主头旋、耳虚鸣，筋骨挛缩，通小肠，止遗沥、尿血。"

《医学启源》言："治小便淋沥，去阴间汗。"

《本草纲目》言："渗湿热，行痰饮，止呕吐泻痢，疝痛脚气。"

2. 医家发挥

《医经溯洄集》云："张仲景八味丸用泽泻。寇宗奭《本草衍义》云：不过接引桂附等归就肾经。别无他意……愚谓……地黄、山茱萸、白茯苓、牡丹皮皆肾经之药。固不待夫泽泻之接引而后至也。……附子乃右肾命门之药……官桂能补下焦相火不足……然则桂、附亦不待夫泽泻之接引而后至矣。唯干山药虽独入手太阴经，然其功亦能强阴，且手太阴为足少阴之上原，原既有滋，流岂无益？……且泽泻也，虽曰咸以泻肾，乃泻肾邪，非泻肾之本也。故五苓散用泽泻者，讵非泻肾邪乎。白茯苓亦伐肾邪，即所以补正耳。是则八味丸之用泽泻者，非他，盖取其泻肾邪，养五脏，益气力，起阴气，补虚损、五劳之功而已。"

《本草纲目》云："泽泻气平，味甘而淡。淡能渗泄，气味俱薄，所以利水而泄下。脾胃有湿热，则头重而目昏耳鸣，泽泻渗去其湿，则热亦随去，而土气得令，消气上行，天气明爽，故泽泻有养五脏、益气力、治头旋、聪明耳目之功。若久服，则降令太过，清气不升，真阴潜耗，安得不目昏耶？仲景地黄丸用茯苓、泽泻者，乃取其泻膀胱之邪气，非引接也。古人用补药必兼泻邪，邪去则补药得力，一辟一阖，此乃玄妙，后世不知此理，专一于补，所以久服必至偏胜之害也。"又云："神农书列泽泻于上品，复云久服轻身，面生光……陶、苏皆以为信然。愚窃疑之。泽泻行水泻肾，久服且不可，又安有此神功耶？其谬可知。"

《药品化义》云："凡属泻病，小水必短数，以此（泽泻）清润肺气，通调水道，下输膀胱。主治水泻湿泻，使大便得实，则脾气自健也。因能利水道，令邪水去则真水得养，故消渴能止。又能除湿热，通淋沥，分消痞满，透三焦蓄热停水，此为利水第一良品……若小便不通而口渴者，热在上焦气分，宜用泽泻、茯苓以清肺气，滋水之上源也；如口不渴者，热在下焦血分，则用知母、黄柏以泻膀胱，滋水之下元也。须分别而用。"

3. 现代药理研究

（1）利尿。泽泻粗盐加工样品中 3 种三萜类成分均与利尿作用存在密切的正相关性。

（2）抗草酸钙结石。泽泻总三萜提取物能抑制模型大鼠泌尿系统草酸钙结石的形成。

（3）保护心血管。泽泻汤能显著改善心肌缺血再灌注模型大鼠的心电图和血流动力学指标，具有保护心血管作用。

（4）免疫调节、抗炎。泽泻能降低机体细胞免疫功能；泽泻乙醇提取物可以改善胃炎和结肠炎引起的炎症症状；泽泻通过改善肠道微生物群及调节血压能减轻肾纤维化，发挥抗肾炎的作用。

4. 糖尿病肾病中的应用

（1）利水祛湿消水肿。水肿是糖尿病肾病中晚期的常见症状之一，其与糖尿病肾病病情的发生发展有着密切的关系，因此治疗糖尿病肾病应严格控制水肿症状。泽泻味甘、淡，性寒，归肾、膀胱经，其能利水渗湿、泄热、化浊降脂。《本草衍义》曰："泽泻，其功尤长于行水。"《本草汇言》曰："泽泻利水，能宣通内脏之湿。"《雷公药性赋》曰："泽泻利水通淋而补阴不足。"可知泽泻能祛体内多余之水湿而不损伤真阴，同时，其力专且兼降血压、降血脂之功，故为治疗水湿痹阻肾络的糖尿病肾病合并高血压、高脂血症的要药。然因泽泻为利水行水之品，医者多视其为泄肾伐肾药而不敢重用。泽泻在《神农本草经》中被列为上品，谓其可"养五脏，益气力，肥健"。《医经溯洄集》曰："且泽泻也，虽曰咸以泻肾，乃泻肾邪，非泻肾之本也。故五苓散用泽泻者，讵非泻肾邪乎。白茯苓亦伐肾邪，即所以补正耳。是则八味丸之用泽泻者，非他，盖取其泻肾邪，养五脏，益气力，起阴气，补虚损、五劳之功而已。"

（2）利水降火解眩晕。泽泻具有利水解眩之效，可治痰饮眩晕之证，如治痰饮冒眩之泽泻汤，乃取泽泻利水以引痰下行之功。临床泽泻可与多种方药配合使用，来行其利水解眩之功。

泽泻与白术配伍，即为泽泻汤，张仲景云其可治疗"心下有支饮，其人苦冒眩"。柳红芳教授认为诊断泽泻汤证时，抓住其人"苦冒眩"的临床特点，再结合舌脉，便可定证。一般水饮病舌色较淡，因其寒也；苔多水滑，津液凝也。若水湿合邪，则又可出现白腻之苔，因此泽泻汤证舌体常肥大，质厚而宽，舌苔多水滑或腻。其脉象多沉、弦或沉弦兼见，因沉主水，弦主饮故也。另外，泽泻汤证临床还常伴有头重、头痛或耳鸣等症状。泽泻汤妙在小便一利，水湿便有路可出，三焦阳气同时得通达，故而表里通，病得解。

水湿之邪常易与热相结而为湿热眩晕，张景岳云："结热在脏腑者，宜通之利之。"临床柳红芳教授用泽泻与龙胆草相配，以清肝利胆、除湿解眩为法，治疗肝胆湿热眩晕。泽泻善除水湿，降火邪，使湿热俱解，清气上升，则眩晕自止；龙胆草苦寒，可清肝利胆，泻肝胆脾胃之湿热。因此，以重剂泽泻配伍轻剂龙胆草，苦而无过，淡而力宏，临证可随证加味，治疗肝胆湿热眩晕，常能应手而愈。

（3）利湿泄浊治痛风。痛风多为嗜食肥甘、醇酒厚味，湿热浊毒内生，滞留血中，不得外泄，初时病邪未甚，可不作痛，然积渐日久，则愈滞愈甚，或偶与外邪相合，终必瘀结为害。湿热浊瘀痹阻脉络，流注关节、肌肉、骨骼，使气血运行不畅，出现关节、肌肉红肿热痛或屈伸不利、麻木等症状。病久者诸邪聚于肾络，致使气血运行不畅，进一步循经入脏，损伤肾脏，出现痛风性肾病等并发症。其名为风而实非风，症似风而本非风，因此，在治疗上当清利湿邪，泄浊化瘀。

泽泻渗利祛湿，其性寒而可清热，因此能渗利湿热。泽泻长于入膀胱经，《本经逢原》谓其"利膀胱湿热也"，可使痛风湿热浊毒经膀胱而泄，故《本草分经》言其可治"一切湿热之病"，泽泻为治疗痛风的常用药物。柳红芳教授临证常辅以萆薢、苍术、黄柏，以加强清热利湿泻浊之功，佐水蛭、鸡血藤以活血化瘀、通络止痛。诸药共奏清热利湿泻浊、化瘀通络之效。再依湿、热、浊、瘀之偏胜，辨证加减，以提高疗效。对于糖尿病肾病合并痛风的患者，使用泽泻尤为适宜。

（4）短期小剂治肾良，大剂久用或损脏。《本草纲目》云："泽泻行水泻肾，久服且不可。"笔者临床常用泽泻的用量为 10 ~ 15 g，用量长期超过此范围可能会加重病情。其原因为泽泻含有大量钾盐，长期大剂量使用可能影响肾脏对钾及酸的排泄，会加重糖尿病肾病肾功能不全患者的肾功能损害。另外，大剂量使用本药后，血肌酐、尿素氮水平会升高，可能与过度利尿造成肾脏灌注不足有关。因此，临床使用本药时，除把握好泽泻的用药指征外，还应严格限定泽泻用量，不可大剂量过服或久服。

（五）瞿麦——清利通泄药，治热淋血淋

瞿麦，始载于《神农本草经》。本品味苦，性寒，归心、小肠经。有利尿通淋、破血通经的功能。主要用于治疗小便不利、淋证、水肿、经闭、痈肿、目赤障翳、浸淫疮毒等。

瞿麦生于山坡、草丛、林下，常禀阴寒之气而生，故其性寒，又因其茎中空而上下贯通，摸之有滑润感，故善清热利尿通淋。

1. 古代文献

《神农本草经》言："味苦，寒。主关格，诸癃结，小便不通，出刺，决痈肿，明目去翳，破胎堕子，下闭血。"

《名医别录》言："主养肾气，逐膀胱邪逆，止霍乱，长毛发。"

《本草便读》言："苦寒达膀胱以分消，功专利水；下降通小肠之闭结，力可行瘀。导浊须求，治淋有力。"

《本草详节》言："瞿麦，苦寒兼辛，故性猛利而善逐下，凡膀胱、小肠湿热甚者，用之破解散热，此八正散资为要药也。"

2. 医家发挥

《神农本草经疏》云："瞿麦，苦辛能破血，阴寒而降，能通利下窍而行小便，故主关格诸癃结，小便不通，因于小肠热甚者。寒能散热，辛能散结，故决痈肿。除湿热，故明目去翳。辛寒破血，故破胎堕子而下闭血也。去肾家湿热，故云养肾气。逐膀胱邪逆者，亦泄湿热故也。湿热客中焦，则清浊不分而为霍乱，通利湿热则霍乱自解矣。"

《本草正义》云："瞿麦，其性阴寒，泄降利水，除导湿退热外无他用。《本经》谓其明目去翳，《别录》谓其养肾，则邪热清而真阴复，非通利之品果能养阴也。出刺、决痈、堕胎，其力猛矣。《别录》又称其主霍乱，则湿热内阻、清浊不分者，以为分泄逐湿之用，非主阴寒之霍乱也。日华谓其主五淋，月经不通。景岳谓合凉药亦消眼目肿痛，合血药则通经

破血，下胎，宣导下焦湿热。石顽谓利小便之君药。日华又谓其叶主痔漏泻血，捣敷肿毒浸淫疮，无一非清热利导之用，然必实有实热壅滞者为宜……石顽亦谓妊娠产后小水不利及脾虚水肿者禁用。"

3. 现代药理研究

（1）抗菌。瞿麦对衣原体、大肠埃希菌、副伤寒沙门杆菌、金黄色葡萄球菌、痢疾杆菌、霍乱弧菌等有抑制作用。

（2）护肾。瞿麦乙酸乙酯部位可以显著缓解糖尿病肾病模型小鼠的肾小球纤维化，改善肾功能紊乱。

（3）抗早孕。瞿麦果实既可通过降低模型小鼠体内孕激素和孕酮浓度，使子宫内膜发育异常，阻止胚胎着床，又能使着床的胚胎缺乏充足的血液和营养供给，发挥抗早孕作用。

（4）抗肿瘤。瞿麦中的环肽类、三萜类和黄酮类物质等多种成分均有抗肿瘤活性。

4. 糖尿病肾病中的应用

《神农本草经》中总结瞿麦的功用为"主治关格，诸癃结，小便不通，出刺，决痈肿，明目去翳，破胎堕子，下闭血"。瞿麦苦寒泄降，有滑利之性，入心、小肠经，上可清心降火，下可泄小肠湿热，善通利下窍而行小便，逐膀胱湿热以通淋涩，故为清、利、通、泄之剂，是治疗淋证的要药。《神农本草经疏》云其"阴寒而降，能通利下窍而行小便，故主关格诸癃闭，小便不通，因于小肠热甚者"。

因瞿麦入心经而兼入血分，《本草正》言其能"除五淋，利血脉"，故笔者主要用瞿麦治疗糖尿病肾病患者合并尿路感染而出现尿频、尿急、尿痛、尿血症状的血淋、热淋、石淋患者，常和萹蓄组成药对使用。治血淋，该药对常与小蓟、白茅根等利尿通淋、凉血止血药同用；治热淋，常与清热利湿、利尿通淋药配伍，如《太平惠民和剂局方》之八正散，该药对与车前子、木通等药同用；治石淋，该药对常与金钱草、冬葵子、滑石等利尿通淋排石药配伍。

（六）萹蓄——决而去之，祛湿通络

萹蓄，始载于《神农本草经》。本品味苦，性微寒，归膀胱经。有利尿通淋、杀虫止痒的功能。主要用于治疗膀胱湿热、小便短赤、淋沥涩痛、湿疹、阴痒带下等。

萹蓄以全草入药，断面髓部有空洞，且味苦，性微寒，故可化湿清热利窍。萹蓄常为畜禽的饲草，故又有"猪牙草"之名。

1. 古代文献

《证类本草》言："味苦，平，无毒，主浸淫疥瘙疽痔，杀三虫，疗女子阴蚀。"

《滇南本草》言："味苦，性寒。利小便，治五淋白浊，热淋瘀精，涩闭关窍，并治妇人郁气，胃中湿热成白带之症。"

《本草征要》言："味苦，性平，无毒。入膀胱经。利水治癃淋，杀虫理疮疾。治癃及疮，皆去湿热也。"

《本草思辨录》言："禀木火之气，而引蔓促节，气味苦平，能通利三焦，搜抉隐微湿热之病。"

2. 医家发挥

张寿颐云："萹蓄，《本经》《别录》皆以却除湿热为治。浸淫疥疮，疽痔，阴蚀，三虫，皆湿热为病也。后人以其泄化湿热，故并治溲涩淋浊。濒湖以治黄疸、霍乱，皆即清热利湿之功用。然亦惟湿阻热结为宜，而气虚之病，皆非其治。若湿热疮疡，浸淫痛痒；红肿四溢，脓水淋漓等证，尤其专职。"

3. 现代药理研究

（1）利尿。萹蓄具有显著的利尿作用，可增加模型大鼠的钠、钾排

出量。

（2）抑菌。萹蓄乙酸乙酯对金黄色葡萄球菌、大肠埃希菌和痢疾杆菌有抑制作用；萹蓄挥发油可对白色念珠菌、大肠埃希菌和青霉菌等多种菌株发挥抑制作用。

（3）降血糖。萹蓄的乙醇提取物可对 α - 葡萄糖苷酶发挥体外抑制作用。

4. 糖尿病肾病中的应用

萹蓄味苦，性微寒。苦能燥湿，寒能清热，故萹蓄具有燥湿清热之功效，此外，其还有通利经络之功效。《本草思辨录》载"萹蓄叶绿茎赤，禀木火之气，而引蔓促节，气味苦平，能通利三焦，搜抉隐微湿热之病。"八正散即取其清利下焦湿热之功。本品可单味煎服，也可水煎外洗，均有清利湿热之功。古人在认识中药时有取类比象的思路，萹蓄引蔓促节，复节节开花，其药力也从中焦通达全身经络，以祛湿通络，使周身经络通畅，浊邪得去。

由于萹蓄治疗淋证效果尤佳，故历代医家均将萹蓄视为治疗淋证的重要药物，尤其在治疗湿热淋证时，萹蓄极为常用。除治疗淋证外，凡患者体内有湿热时，萹蓄也是常用的药物，其清利湿热的作用与其祛湿通络之功效密不可分。在常用的祛湿药物之中，茯苓一类的药物性平，药力和缓，对于一些不易祛除的湿邪而言，其力量相对较轻，难以奏效，而萹蓄则具有祛湿通络之功，可以搜剔经络中顽固难祛的湿邪，从而使经络通畅，气血运行调达。对于体内湿热留滞者，萹蓄可"决而去之"。

5. 用药鉴别

萹蓄与瞿麦皆为苦寒之品，均有清热利水通淋的功效，常作为药对使用。萹蓄微寒，专入膀胱经，能清利膀胱湿热，长于除下焦之湿热，其清热之力较瞿麦稍逊，利水之力较瞿麦强，可治糖尿病肾病合并湿热无偏重之淋证；瞿麦苦寒，可入心经与小肠经，性滑利，为沉降疏泄之品，能导热下行，且能入血分以凉血、活血、通经，故治糖尿病肾病合并热重于湿之热淋或血淋。

（七）苦参——除心经之火，散热结之气，燥热中之湿

苦参，始载于《神农本草经》。本品味苦，性寒，归心、肝、胃、大肠、膀胱经。有清热燥湿、杀虫止痒、利尿的功能。主要用于治疗热毒血痢、肠风下血、黄疸、赤白带下、小儿肺炎、疳积、急性扁桃体炎、痔漏、脱肛、皮肤瘙痒、疥癞恶疮、阴疮湿痒、瘰疬、烫伤等，外用治疗滴虫性阴道炎。

苦参因其味极苦且形似参而得名，禀天地阴寒之气而生，故其大苦大寒。寒能清热，苦能燥湿，苦愈甚而燥愈烈，故苦参清热燥湿之力强，善治湿热所致之证，因此苦参虽有"参"名，实无"参"用。另外，胃弱者、阴虚津伤者须慎用苦参。

1. 古代文献

《神农本草经》言："主心腹结气，癥瘕积聚，黄疸，溺有余沥，逐水，除痈肿，补中明目，止泪。"

陶弘景言："恶病人酒渍饮之，患疥者服亦除，盖能杀虫。"

《名医别录》言："养肝胆气，安五脏，定志，益精，利九窍，除伏热，肠澼，止渴，醒酒，小便黄赤，治恶疮，下部蜃，平胃气，令人嗜食。"

《药性论》言："治热毒风，皮肌烦燥生疮，赤癞眉脱，主除大热嗜睡，治腹中冷痛，中恶腹痛，除体闷，治心腹积聚。"

《滇南本草》言："凉血，解热毒，疥癞脓窠疮毒最良。疗皮肤瘙痒、血风癣疮，顽皮白屑，肠风下血便血。消风，消肿毒，消痰毒。"

2. 医家发挥

《本经逢原》云："苦参、黄柏之苦寒下降，皆能益肾，盖取其苦燥湿寒除热也。热生风，湿生虫，故又能治风杀虫。惟肾水烁而相火胜者宜之，若脾胃虚而饮食减少，肝肾虚而火衰精冷，及年高之人不可用也。张从正亦云：凡药皆毒也，虽甘草、苦参，不可不谓之毒，久服则五味各归其脏，必有偏胜气增之患，诸药皆然，学者当触类而长之可也，至于饮食亦然。又按《史记》云：齐大夫病龋齿，灸其左大阳明脉，即为苦参汤，日嗽三升，出入五六日，病已。"

《神农本草经百种录》云："苦参，专治心经之火，与黄连功用相近。但黄连似去心脏之火为多，苦参似去心府小肠之火为多，则以黄连之气味清，而苦参之气味浊也。补中，苦以燥之，即此义也。"

《本草正义》云："苦参，大苦大寒，退热泄降，荡涤湿火，其功效与芩、连、龙胆皆相近，而苦参之苦愈甚，其燥尤烈，故能杀湿热所生之虫，较之芩、连力量益烈。近人乃不敢以入煎剂，盖不特畏其苦味难服，似嫌其峻厉而避之也。然毒风恶癞，非此不除，今人但以为洗疮之用，恐未免因噎而废食耳。"

3. 现代药理研究

（1）抗菌。苦参中的生物碱和总黄酮具有广谱抑菌活性，能抑制包括大肠埃希菌、金黄色葡萄球菌、铜绿假单胞菌、表皮葡萄球菌等在内的多种致病菌。

（2）降血糖。氧化苦参碱可以通过改善胰岛素抵抗及提高胰岛素敏感性来降低血糖。

（3）抗炎。苦参水提取物能够降低豚鼠皮肤肿胀程度，抑制炎症反应。

（4）保护心脏。苦参可通过抗心肌纤维化、改善心力衰竭、保护心肌细胞、逆转心室重构、抗心律失常等方式发挥保护心脏的作用。

4. 糖尿病肾病中的应用

（1）膀胱湿热小肠火，苦参俱清淋沥康。苦参味苦而性寒，苦能燥湿，寒能清热泻火，其功用主要有三：一是清热燥湿，杀虫止痒，肝胆湿热与肾经湿热皆可去除，用于下焦湿热尤为适宜，《神农本草经》言其主黄疸，《名医别录》言其主肠澼，是其功能体现；二是清解伏热，《得配本草》载苦参"治湿郁伏热，烦躁口渴"，湿邪困厄而热邪不得透出或热邪困于血分，均可归为内伏之热，三物黄芩汤治疗"妇人在草蓐，自觉露得风，四肢苦烦热"，此处就是取苦参清透伏热之功；三是清泻心火与小肠火，《神农本草经》言苦参主"黄疸，溺有余沥"，《神农本草经读》言："苦入心，寒除火，故苦参专治心经之火。"《神农本草经百种录》言："溺有余沥，心通于小肠，心火除则小肠郁塞之气通矣。……黄连似去心脏之火为多，苦参似去心府小肠之火为多。"小便淋涩不畅、便赤尿痛者，除了湿热下注膀胱的原因外，还要考虑心火下移小肠的原因，苦参泻心火的功效最佳，同时能够清利湿热，兼清伏热，对于湿热火毒所致的淋证尤为合适。现代药理研究证明苦参还能减少肾损伤，减少尿蛋白，降低血肌酐、尿素氮，故临床上可随证配伍苦参以治疗糖尿病肾病患者合并急性肾盂肾炎、慢性肾盂肾炎或反复尿路感染等。苦参对于中老年女性反复发作的尿路感染尤为适用。

（2）湿疹阴痒带下病，苦参燥湿祛风痒。苦参是妇科、皮肤科常用药，《本草正义》云其"大苦大寒，退热降泄，荡涤湿火，其功效与芩、连、龙胆皆相近，而苦参之苦愈甚，其燥尤烈，故能杀湿热所生之虫，较之芩、连力量益烈"，《本经逢原》云："热生风，湿生虫，故又能治风杀虫。"《药性论》载苦参"治热毒风，皮肌烦燥生疮"，临床主要用其治疗湿热实证。对于湿热之毒留结，浸淫肌腠皮肤而成的湿疹，或湿热下注、带脉固摄无权而致的湿热带下，或湿热生虫而致的外阴瘙痒，苦参有清热燥湿解毒、祛风杀虫止痒之功，内服外用皆可投之，可配伍炒苍术、蛇床子、黄柏，以加强其燥湿之力。

（3）清热燥湿泻心火，尤善于治疗溃疡。溃疡多为脏腑功能失调、真阴亏虚所致的虚火、实火或湿热上攻之证，苦参可治心胃实火热结，《神农本草经百种录》言苦参"主心腹结气。苦入心，以散热结之气"，又能清热燥湿，对于糖尿病肾病患者伴有心胃火毒上攻或湿热上攻之口腔溃疡及湿热蕴结胃肠之消化性溃疡、溃疡性结肠炎等各种复发性溃疡皆有良好的治疗效果。湿热清，火毒去，上证皆愈也。

（4）专治心经之火，能抗心律失常。苦参有良好的抗心律失常作用，且副作用小，适于长期使用。苦参抗心律失常的作用依据为《神农本草经百种录》所载其"专治心经之火"，苦参能减慢心率，延缓传导，临床对于邪热侵心或湿热瘀滞引起的快速型心律失常有很好的抑制作用，可在辨证的基础上加用苦参，以除心经之火，散热结之气。

5. 用药鉴别

苦参与黄连均能除心经之火，黄连之气味轻清，偏走上，以清心经本脏之火为主；苦参之气味厚浊，偏走下，以清心经本脏及心腑小肠火为主。二者均能清热燥湿，然黄连以泻心火、胃火见长，兼可燥湿，故对于糖尿病肾病合并心火、肠胃积热及肠胃湿热的患者较为适宜，而苦参清热与燥湿之力俱强，并能祛风杀虫止痒，善治糖尿病肾病兼有赤白带下及阴部瘙痒者，且可除心经之火，散热结之气，适用于糖尿病肾病合并快速型心律失常的患者。

（八）地肤子——内入肾膀，外弥肤腠

地肤子，始载于《神农本草经》。本品味苦，性寒，归肾、膀胱经。有清热利水、止痒的功能。主要用于治疗小便不利、淋证、带下、疝气、风疹、疮毒、疥癣、阴部湿痒等。

地肤子，其色似土，蔓延敷布，能使一身生气敷布在表，弥肤腠，故名之。地肤子质重而下行，苦寒降泄，能入肾经、膀胱经，可清利下焦湿热，通利尿道，常用于治疗湿热淋证。其入足太阳经，善于外达，可主一身之表，宣散在表之风热、湿邪，能祛皮肤中邪气而止痒。

1. 古代文献

《神农本草经》言："主膀胱热，利小便。补中，益精气。"

《名医别录》言："去皮肤中热气，散恶疮疝瘕，强阴，久服使人润泽。"

《玉楸药解》言："疗头目肿痛，狐疝阴癫，腰疼胁痛，血痢恶疮。"

《本草备要》言："益精强阴，除虚热，利小便而通淋。"

《滇南本草》言："利膀胱小便积热，洗皮肤之风，疗妇人诸经客热，清利胎热，湿热带下。"

2. 医家发挥

《本草求真》云："地肤子，治淋利水，清热，功颇类于黄柏。但黄柏其味苦烈，此则味苦而甘，黄柏大泻膀胱湿热，此则其力稍逊。凡小便因热而见频数，及或不禁，用此苦以入阴，寒以胜热，而使湿热尽从小便而出也。但虚火偏旺，而热得恣，固当用以清利，若不佐以补味同入，则小水既利而血益虚，血虚则热益生，热生则淋益甚矣。故宜佐以牡蛎、山药、五味收涩之剂，俾清者清，补者补，通者通，涩者涩，滋润条达而无偏胜为害之弊矣。且能以治因热下疝，并煎汤以治疥疮。至书所谓益精强阴，非是具有补益之能，不过因其热除，而即具有坚强之意耳。"

陈藏器云："地肤子味苦寒。得太阳寒水气化。盖太阳之气，上及九天，下彻九泉，外弥肤腠。地肤上治头目，下利水疝，外去皮肤热气。服之病去。必小水通长。为外征也。"

3. 现代药理研究

（1）降血糖。地肤子多糖具有较好的降血糖作用；地肤子总皂苷能明显抑制高血糖模型小鼠的血糖浓度升高。

（2）抗炎、抗过敏、抗瘙痒。地肤子中所含三萜皂苷具有显著的抗炎作用，可以抑制速发型变态反应，能治疗瘙痒症、湿疹等多种慢性皮肤病。

（3）抗氧化、抗衰老。地肤子提取物具有清除自由基的能力。

（4）抗肿瘤。地肤子皂苷 Ic 可以抑制前列腺癌细胞增殖，促进肿瘤细胞凋亡。

4. 糖尿病肾病中的应用

《本草乘雅半偈》云："地肤子，一干数十枝，攒簇直上，其子繁多，星之精也。其味苦寒，得太阳寒水气化，盖太阳之气氛，上及九天，下彻九泉，外弥肤腠。"地肤子，内入膀胱，外达肌肤，可祛内外湿邪。糖尿病肾病湿邪外溢肌肤，结于玄府之间，内不得疏泄，外不得透达，常有皮肤瘙痒的症状，而《要药分剂》载地肤子"得地中阴气以生，降也，阴也……入肾膀胱二经，为利水滋阴之品"，《本草乘雅半偈》云其可"外弥肤腠"，故地肤子内可入肾与膀胱，外可达肌腠，既可以祛肾络之湿邪，又可以搜剔皮肤腠理留恋之湿邪，使水湿去，络脉通，临床多用 10～15 g。若皮肤瘙痒症状明显者，可加用苦参、白鲜皮，此三者皆可散皮肤之风而止痒，清内里湿热且利尿，俱为治疗糖尿病肾病合并湿热外侵肌腠或兼夹外感风邪所致皮肤瘙痒的要药。另外，由于糖尿病肾病常用虫类药祛风、化瘀、消癥通络，虫类药物为血肉有情之品，糖尿病肾病患者在使用过程中若出现皮肤瘙痒、红疹等动物异体蛋白过敏反应，应立即停药，并改投地肤子以祛风止痒，配伍徐长卿、白鲜皮等品，共奏清热利湿、祛风止痒之功。

5. 用药鉴别

地肤子与苦参皆为苦寒之品，归膀胱经，有清热利尿、祛湿止痒之功。地肤子兼入肾经，长于清利，《神农本草经》载其"主膀胱热，利小便"，故其利水通淋之功较胜，属利尿通淋药，多用于治疗糖尿病肾病合并湿热淋证。苦参兼入心、肝、胃、大肠经，其清热燥湿之力较胜，为清热燥湿药，常用于治疗糖尿病肾病合并湿热下注之阴痒、带下或兼有心经之火的心律失常。

（九）海金沙——通淋止痛药，治石淋为长

海金沙，始载于《嘉祐本草》。本品味甘淡，性寒，归膀胱、小肠经。有利尿通淋、止痛的功能。主要用于治疗各种淋证，如石淋、膏淋、血淋、热淋等。

海金沙为植物的孢子，其色黄，形如细沙，似海中之沙，故名之。海金沙尤善止尿道疼痛，为治诸淋涩痛的要药。

1. 古代文献

《药鉴》言："海金沙利小水，不伐真阴。"

《嘉祐本草》言："主通利小肠。得栀子、马牙硝、蓬沙共疗伤寒热狂，用之或丸或散。"

《本草纲目》言："治湿热肿满，小便热淋、膏淋、血淋、石淋茎痛，解热毒气。"

《本草正义》言："专于利水通淋，男子淫浊，女子带下。"

2. 医家发挥

《本草述》云："海金沙，方书但知其治血淋膏淋石淋等证，讵知其种种所患皆本于湿土之气不能运化，而又有火以合之，乃结聚于水道，有如是耳，岂可徒取责于行水之脏腑乎？……试观李东垣先生治脾湿肿满方，更如续随子丸之治，亦治通身肿满、喘闷不快者，则可以思其功之所主，

固不徒在行水之脏腑矣。"

《神农本草经疏》云："海金沙，味甘淡，气寒，性无毒。甘寒淡渗之药，故主通利小肠，得牙硝、栀子，皆咸寒苦寒之极，又得蓬砂之辛，所以能治伤寒热狂大热，当利小便，此釜底抽薪之义也，淡能利窍，故治热淋，血淋、膏淋等病。"

3. 现代药理研究

（1）利胆。海金沙中的反式对香豆酸可以增加大白鼠胆汁分泌量。

（2）抗氧化。体外抗氧化研究表明海金沙黄酮具有抗氧化作用。

（3）防治结石。海金沙能降低体内草酸含量，保护肾脏，增加排尿量，降低结石形成的风险。

（4）抗菌。海金沙提取物对革兰氏阳性菌、革兰氏阴性菌及病原菌均有较强的抑制作用。

4. 糖尿病肾病中的应用

淋证虽有五淋之分，但湿热蓄结于膀胱而使其气化无权为五淋的共同病机，因此，清热利湿、通淋止痛为五淋的治疗宗旨。海金沙之用，正宗其旨，其味甘淡而性寒，甘淡渗利溺窍，寒能清热，滑利通滞涩，能入血分，通利小肠，分利湿热，通降膀胱湿热，湿热去而津行，窍通则水道利。《本草备要》言海金沙"甘寒淡渗。除小肠、膀胱血分湿热。治肿满、五淋、茎痛"，故其有"五淋通治"之能，为治诸淋涩痛之要药。

本品为通利之药，气寒滑利，能利小便、决壅滞、通血脉、下结石，善治石淋，有滑利排石之功，为治疗石淋之要药。临证常与金钱草、鸡内金配伍为用，即三金散；再加用郁金、滑石，即为四金化石汤，亦可在四金化石汤基础上加用金铃子，组成五金化石汤。糖尿病肾病湿热内蕴，炼液为沙，积沙成石者皆可用海金沙，用时以布包入煎剂，一般用量为 $10 \sim 20$ g。

三、活血化瘀以通络

《血证论·发渴》云："瘀血发渴者，以津液之生，其根出于肾水……有瘀血，则气为血阻，不得上升，水津因不能随气上布。"指出瘀血与糖尿病肾病的发病关系密切。《临证指南医案》云："大凡经主气，络主血，久病血瘀。"又云："初为气结在经，久则血伤入络。"随着糖尿病肾病病程的逐渐延长，病邪可从气分累及血分，热邪伏藏肾络日久，可炼血成瘀而痹阻肾络。现代研究表明，糖尿病肾病中期患者血液呈浓、凝、黏聚状态，符合中医学中"血瘀"的特征。临床观察亦发现，虽然多数糖尿病肾病患者临床表现于外的血瘀症状不明显，但是患者的舌质大多呈暗红色、暗紫色或有瘀点、瘀斑，舌下络脉迂曲黑紫，唇口发绀，这些体征均是瘀血征象。针对糖尿病肾病瘀血痹阻肾络的病机，需消除瘀血来通络除痹，临床常以当归、鸡血藤、川芎、丹参、牡丹皮、桃仁、红花、三七、鬼箭羽、泽兰、益母草等为化瘀通络之主药。

（一）当归——血中圣药，补中有动，行中有补

当归，始载于《神农本草经》。本品味甘、辛，性温，归肝、心、脾经。有补血活血、调经止痛、润肠通便的功能。主要用于治疗月经不调、经闭腹痛、癥瘕积聚、痿痹、肠燥便秘、赤痢后重、痈疽疮疡、跌扑损伤等。

本品可调气养血，使气血各有所归，故名当归。当归的临床使用频率较高，故有"十方九归"之说。当归分为当归身和当归尾，若二者同用则为全当归，当归身补血作用较强，当归尾活血作用较强。

1. 古代文献

《神农本草经》言："主咳逆上气，温疟，寒热洗洗在皮肤中，妇人漏

下绝子，诸恶疮疡、金疮。煮饮之。"

《药性论》言："止呕逆、虚劳寒热，破宿血，主女子崩中，下肠胃冷，补诸不足，止痢腹痛。单煮饮汁，治温疟，主女人沥血腰痛，疗齿疼痛不可忍。患人虚冷，加而用之。"

《名医别录》言："温中，止痛，除客血内塞，中风痉，汗不出，湿痹，中恶客气、虚冷，补五脏，生肌肉。"

《日华子本草》言："治一切风，一切血，补一切劳，破恶血，养新血及主癥癖。"

《本草纲目》言："治头痛，心腹诸痛，润肠胃筋骨皮肤，治痈疽，排脓止痛，和血补血。"

《本草蒙筌》言："逐跌打血凝，并热痢刮疼滞住肠胃内。"

2. 医家发挥

《韩氏医通》云："当归主血分之病，川产力刚可攻，秦产力柔宜补。凡用，本病酒制，而痰，独以姜汁浸透，导血归源之理，熟地黄亦然。血虚以人参、石脂为佐，血热配以生地黄、姜黄、条芩，不绝生化之源；血积配以大黄，妇人形肥，血化为痰，二味姜浸，佐以利水道药。要之，血药不容舍当归，故古方四物汤以为君，芍药为臣，地黄分生熟为佐，川芎为使，可谓典要云。"

《本草正》云："当归，其味甘而重，故专能补血，其气轻而辛，故又能行血，补中有动，行中有补，诚血中之气药，亦血中之圣药也。大约佐之以补则补，故能养营养血，补气生精，安五脏，强形体，益神志，凡有形虚损之病，无所不宜。佐之以攻则通，故能祛痛通便，利筋骨，治拘挛、瘫痪、燥、涩等证。营虚而表不解者，佐以柴、葛、麻、桂等剂，大能散表；卫热而表不敛者，佐以六黄之类，又能固表。惟其气辛而动，故欲其静者当避之，性滑善行，大便不固者当避之。凡阴中火盛者，当归能动血，亦非所宜，阴中阳虚者，当归能养血，乃不可少。若血滞而为痢者，正所当用，其要在动、滑两字；若妇人经期血滞，临产催生，及产后儿枕作痛，俱当以此为君。"

《本草正义》云：归身主守，补固有功；归尾主通，逐瘀自验；而归头秉上行之性，便血溺血、崩中淋带等之阴随阳陷者，升之固宜，若吐血衄血之气火升浮者，助以温生，岂不为虎添翼？是"止血"二字之所当因证而施，固不可拘守其"止"之一字而无投不利矣。且凡失血之症，气火冲激，扰动血络而循行不守故道者，实居多数。归之气味俱厚，行则有余，守则不足。"

3. 现代药理研究

（1）对造血功能的作用。当归可以抑制人体造血细胞的衰老，同时促进造血细胞的生成和增殖分化。

（2）对心脑血管的作用。当归对诱导性心律失常模型大鼠有预防和保护作用；当归根甲醇提取物可以有效改善缺血性脑卒中模型小鼠的脑损伤。

（3）调节子宫平滑肌。当归既可以兴奋子宫平滑肌，又可以抑制子宫平滑肌痉挛，对子宫平滑肌有双向调节的作用。

（4）平喘。当归能通过多靶点、多通路发挥平喘作用，且在改善哮喘阴虚症状方面相较于糖皮质激素有更加明显的效果。

4. 糖尿病肾病中的应用

（1）治血家之病。当归禀天之温气，气轻，味甘、辛而重，补中有行，行中有补，且归肝经，肝属木，木性条达，当归可舒畅络中气机，诚"血中之气药"，亦血中之圣药，故素有"十方九归"之称。《药鉴》言当归："多用大益于血家，诸血证皆用之。……入和血药则血和，入敛血药则血敛，入凉血药则血凉，入行血药则血行，入败血药则血败，入生血药则血生，各有所归也，故名当归。"《医学启源》云"当归，气温，味甘，能和血补血，尾破血，身和血"。当归主治一切风、血、劳，与糖尿病肾病水湿、瘀血阻络，病久必虚的疾病特点相对应。

（2）治咳逆上气。《神农本草经》中首载当归"主咳逆上气"之说。《本草汇言》云："当归血药，如何治咳逆上气，与温疟寒热也。殊不知当归非独主血，按其味，甘苦兼辛，辛中常有发散之意，乃血中气药也，况咳逆上气，非止一端，亦有阴虚阳无所附，以致然者，用血药补阴，则血和而气降矣。"《本草经解要》言"其主咳逆上气者，心主血，肝藏血，血枯则肝木挟心火上刑肺金，而咳逆上气也"。阐释了当归治咳逆之因，治咳逆名方补肺汤、苏子降气汤皆用当归。当归具"辛润、甘缓、温通、润养、和润"之功，又可"调和气血"，其治疗咳逆上气的作用机制主要有三：其一，当归可润肠通便，腑气通降则助肺气肃降，有利于止"咳逆上气"；其二，当归甘温质润，补血养阴，以济养肺之津液，缓解肺津亏虚，有助于恢复肺气宣发肃降的功能，使"咳逆上气"得以缓解；其三，当归辛行温通，为活血行瘀之良药，可除咳嗽咯血而疏肺络之瘀，以助肺气恢复宣发肃降。对于糖尿病肾病之肾阴精不足，无以上滋肺阴，或阴精不足，肠道失濡，腑气不通，肺失肃降而致咳喘者，皆可投之。

（3）治大便不通。当归味甘而质润，性滑善行，有润肠通便之功，《本草纲目》云其"可润肠胃筋骨皮肤"，故大剂量使用当归可治津亏液燥之便秘，如润肠丸、济川煎治疗津液不足之便秘。在临床中，凡脾虚胃弱、中焦虚寒者，均可用当归发挥润肠通便之功，笔者常用当归治疗糖尿病肾病患者血虚精亏之便秘，且常配伍肉苁蓉使用，当归用量多为30 g。

（二）鸡血藤——祛瘀生新，流利经脉

鸡血藤，始载于《本草纲目拾遗》。本品苦、甘，性温，归心、脾经。有补血、活血、通络的功能。主要用于治疗月经不调、血虚萎黄、麻木瘫

痪、风湿痹痛等。

鸡血藤为植物的藤茎，因其被砍断后流出的赤色汁液如鸡血而得名，其以藤茎入药，有疏通经络之功，可疗风湿痹痛，故又名"血风藤"。鸡血藤断后藤汁殷红，色红入血，故其具有活血补血之效，用治血瘀血虚诸证。

1. 古代文献

《本草纲目拾遗》言："活血，暖腰膝，已风瘫。"

《饮片新参》言："去瘀血，生新血，流利经脉。治暑痧，风血痹症。"

2. 医家发挥

《叶橘泉现代实用中药》云："为活血补血、镇痛强壮药，用于动脉血管硬化、肢体及腰膝酸痛、麻痹不仁等。又用于妇女月经不调、月经闭止等。"

3. 现代药理研究

（1）对造血功能的作用。鸡血藤水煎液能改善缺铁性贫血患者相关血液指标。

（2）抗血小板聚集。鸡血藤醇提取物可以通过抑制花生四烯酸、胶原、内源性二磷酸腺苷等物质释放来改善血小板聚集情况。

（3）调节脂代谢。鸡血藤中含有的原花青素可以降低总胆固醇含量。

（4）保护心脑血管。鸡血藤总黄酮可以通过清除自由基以及抗脂质过氧化来防治心肌缺血；鸡血藤提取物能改善脑细胞的能量代谢，缓解脑缺血再灌注损伤。

4. 糖尿病肾病中的应用

（1）养血通络止麻木。糖尿病阴虚燥热日久而致气阴亏虚，气虚不能推动血脉运行，阴虚暗耗津液而致脉道不充，血流缓慢，络脉瘀滞，甚则脉道闭塞，经气不通，气血不能濡养四肢百骸，常致四肢肌肤不仁、麻木疼痛等感觉异常，最终形成糖尿病周围神经病变。麻为气不至，木为血不通，《素问·逆调论》云："荣气虚，则不仁。"因此，治疗当以益气养血、活血通络为法。鸡血藤为藤类药物，《本草便读》云："凡藤蔓之属，皆可通经入络。"因藤类药物蔓延缠绕，纵横交错，形如络脉，故根据中医学中取类比象的原则，对于久病入络者，可予藤类药物，以畅通络瘀，引诸药达四肢病所。鸡血藤甘温而能补，苦而不燥，温而不烈，性质和缓，其色殷红，其性捷，能走血分，具有养血荣筋、行血散瘀、通络止痛的功效。《饮片新参》中载鸡血藤可"去瘀血，生新血，流利经脉"，《本草纲目拾遗》载其能"统治百病，能生血、和血、补血、破血，又能通七孔，走五脏，宣筋络"。笔者临床常用鸡血藤治疗糖尿病周围神经病变或糖尿病肾病血虚不养筋脉所致的四肢肌肤不仁、麻木疼痛，且常配伍木瓜、威灵仙、地龙等品。以麻木症状为主者，加用全蝎、蜈蚣；以疼痛症状为主者，加用王不留行、延胡索。

（2）调经止痛之要药。鸡血藤为治疗妇科疾病的要药，能活血补血，一利一补，活血而不留瘀，祛瘀而不伤正，且能调经止痛，故笔者常将其用于糖尿病肾病合并血瘀、血虚所致月经不调、痛经、经闭等妇科疾病的患者。对于血瘀所致的月经不调、痛经及经闭患者，临床多配伍当归、川芎、桃仁、红花等活血药以活血化瘀、通络止痛；对于血虚所致的月经不调、痛经及妇人腹痛者，临床多配伍熟地黄、当归、白芍等补益药以补血养血、调经止痛。

5. 用药鉴别

鸡血藤与当归皆为甘温之品，同归肝经，皆有补血活血及调经的作用。鸡血藤气味平和，补血之力不如当归，偏于行血散瘀，亦能舒筋活络，故多用于糖尿病周围神经病变或糖尿病肾病血虚不养筋脉所致的四肢肌肤不仁、麻木疼痛，《本草纲目拾遗》言鸡血藤"其藤最活血，暖腰膝，已风痪""治老人气血虚弱，手足麻木瘫痪等症"。当归补血之力胜于活血，功偏补血调经，为补血圣药，对于糖尿病肾病肾之阴精不足，无以上滋肺阴，或阴精不足，肠道失濡，腑气不通，肺失肃降而致咳喘者，疗效较佳，且其有润肠通便之功，常用于治疗糖尿病肾病患者血虚精亏之便秘。

（三）川芎——上行头目，下调经水，中开郁结

川芎，始载于《汤液本草》。本品味辛，性温，归肝、胆、心包经。有活血行气、祛风止痛的功能。主要用于治疗月经不调、经闭、痛经、癥瘕腹痛、胸胁刺痛、跌扑肿痛、头痛、风湿痹痛等。

川芎原名"芎䓖"，人之头穹窿穷高，天之象也。此药上行，专治头脑诸疾，故有"芎䓖"之名，且其主产于四川，故名"川芎䓖"，后简称"川芎"。川芎辛散温通，既可活血化瘀，又可行气止痛，为"血中之气药"，能通达气血，善治血瘀气滞诸痛证。川芎能上行头目，自古即为治疗头风之要药，如李东垣所言："头痛必用川芎。"

1. 古代文献

《神农本草经》言："主中风入脑，头痛，寒痹，筋挛缓急，金创，妇人血闭无子。"

《药性论》言："治腰脚软弱，半身不遂，主胞衣不出，治腹内冷痛。"

《名医别录》言："除脑中冷动，面上游风去来，目泪出，多涕唾，忽忽如醉，诸寒冷气，心腹坚痛，中恶，卒急肿痛，胁风痛，温中内寒。"

《医学启源》言："补血，治血虚头痛。"

《日华子本草》言："治一切风，一切气，一切劳损，一切血，补五劳，壮筋骨，调众脉，破症结宿血，养新血，长肉，鼻洪，吐血及溺血，痔瘘，脑痈、发背、瘰疬、瘿赘，疮疥及排脓，消瘀血。"

王好古言："搜肝气，补肝血，润肝燥，补风虚。"

2. 医家发挥

《本草衍义》云："芎䓖，今人所用最多，头面风不可阙也，然须以他药佐之。"

《丹溪心法》云："苍术、抚芎，总解诸郁，随证加入诸药。凡郁皆在中焦，以苍术、抚芎开提其气以升之。"

《药鉴》云："川芎味辛、性温，但能辛散而不能下守胡能下行以养新血哉？即四物汤中用之，特取辛温以行地黄之滞耳。痘家血不活者，用杏仁汁制之，加少许，以行肌表之血，何也？盖芎之辛，但能行血，单用恐成内燥之患，必须杏仁汁制。外藉之以行表，内藉之以润燥。若痘黑陷烂，则勿用。"

《本草汇言》云："芎䓖，上行头目，下调经水，中开郁结，血中气药。尝为当归所使，非第治血有功，而治气亦神验也。凡散寒湿，去风气，明目疾，解头风，除胁痛，养胎前，益产后，又癥痕结聚，血闭不行，痛痒疮疡，痈疽寒热，脚弱痿痹，肿痛却步，并能治之。味辛性阳，气善走窜而无阴凝黏滞之态，虽入血分，又能去一切风，调一切气。同苏叶，可以散风寒于表分，同芪、术，可以温中气而通行肝脾，同归、芍，可以生血脉而贯通营阴，若产科、眼科、疮肿科，此为要药。"

《本草正》云："川芎，其性善散，又走肝经，气中之血药也。反藜芦，畏硝石、滑石、黄连者，以其沉寒而制其升散之性也。芎归俱属血药，而芎之散动尤甚于归，故能散风寒，治头痛，破瘀蓄，通血脉，解结气，逐疼痛，排脓消肿，逐血通经。同细辛煎服，治金疮作痛；以其气升，故兼理崩漏眩晕，以其甘少，故散则有余，补则不足，惟风寒之头痛，极宜用之。若三阳火壅于上而痛者，得升反甚，今人不明升降，而但知川芎治头痛，谬亦甚矣。"

3. 现代药理研究

（1）镇痛。川芎素对慢性坐骨神经压迫损伤神经引起的病理性疼痛有较好的镇痛作用。

（2）抗肿瘤。川芎可以通过诱导肿瘤细胞凋亡，抑制肿瘤细胞增殖，改善血液高凝状态，抑制癌基因的表达，改变肿瘤细胞侵袭、迁移及黏附能力，加强免疫监视和免疫调控，对化疗药物增效减毒等多种途径防治恶性肿瘤的侵袭和转移。

（3）抗脑缺血。川芎提取物可以减少脑缺血再灌注模型大鼠的脑梗死面积，对大鼠脑缺血损伤具有保护作用。

（4）抗抑郁。川芎挥发油通过提高前额叶、纹状体的去甲肾上腺素含量及海马体多巴胺含量来发挥抗抑郁作用。

4. 糖尿病肾病中的应用

川芎以药性多面性而著称，其既是血药又能行气，既可走表祛风又能入里开瘀，既可上行头目又能下行血海。《本草汇言》云："川芎，上行头目，下调经水，中开郁结，血中气药……味辛性阳，气善走窜而无阴凝黏滞之态，虽入血分，又能去一切风，调一切气。"因此，川芎的临证应用亦具多面性，对于糖尿病肾病患者，无论合并外证里证、气病血病还是男科病、妇科病，皆可用之。

（1）上行头目，善治头痛。川芎辛温走窜，气味芳香，其性走窜而善通调，能上行头目，以祛风止痛，旁通络脉，以祛风除湿、通达气血，故为"血中之气药"，近代医家张锡纯称其"温窜相并，其力上升、下降、外达、内透无所不至"，是治疗头痛之要药。川芎治疗头痛其用量宜大，此为遣方之关键，剂量多为 15～30 g。临证川芎可引经报使，作为君药，与诸药配伍，治疗诸般头痛。《医宗必读·痹》云："治风先治血，血行风自灭。"风寒头痛者，用川芎可祛一切风，又能活血化瘀通络，可配伍羌活、荆芥、防风等品以疏散风寒；风热头痛者，川芎可祛风止痛，配伍蔓荆子、生石膏以疏散风热；血虚头痛者，用川芎可活血，使补养滋而不滞，可引领营血直上颠顶，配伍当归、白芍以养血补阴；瘀血头痛者，用川芎可活血祛瘀兼能行气，能上行颠顶，配伍红花、桃仁以活血化瘀；郁火头痛者，用川芎可行气活血，疏肝解郁，引凉药至脑，配伍柴胡、枳壳、黄芩、郁金以理气开郁清热；肝阳头痛者，用川芎可行血中之气，疏血中之风，配伍天麻、白蒺藜、钩藤、生牡蛎、石决明等以平肝息风；痰湿蕴阻头痛者，用川芎可搜达脑络之痰浊，行气以除湿，配伍法半夏、陈皮、胆南星等以燥湿化痰；肾精亏虚，脑力不足头痛者，用川芎可引诸填精之品上入脑海，配伍熟地黄、黄精、肉苁蓉以填补肾精。此外，还可结合六经头痛药物，以使药力直达病所。如太阳头痛者可加羌活，阳明头痛者可加白芷，少阳头痛者可加柴胡，厥阴头痛者可加吴茱萸，少阴头痛者可加细辛，随证用之。

（2）中开郁结，行气止痛。川芎可行气活血，为"血中气药，气中血药"。气行则血行，血行则气运，川芎的功效虽以活血化瘀为主，但其气辛香，又善行气解郁，故《本草汇言》《本草纲目》等著作均称其为"血中气药"。《本草汇言》言川芎为"血中气药""虽入血分，又能去一切风，调一切气"。朱丹溪云："一有怫郁，诸病生焉。"又云："川芎味辛……又开郁行气，止胁痛，心腹坚痛，诸寒冷气疝气，亦以川芎辛温，兼入手、足厥阴气分，行气血而邪自散也。"朱丹溪其所创制的名方越鞠丸可"总解诸郁"。笔者临证常将川芎与柴胡、枳壳等理气药相配伍，以疏肝解郁、调畅气机。若为久病入络，因气滞而致血瘀者，川芎既可行血又可调气，用之最宜。

（3）下行血海，活血调经。川芎"下行血海"之功乃针对"上行头目"而言，川芎具有活血调经之功，为妇科调经之要药，代表方剂有四物汤、胶艾汤、佛手散、川芎散、生化汤等。另外，妇人以肝为先天，以血为本，血虚则月经难调，若单用川芎，行滞活血而不能生血，故临证必配伍补血之品，方可发挥生血之效，如与当归相配伍，当归补血和营，川芎活血行滞，二者相须为用，能行血而生血。诚如陈士铎在《本草新编》中所言："血大动，则走而不能生；血不动，则止而不能生矣。川芎之生血，妙在于动也。"

（四）丹参——破宿血，补新血

丹参，始载于《神农本草经》。本品味苦，性微寒，归心、心包、肝经。有祛瘀止痛、活血调经、凉血消痈的功能。主要用于治疗月经不调、经闭、痛经、癥瘕积聚、胸腹刺痛、热痹疼痛、疮疡肿痛、心烦不眠等。

丹参因其根似人参，皮丹而肉紫，故有"丹参""紫丹参"等名。丹参色红入血，根茎多具纵向皱纹与放射状导管，象属行散通利，长于活血调血。古有"一味丹参散，功同四物汤"之说，可见丹参诚为血病通用之品。

1. 古代文献

《神农本草经》言："主心腹邪气，肠鸣幽幽如走水，寒热积聚；破癥除瘕，止烦满，益气。"

《名医别录》言："养血，去心腹痼疾、结气，腰脊强，脚痹，除风邪留热，久服利人。"

《吴普本草》言："治心腹痛。"

《日华子本草》言："养神定志，通利关脉。治冷热劳，骨节疼痛，四肢不遂；排脓止痛，生肌长肉；破宿血，补新生血；安生胎，落死胎；止血崩，带下，调妇人经脉不匀，血邪心烦；恶疮疥癣，瘿赘肿毒丹毒；头痛赤眼，热温狂闷。"

《本草纲目》言："活血，通心包络。治疝痛。"

《滇南本草》言："补心，生血，养心，定志，安神宁心。治健忘怔忡，惊悸不寐。"

2. 医家发挥

《神农本草经疏》云："丹参，《本经》味苦微寒；陶云：性热无毒。观其主心腹邪气，肠鸣幽幽如走水，寒热积聚，破癥除瘕，则似非寒药。止烦满，益气，及《别录》养血，去心腹痼疾结气，腰脊强，脚痹，除风邪留热，久服利人，又绝非热药。当是味苦平微温。入手足少阴、足厥阴经。心虚则邪气客之，为烦满结气，久则成痼疾。肝虚则热甚风生。肝家气血凝滞，则为癥瘕，寒热积聚，肾虚而寒湿邪客之，则腰脊强，脚痹。入三经而除所苦，则上来诸证自除。苦能泄，温能散，故又主肠鸣幽幽如走水。久服利人，益气养血之验也。北方产者胜。"

《本草汇言》云："丹参，善治血分，去滞生新，调经顺脉之药也。主男妇吐衄，淋溺崩血之证，或冲任不和而胎动欠安，或产后失调而血室乖戾，或瘀血壅滞而百节攻疼，或经闭不通而小腹作痛，或肝脾郁结而寒热无时，或癥瘕积聚而胀闷痞塞，或疝气攻冲而止作无常，或脚膝痹痿而痛重难履，或心腹留气而肠鸣幽幽，或血脉外障而两目痛赤，故《明理论》以丹参一物，而有四物之功。补血生血，功过归地，调血敛血，力堪芍药，逐瘀生新，性倍芎䓖。妇人诸病，不论胎前产后，皆可常用。"

3. 现代药理研究

（1）抗动脉粥样硬化。丹参中的水溶性成分如丹酚酸 B、迷迭香酸以及丹参素可通过多个靶点及途径发挥抗动脉粥样硬化的作用。

（2）降血脂。丹参甲醇提取物、丹参水提取物能显著降低高脂血症模型大鼠和小鼠的血脂水平。

（3）降血压。丹参中的水溶活性成分可显著降低自发性高血压模型大鼠的收缩压。

（4）保护心肌细胞。经缺氧/复氧诱导引起细胞损伤和凋亡的心肌细胞，在经过丹参素处理后，心肌细胞损伤后的相关指标显著好转。

（5）抗肿瘤。丹参可抑制卵巢癌细胞、乳腺癌细胞、胃癌细胞、髓系白血病细胞、神经胶质瘤细胞等肿瘤细胞增殖。

4. 糖尿病肾病中的应用

（1）祛瘀生新，凉血清热。血瘀贯穿于糖尿病肾病全程，亦是糖尿病肾病形成与发展的基础。丹参归心、肝经，味苦，性微寒，有活血祛瘀、凉血消痈、养血安神之功。《本草正义》云："丹参专入血分，其功在于活血行血，内之达脏腑而化瘀滞……外之利关节而通脉络。"丹参善祛瘀血以生新血，生化之机未损则肝血自生，此有别于其他活血破血之品，故《本草便读》谓丹参"能祛瘀以生新，为调理血分之首药"。因丹参性偏寒凉，故对血热瘀滞之证尤为适宜，临证常配伍清热凉血、活血化瘀的牡丹皮，二者共达凉血活血、祛瘀生新、清透邪热之功。笔者常将丹参广泛应用于糖尿病肾病各期血瘀、血热或瘀热互结证的治疗。

（2）心腹诸痛，丹参所长。糖尿病肾病为糖尿病微血管病变之一，糖尿病日久，常大血管、微血管俱损，其中大血管病变最易累及心血管，因此糖尿病肾病患者常合并心血管病变，多为气滞血瘀痰凝，进而心脉痹阻不通所致。丹参能入手少阴心经，使厥阴之血归心、肝经，养血活血，祛瘀生新，《神农本草经》载其："主心腹邪气，肠鸣幽幽如走水，寒热积聚；破癥除瘕，止烦满，益气。"《名医别录》载其："养血，去心腹痼疾、结气……久服利人。"《本草纲目》云其："活血，通心包络。"《滇南本草》谓其："补心……定志，安神宁心。"可见丹参活血祛瘀止痛而不伤及气血，兼有凉血养血、除烦安神之功，故丹参可用治心绞痛、瘀血腹痛，对于糖尿病肾病合并糖尿病性心脏病者尤为适宜，临床用量多为 30 g。笔者临床常在治疗糖尿病肾病方药的基础上合用丹参饮。丹参饮出自陈修园《时方歌括》，言其可"治心痛、胃痛诸痛多效，妇人更效"。丹参饮所治心胃诸痛，为气血瘀滞互结于心脏或胃腑所致，方中重用丹参以活血祛瘀而为君药；檀香辛散温通，能行气止痛，解结气而除心痹；砂仁味辛而气温，辛香沁脾，和中导滞，助丹参活血化瘀。三药合用，可使气血通畅，疼痛自止。因此，程门雪极赞其效用之妙，誉丹参饮为治疗胸痹心痛第一方法。若兼夹痰浊痹阻心脉者，再加瓜蒌，取其宽中散结涤痰之效，以通心中之阳气。《本草思辨录》云："栝楼实之长，在导痰浊下行，故结胸胸痹，非此不治。"

（五）牡丹皮——散血中之瘀，泻阴中之火

牡丹皮，始载于《神农本草经》。本品味苦、辛，性微寒，归心、肝、肾经。有清热、凉血、和血、消瘀的功能。主要用于治疗热入血分、发癍、惊痫、吐血、衄血、便血、骨蒸劳热、经闭、癥瘕、痈疡、跌扑损伤等。

本品因结子而根上生苗，故谓"牡"，因其花红，故谓"丹"，因此名为牡丹。

1. 古代文献

《神农本草经》言："主寒热，中风，瘛疭，痉，惊痫邪气。除癥坚，瘀血留舍肠胃，安五脏，疗痈疮。"

《药性论》言："治冷气，散诸痛，治女子经脉不通，血沥腰疼。"

《名医别录》言："主除时气，头痛，客热，五劳，劳气，头腰痛，风噤，癫疾。"

《日华子本草》言："除邪气，悦色，通关腠血脉，排脓，通月经，消扑损瘀血，续筋骨，除风痹，落胎，下胞，产后一切女人冷热血气。"

《珍珠囊》言："主治斑疹吐衄，阴虚发热，无汗骨蒸。"

《本草纲目》言："和血生血凉血，治血中伏火，除烦热。"

《医学入门》言："泻火伏，养真血气，破结蓄。"

2. 医家发挥

《神农本草经疏》云："牡丹皮，其味苦而微辛，其气寒而无毒，辛以散结聚，苦寒除血热，入血分凉血热之要药也。寒热者，阴虚血热之候也。中风瘛疭，痉，惊痫，皆坐阴虚内热，营血不足之故。热去则血凉，凉则新血生，阴气复，阴气复则火不炎，而无因热生风之证矣，故悉主之。痈疮者，热壅血瘀而成也。凉血行血，故疗痈疮。辛能行血，苦能泻热，故能除血分邪气，及癥坚瘀血留舍肠胃。脏属阴而藏精，喜清而恶热，热除则五脏自安矣。《别录》：并主时气头痛，客热，五劳劳气，头腰痛者，泄热凉血之功也。甄权：又主经脉不通，血沥腰痛，此皆血因热而枯之候也。血中伏火，非此不除，故治骨蒸无汗，及小儿天行痘疮血热。东垣谓心虚肠胃积热，心火炽甚，心气不足者，以牡丹皮为君，亦此意也。"

《本草正》云："丹皮，赤者行性多，白者行性缓，总之，性味和缓，原无补性。但其微凉辛，能和血、凉血、生血，除烦热，善行血滞。滞去而郁热自解，故亦退热。用此者，用其行血滞而不峻。"

《本草求真》云："世人专以黄柏治相火，而不知丹皮之功更胜，盖黄柏恶寒而燥，初则伤胃，久则败阳，苦燥之性徒存，而补阴之功绝少，丹皮赤色象离，能泻阴中之火，使火退而阴生，所以入足少阴而佐滋补之用，较之黄柏，不啻霄壤矣。"

3. 现代药理研究

（1）抗菌消炎。牡丹皮水提取物可对溶血性链球菌、大肠埃希菌、金黄色葡萄球菌等20余种致病菌起到较强的杀灭和抑制作用。

（2）抗肿瘤。牡丹皮中含有的丹皮酚能显著抑制食管癌、胃癌、肝癌、胰腺癌、结肠癌和直肠癌等消化系统恶性肿瘤生长，也能对乳腺癌和宫颈癌发挥抑制作用。

（3）对心脑血管的作用。丹皮酚可通过降低血脂、抑制动脉粥样硬化而发挥保护血管的作用。

（4）对糖尿病的治疗作用。丹皮酚可以抑制糖异生过程、促进细胞对糖原的合成，以发挥对糖代谢的调节作用。

（5）抗心律失常。丹皮酚可以显著抑制心肌细胞的外向钾离子通道，从而发挥抗心律失常的作用。

4. 糖尿病肾病中的应用

牡丹皮味苦、辛，性微寒，其气清芳，苦能泻血热，辛能散瘀血，清芳能透达，故牡丹皮有凉血、活血、和血之功，既可入血分以清热化滞，又善清透阴分伏火，使热退而利于阴生，其凉血而不致瘀滞，活血又不致妄行，故常用于治疗血分有热有瘀之证。《本草纲目》谓牡丹皮"和血生血凉血，治血中伏火，除烦热"，因此，临证对于糖尿病肾病阴虚血热之烦热，用之以发挥清热凉血之功；对于糖尿病肾病瘀血痹阻肾络者，用之以发挥活血化瘀之力。牡丹皮常与丹参合用，治疗糖尿病肾病兼有血瘀、血热、瘀热互结者，或合并紫癜性肾炎而见热毒内陷血分、络破血溢者。此外，《本草纲目》云："牡丹皮，治手足少阴、厥阴四经血分伏火。"血中伏火即阴火、相火。相火妄动，可上扰心室，下乱肾庭，致神志不定、遗精早泄。故糖尿病肾病患者中因相火妄动而致遗精泄者，亦常用之。

（六）桃仁——破血通脉，开结通滞

桃仁，始载于《神农本草经》。本品味苦、甘，性平，有小毒，归心、肝、大肠经。有破血行瘀、润燥滑肠的功能。主要用于治疗经闭、癥瘕、热病蓄血、风痹、疟疾、跌打损伤、瘀血肿痛、血燥便秘等。

本品为桃或山桃的种仁，故名桃仁。桃仁质硬而脆，其色乳白，富含油脂，柔润滑利，可通利肠道。桃仁可平喘，其善行血滞，祛瘀力强，被归入破血药，为治疗多种瘀血阻滞证的常用药，常与红花相须为用。

1. 古代文献

《神农本草经》言："主瘀血、血闭、瘕邪，杀小虫。"

《医学启源》言："治大便血结。"

《名医别录》言："主咳逆上气，消心下坚，除卒暴。"

《本草择要纲目》言："主治热入血室，泄腹中滞血，除皮肤血热燥痒，行皮肤凝聚之血。"

《本草纲目》言："主血滞风痹骨蒸，肝疟寒热，鬼注疼痛，产后血病。"

《神农本草经疏》言："桃仁性善破血，凡血结、血秘、血燥、瘀血、留血、蓄血、血痛、血痕等证，用之立通。"

《本草征要》言："破诸经之血瘀，润大肠之血燥。肌有血凝，而燥痒堪除，热入血室，而谵言可止。"

2. 医家发挥

《药品化义》云："桃仁，味苦，能泻血热，体润，能滋肠燥。若连皮研碎多用，藉其赤色，以走肝经，主破蓄血，逐月水及遍身疼痛，四肢木痹，左半身不遂，左足痛甚者，以其舒经，活血行血，有去瘀生新之功；若去皮捣烂少用，取其纯白，以入大肠，治血枯便闭，血燥便难，以其濡润，凉血和血，有开结通滞之力。"

《神农本草经疏》云："夫血者，阴也，有形者也，周流乎一身者也。一有凝滞则为癥瘕，瘀血血闭，或妇人月水不通，或击扑损伤积血，及心下宿血坚痛，皆从足厥阴受病，以其为藏血之脏也。苦能泄滞，辛能散结，甘温通行而缓肝，故主如上等证也。心下宿血去则气自下，咳逆自止。味苦而辛，故又能杀小虫也。"又云："桃仁性善破血，散而不收，泻而无补，过用之，及用之不得其当，能使血下不止，损伤真阴。"

《本经逢原》云："桃仁，为血瘀、血闭之专药。苦以泄滞血，甘以生新血，毕竟破血之功居多。观《本经》主治可知仲景桃核承气、抵当汤，皆取破血之用。又治热入血室，瘀积癥瘕，经闭，疟母，心腹痛，大肠秘结，亦取散肝经之血结。熬香治癞疝痛痒，《千金》法也。"

3. 现代药理研究

（1）保护心脑血管。桃仁具有显著的抗凝血、抑制血小板聚集以及改善血液流变学的作用。

（2）保护神经。桃仁可通过多种途径抑制糖尿病血管病变，进而有助于糖尿病周围神经病变的恢复。

（3）抗炎、抗肿瘤。桃仁乙醇提取物对小鼠移植性 S180 肿瘤的生长有抑制作用。

（4）免疫调节。桃仁提取物可以显著改善急性胰腺炎模型大鼠的免疫功能。

（5）护肝护肾。桃仁乙醇提取物对四氯化碳和乙醇引起的急性肝损伤有一定的保护作用；桃仁可改善肾小管上皮细胞转分化，缓解肾间质的纤维化。

4. 糖尿病肾病中的应用

（1）寒热虚实瘀皆通。桃仁，味苦、甘，性平，入心、肝经血分，为通利之剂，善于破血而通血脉，散而不收，无峻利克伐之弊。桃仁因药性平和，故应用范围较广，寒、热、虚、实皆可用之，可用于治疗糖尿病肾病瘀血留滞之证。《神农本草经》言其"主瘀血、血闭"。徐灵胎曰："桃得三月春和之气以生，而花色最鲜有似血，故凡血郁血结之疾，不能调和畅通者，此能入于其中而和之散之。然其生血之功少，而去瘀之功多者何也。盖核桃本非血类，故不能有所补益。若癥瘕皆已败之血，非生气不能流通。桃之生气，皆在于仁，味苦而能开泄，故能逐旧而不能伤新也。"桃仁亦善入心而治疗心血瘀阻，《神农本草经疏》言其可治"心下宿血坚痛"，该病症状与冠心病心绞痛相似，故治疗糖尿病肾病合并冠心病者，亦常用桃仁。

（2）滑利润降便可下。桃仁富含油脂，性滑利，沉而善降，偏入里，入大肠经，有润燥滑肠之功，《本草述》言桃仁"治血结血秘血燥，通润大便，破蓄血"，实为治疗肠燥便秘之良药。若配伍大黄、当归、杏仁等品，可用于糖尿病肾病多种便秘的治疗。如桃仁配伍大黄，刚柔相济，专入血分，共奏破血积、下瘀血之功，可用于治疗糖尿病肾病瘀热停积不行或兼见大便闭结不通者，二药配伍使用，可使瘀热与大便并下；若与当归相伍，桃仁得当归活血之中又有养血之功，常用于治疗血虚肠燥的大便秘结；桃仁亦可与杏仁相配伍，杏仁味苦、辛而性温，主入肺经气分，苦降润泄，兼能辛宣疏散，可降气定喘，宣肺止咳，润肠通便，且二药均甘润多脂，性质平和，合用相得益彰，上宣下泄，气血并调，润肠通便之力更强，可用于治疗糖尿病肾病肺气郁闭或津枯肠燥便秘之证，亦能调理肺失宣肃之咳嗽气喘，如《圣济总录》中所载双仁丸，即以桃仁、杏仁各治疗上气喘急。

（七）红花——破血、行血、和血、调血

红花，始载于《本草图经》。本品味辛，性温，归心、肝经。有活血通经、祛瘀止痛的功能。主要用于治疗经闭、癥瘕、难产、胎死不下、产后恶露不行、瘀血作痛、痈肿、跌扑损伤等。

本品原名"红蓝花"，因其花呈红色，叶颇似蓝色，故有"红蓝花"之名。红花喜生长于温暖干燥之处，故其性温燥，闻之有特异的香气，又因色红入血，故其可活血化瘀。一般认为，红花用量小，即 3 g 左右，为和血；用量中等，即 6 g 左右，为活血；用量大，即 10 g 左右，为破血。

1. 古代文献

《开宝本草》言："主产后血运口噤，腹内恶血不尽、绞痛，胎死腹

中，并酒煮服。亦主蛊毒下血。"

《本草纲目》言："活血润燥，止痛散肿，通经。"又云："多则破留血，少则养血。"

《本草正》言："达痘疮血热难出，散斑疹血滞不消。"

2. 医家发挥

《本草汇言》云："红花，破血行血，和血调血之药也。主胎产百病，因血为患，或血烦血晕，神昏不语，或恶露抢心，脐腹绞痛，或沥浆难生，蹉跌不下，或胞衣不落，子死腹中，是皆临产诸证，非红花不能治。若产后血晕，口噤指搦，或邪入血室，谵语发狂，或血闷内胀，僵仆如死，是皆产后诸证，非红花不能定。又如经闭不通而寒热交作，或过期腹痛而紫黑淋漓，或跌扑损伤而气血瘀积，或疮疡痛痒而肿溃不安，是皆气血不和之证，非红花不能调。"

《神农本草经疏》云："红蓝花，乃行血之要药。其主产后血晕口噤者，缘恶血不下，逆上冲心，故神昏而晕及口噤，入心、入肝，使恶血下行，则晕与口噤自止。腹内绞痛，由于恶血不尽，胎死腹中，非行血活血则不下。瘀行则血活，故能止绞痛，下死胎也。红蓝花本行血药也，血晕解，留滞行，即止。过用能使血行不止而毙。"

《药品化义》云："红花，善通利经脉，为血中气药。能泻而又能补，各有妙义。若多用三四钱，则过于辛温，使血走散。同苏木逐瘀血，合肉桂通经闭，佐归、芍治遍身或胸腹血气刺痛，此其行导而活血也。若少用七八分，取其味辛以疏肝气，色赤以助血海，大补血虚，此其调畅而和血也；若止用二三分，取其色赤入心，以配心血，又借辛味解散心经邪火，令血调和，此其滋养而生血也。分量多寡之义，岂浅鲜哉。"

3. 现代药理研究

（1）对脑组织的作用。红花中的主要活性成分羟基红花黄色素 A

（HSYA）能在正常或缺血条件下促进新生 SD 大鼠海马体切片的神经再生。

（2）对心肌缺血的作用。HSYA 能减少由冠状动脉左前降支（LAD）结扎引起急性心肌缺血模型大鼠的心肌梗死面积。

（3）抗凝血、抗血栓。红花可有效抑制二磷酸腺苷诱导的血小板聚集，还能显著改善血液流变学指标。

（4）抗炎。红花黄色素能抑制脂多糖诱导小鼠炎症反应中炎症因子的产生。

（5）抗肿瘤。红花可对 H_2O_2 诱导的嗜铬细胞瘤细胞的损伤和凋亡产生抑制作用。

4. 糖尿病肾病中的应用

花类药凝本草之精华，轻灵清化，最能疏理气机、调达气血。红花体轻色赤，味辛，性温，体轻而升浮，走而不守，可偏散全身无定处之瘀，为行散之剂。《本草汇言》言红花为"破血行血，和血调血之药也"。血行则经脉可通，血散则恶血可下，血活则新血可生，血调则诸症可除也，故红花为通瘀活血要药，可用治诸类瘀滞之证。《血证论·发渴》言："瘀血发渴者，以津液之生，其根出于肾水……有瘀血，则气为血阻，不得上升，水津因不能随气上布。"故糖尿病肾病诸血瘀证皆能使用红花。张元素云："阴中有阳，故人手少阴而补血。然长于行血，欲其补血须少用，或佐补剂。"《药品化义》言："若多用三四钱，则过于辛温，使血走散……此其行导而活血也。若少用七八分，取其味辛以疏肝气，色赤以助血海，大补血虚，此其调畅而和血也；若止用二三分，取其色赤入心，以配心血，又借辛味解散心经邪火，令血调和，此其滋养而生血也。分量多寡之义，岂浅鲜哉。"故红花多用则破血，少用则养血，临证常与桃仁配伍使用，以增强活血化瘀之力。

5. 用药鉴别

红花与桃仁均归心、肝经，皆有活血祛瘀、消肿止痛之功，可用于治疗多种瘀血证。红花辛散温通，质轻而浮，为血中气药，可走外达上，通经达络，故长于祛在上之瘀血或散全身无定处之瘀血，常用于治疗糖尿病肾病合并冠心病及脑血栓的患者。桃仁味苦、甘，性平，质重而降，可入里而善走下焦，故长于破局部有形瘀血或下腹部瘀血，且其降泄之性又可降肺气而止咳喘，《神农本草经疏》言其止咳之功与化瘀有关："心下宿血去则气自下，咳逆自止。"可用于糖尿病肾病合并咳嗽气喘的患者。此外，桃仁多油脂，可润肠便通，适用于糖尿病肾病兼有肠燥便秘者。

（八）三七——理血之妙品，止血之要药

三七，始载于《本草纲目》。本品味甘、微苦，性温，归肝、胃经。有活血化瘀、止血、消肿定痛的功能。主要用于治疗吐血、咯血、衄血、便血、血痢、崩漏、癥瘕、产后血晕、恶露不下、跌扑瘀血、外伤出血、痈肿疼痛等。

三七因每株有 3 条枝干、7 片叶子而得名，因其苗似人参，故又有"人参三七""参三七"之称。三七以止血兼化瘀为长，对于人体的内外各种出血病证，无论有无瘀滞，皆可用之，有"化瘀生新""止血不留瘀""化瘀不伤正"等特点。三七止痛效果亦强，可散瘀而消肿，止血而定痛，为治瘀血疼痛之佳品，疗金疮之圣药。

1. 古代文献

《本草纲目》言："止血散血定痛。金刃箭伤跌扑杖疮血出不止者，嚼烂涂，或为末掺之，其血即止。亦主吐血衄血，下血血痢，崩中经水不止，产后恶血不下，血运血痛，赤目痈肿，虎咬蛇伤诸病。"

《本草易读》言："甘，苦，微温，无毒。散血止痛，去瘀消肿。治一切吐血衄血，血痢血崩。为金疮杖疮要药。"

2. 医家发挥

《医学衷中参西录》云："三七，诸家多言性温，然单服其末数钱，未

有觉温者。善化瘀血，又善止血妄行，为吐衄要药，病愈后不至瘀血留于经络证变虚劳。兼治二便下血，女子血崩，痢疾下血鲜红久不愈，肠中腐烂，浸成溃疡，所下之痢色紫腥臭，杂以脂膜，此乃肠烂欲穿。为其善化瘀血，故又善治女子癥瘕，月事不通，化瘀血而不伤新血，允为理血妙品。外用善治金疮，以其末敷伤口，立能血止疼愈。若跌打损伤，内连脏腑经络作疼痛者，外敷、内服奏效尤捷。疮疡初起肿痛者，敷之可消。"

《本草新编》云："三七根，止血之神药也。无论上、中、下之血，凡有外越者，一味独用亦效，加入于补血补气药中则更神。盖此药得补药，而无沸腾之患，补药得止血药，而有安静之休也。"

3. 现代药理研究

（1）抗肿瘤。三七总皂苷可以通过多种途径抑制人胃癌细胞、大鼠肝癌细胞、骨髓瘤细胞的生长。

（2）抗炎。三七总皂苷能通过减轻炎症反应延缓肾间质纤维化。

（3）止血活血。三七总皂苷可以抗血小板聚集并溶栓，具有缩短凝血时间和出血时间的作用；三七可通过多靶点、多种途径干预血栓形成。

（4）提高免疫力。三七总皂苷 Rg_1 可以增强免疫低下模型小鼠的免疫能力。

4. 糖尿病肾病中的应用

三七味甘、微苦，性温，具有化瘀止血、活血定痛之功，能入肝经血分，善止血，又可化瘀生新，行血不伤正，止血不留瘀，《本草新编》言其"止血之神药也。无论上、中、下之血，凡有外越者，一味独用亦效，加入于补血补气药中则更神。盖此药得补药，而无沸腾之患，补药得止血药，而有安静之休也"。三七药用广泛，且不良反应小，无论久病新病、年老年幼，皆可用之，且无出血之患。总之，三七一物，集化瘀、止血、止痛、补虚功能于一身，一药多用，治疗内外上下诸疾皆宜，内服外用皆可，对于糖尿病肾病瘀血内滞兼出血或有出血风险者尤为适宜，具有其他单味药不可比拟的优势。

（九）鬼箭羽——专精血分，专散恶血

鬼箭羽，始载于《神农本草经》。本品味苦，性寒，归肝经。有破血通经、解毒消肿、杀虫的功能。主要用于治疗经闭、癥瘕、产后瘀滞腹痛、虫积腹痛等。

本品叶如桃，有直羽，如持箭矛自卫之状，故又名"卫矛"。向具破瘀行血、活络通经之功，验于临床。

1. 古代文献

《神农本草经》言："主女子崩中下血，腹满，汗出。"

《药性论》言："破陈血，能落胎。主中恶，腰腹痛。"

《名医别录》言："主治中恶，腹痛，去白虫，消皮肤风毒肿，令阴中解。"

《植物名实图考》言："治肿毒。"

《日华子本草》言："通月经，破癥结，止血崩、带下，杀腹脏虫及产后血咬肚痛。"

《证类本草》言："主女子崩中下血，腹满汗出，除邪，杀鬼毒蛊疰，中恶腹痛，去白虫，消皮肤风毒肿，令阴中解。"

2. 医家发挥

《本经逢原》云："鬼箭专散恶血，故《本经》有崩中下血之治。《别录》治中恶腹痛，去白虫，消皮肤风毒肿，即腹满汗出，除邪杀毒鬼蛊疰之治。今人治贼风历节诸痹，妇人产后血晕血结聚于胸中，或偏于胁肋少腹者，四物倍归，加鬼箭羽、红花、延胡索煎服。以其性专破血，力能堕胎。"

《本草述》云："鬼箭羽，如《本经》所治，似专功于女子之血分矣，又如苏颂所述古方，更似专功于恶症及中恶气之毒以病于血者也。第方书治女子经闭有牡丹皮散，中入此味，而治男子胀满有见晛丸，亦用此味，即苏颂所述古方之治，犹未言专治女子也。大抵其功精专于血分，如女子固以血为主，较取效于男子者更为切中耳。苏恭谓疗妇人血气大效，非无据也。"

3. 现代药理研究

（1）降血糖。鬼箭羽提取物中黄酮类化合物的降血糖活性最强。

（2）降血脂。鬼箭羽对高脂血症模型鹌鹑的血清总胆固醇有降低作用，进而延缓动脉粥样硬化。

（3）抗心肌缺血。鬼箭羽可分离出 5 种抗心肌缺血的化合物。

（4）抗氧化、抗病毒。鬼箭羽提取物总黄酮、总甾体和总多糖具有抗氧化作用；鬼箭羽具有抗病毒作用，其中，对呼吸道合胞病毒最为敏感。

（5）对肾脏的作用。鬼箭羽通过改善肾血流量，减轻炎症反应，降低肌酐、尿素氮及蛋白尿含量来保护肾功能。

4. 糖尿病肾病中的应用

《神农本草经》称鬼箭羽为"卫矛"，其味苦而性寒，苦善于坚阴，苦降下泄，苦寒胜热，故鬼箭羽善清解阴分之燥热，对于糖尿病肾阴虚燥热者，于辨治方中加用本品，可止渴清火，降低血糖。瘀血是糖尿病及其并发症发生、发展的关键致病因素，故活血化瘀是必要的治疗方法。肝为血海，鬼箭羽入肝经，《本草述》言鬼箭羽"其功精专于血分"，《本经逢原》谓其能"专散恶血"，可知鬼箭羽善于治疗血分病证，有破血散血之功，对糖尿病并发心血管、脑血管、肾脏、眼底及神经系统等病变，皆有良好的治疗作用，实为治疗糖尿病及其并发症的上选药品。笔者临床上诊治糖尿病肾病，在紧握中医病因病机的同时，结合西医病理生理及药理机制，认为鬼箭羽在防治糖尿病肾病中具有独特的优势，其善逐陈瘀败血，《本草便读》云其"所入者肝肺两经，所主者祛风破血耳"，指出其有祛风之功，内外兼顾，祛风破血，既能化瘀以通络，又可搜风以通络。临床应用鬼箭羽治疗糖尿病肾病时，用量为 15～30 g。

（十）泽兰——活血与利水相并行，善治瘀水互结水肿

泽兰，始载于《神农本草经》。本品味苦、辛，性微温，归肝、脾经。有活血化瘀、行水消肿的功能。主要用于治疗月经不调、经闭、痛经、产后瘀血腹痛、水肿等病证。

泽兰辛散温通，性较温和，不寒不燥，行而不峻，有疏肝气而通经脉、祛瘀散结而不伤正、化瘀与利水相兼的特点，常大剂量使用。

1. 古代文献

《神农本草经》言："主乳妇内衄，中风余疾，大腹水肿，身面四肢浮肿，骨节中水，金疮，痈肿，疮脓。"

《药性论》言："主产后腹痛，频产血气衰冷，成劳瘦羸，又治通身面目大肿，主妇人血沥腰痛。"

《雷公炮炙论》言："能破血，通久积。"

《医林纂要》言："补肝泻脾，和气血，利筋脉。主治妇人血分，调经去瘀。"

《日华子本草》言："通九窍，利关脉，养血气，破宿血，消癥癖，产前产后百病，通小肠，长肉生肌，消扑损瘀血，治鼻洪吐血，头风目痛，妇人劳瘦，丈夫面黄。"

2. 医家发挥

《本经逢原》云："泽兰，专治产后血败流于腰股，拘挛疼痛，破宿血，消癥瘕，除水肿，身面四肢浮肿。《本经》主金疮、痈肿，疮脓，皆取散血之功，为产科之要药也。更以芎、归、童便佐之，功效胜于益母。"

《本草正义》云："泽兰，产下湿大泽之旁，本与兰草相似，故主治亦颇相近。《本经》大腹水肿、身面四肢浮肿、骨节中水，皆苦温胜湿之功效，亦即兰草利水道之意。其治金疮痈肿疮脓者，专入血分，而行瘀排脓消肿也。惟《本经》所谓乳妇内衄，颇不可解，盖即后世新产通瘀之意。《别录》内塞，当亦以瘀露不通言之。甄权谓：治产后腹痛，固苦温行瘀之功，又谓：治频产血气衰冷、成劳瘦羸、妇人沥血腰痛，则以温和能利血脉言之。然通利之品，能走未必能守，此当以意逆之，而可知其非虚证久服之药矣。"

《本草求真》云："泽兰，虽书载有和血舒脾、长养肌肉之妙，然究皆属入脾行水，入肝治血之味，是以九窍能通，关节能利，宿食破。月经能调，癥瘕能消，水肿能散，产后血淋腰痛能止，吐血衄血，目痛风瘫，痈毒扑损能治。观此则书所云舒脾和血，不过因其水消血除之意，岂真舒脾和血之味也乎，入补气补血之味同投，则消中有补，不致损真，诚佳品也。"

3. 现代药理研究

（1）抗凝血、抗血栓形成。泽兰可作用于内源性及外源性凝血途径，显著延长凝血时间，抑制血小板聚集，从而发挥抗凝血、抗血栓形成的作用。

（2）改善血液流变性。泽兰有效部位可改善血瘀证模型大鼠的红细胞变形性，改善红细胞流变性异常。

（3）防治肝损伤。泽兰水提取物能防治小鼠肝纤维化，提高肝硬化模型大鼠血清总蛋白、白蛋白的水平，降低血清谷丙转氨酶、谷草转氨酶的水平。

（4）改善肾功能。泽兰具有减轻肾脏间质纤维化，延缓慢性肾脏病进程的作用；泽兰水提取液还能改善糖尿病模型大鼠的肾损伤。

4. 糖尿病肾病中的应用

泽兰味苦、辛，性微温，入肝、脾经，其气香而性温，味辛而散，可入肝经血分，善活血化瘀、行水消肿。李时珍在《本草纲目》中言："泽兰走血分，故能治水肿，除痈毒，破瘀血，消癥瘕。"故泽兰与其他活血化瘀药不同，其既能活血通络，又能行气利水，可使全身水道通调，脾气得健。《本草通玄》言泽兰："芳香悦脾，可以快气，疏利悦肝，可以行血，流行营卫，畅达肤窍。"且其行而不峻，作用温和，有祛邪而不伤正的特点，临床常大剂量使用，用量 30 ~ 60 g，对瘀水互结之水肿、臌胀的治疗尤为适宜。

中医学认为"久病入络"，糖尿病肾病瘀血阻滞肾络，肾之气化功能受阻，水液不得气化而泛溢于外，表现为水肿，即《金匮要略》所载"血不利则为水"。瘀血、水湿既为病理产物，又是致病因素，瘀血停滞于肾络可致水湿内停，水湿内停又使气血运行不畅，可加重瘀血。因此，糖尿病肾病水肿若为水瘀互结之证时，须活血与利水并行，当选择既可活血又可利水之药。笔者常将泽兰与益母草配伍应用，泽兰性微温，益母草性微寒，二者同用，可调和药性，使血畅水行。

（十一）益母草——消水行血，调经益母

益母草，始载于《神农本草经》。本品味苦、辛，性微寒，归肝、心包、膀胱经。有活血调经、利尿消肿的功能。主要用于治疗月经不调、痛经、经闭、恶露不尽、水肿尿少等。

本品长于"消瘀化水"，以产母体内有瘀浊停留，而此物能消之化之，使邪去而母受益，故有"益母"之名。益母草能收缩子宫，对于产后子宫的恢复大有裨益，单味药即可有效，有"经产要药"之誉，此草生长旺盛茂密，故又称"茺蔚"。

1. 古代文献

《神农本草经》言："主瘾疹痒。"

《本草蒙筌》言："去死胎，安生胎，行瘀血，生新血。治小儿疳痢。"

《新修本草》言："敷丁肿，服汁使丁肿毒内消。又下子死腹中，主产后胀闷，诸杂毒肿、丹游等肿。取汁如豆滴耳中，主聤耳。中虺蛇毒敷之良。"

2. 医家发挥

《本草汇言》云："益母草，行血养血，行血而不伤新血，养血而不滞瘀血，诚为血家之圣药也。妇人临产之时，气有不顺而迫血妄行，或逆于上，或崩于下，或横生不顺，或子死腹中，或胞衣不落，或恶露攻心，血胀血晕，或沥浆难生，蹊涩不下，或呕逆恶心，烦乱眩晕，是皆临产危急之症，惟益母草统能治之。又疮肿科以之消诸毒，解疔肿痛疽，以功能行血而解毒也。眼目科以之治血贯瞳仁及头风眼痛，以功能行血而去风也。习俗以益母草有益于妇人，专一血分，故屡用之。然性善行走，能行血通经，消瘀逐滞甚捷，观其治疗肿痛疽，眼病血障，则行血活血可知矣。产后诸疾因血滞、气脉不和者，用之相宜。若执益母之名，施于胎前之证，血虚形怯，营阴不足者，肝虚血少，瞳仁散大者，血脱血崩，阳竭阴走者，概而与之，未尝不取咎也。"

《本草求真》云："益母草，消水行血，去瘀生新，调经解毒，为胎前胎后要剂，是以无胎而见血淋血闭血崩带下血痛，既胎而见胎漏，临产而见产难，已产而见血晕，疔肿乳痈等症，服此皆能去瘀生新。盖味辛则于风可散，血可活，味苦则于瘀可消，结可除，加以气寒，则于热可疗，并能临症酌施，则于母自有益耳。"

《本草正》云："益母草，性滑而利，善调女人胎产诸证，故有益母之号。若血气素虚兼寒，及滑陷不固者，皆非所宜，不得以其益母之名，谓妇人所必用也。盖用其滑利之性则可，求其补益之功则未也。本草言其久服益精轻身，诚不足信。此外如退浮肿，下水气，及打扑瘀血，通大小便之类，皆以其能利也。"

3. 现代药理研究

（1）利尿、防治急性肾小管坏死。益母草中含有的益母草碱可显著降低急性肾小管坏死模型大鼠的尿素氮水平，防治肾组织损伤，并可增加家兔的尿量。

（2）松弛子宫平滑肌。益母草可减少子宫平滑肌的前列腺素 $F_{2\alpha}$ 及前列腺素 E_2 含量，缓解子宫炎症，提升孕激素水平，从而缓解痛经症状。

（3）保护心肌。益母草能抑制心肌缺血再灌注时发生的脂质过氧化反应，维持心肌亚细胞结构的完整性，减轻心肌损伤，起到保护心肌的作用。

4. 糖尿病肾病中的应用

益母草味苦、辛，性微寒，苦泻辛散，主入血分，归肝、心包、膀胱经，善于活血祛瘀，利尿消肿。《本草求真》云："益母草，消水行血，去瘀生新。"《本草正》谓益母草"退浮肿，下水气，及打扑瘀血，通大小便之类，皆以其能利也"。糖尿病肾病瘀血内阻肾络，血不利则为水，水不去则生瘀，而益母草性平和，无伤阴之忧，可祛瘀血、消水肿，使血瘀化，水湿运化恢复正常，有利于水湿之邪导出，且益母草有显著的清肝降血压之功，对于高血压合并水湿、瘀血同病，或血瘀水阻的糖尿病肾病患者，堪称佳品，但本品作用平和而力弱，用于利水消肿、降血压则剂量需大，多为 30 ~ 90 g，常与泽兰相须为用。

四、软坚消癥以通络

络病之初，未成癥瘕之积，辛香草木之品尚可通之，久病则凝痰败瘀诸邪积于络脉，痼结难解，日久而成癥瘕，且肾络迂曲复杂，此时草木之品难以直达病所，唯虫类通络药物借其蠕动之力和啖血之性，而有动跃攻冲之势。虫类药药性峻猛，性善走窜，善入细微孔隙之处，直达病所，有"追拔沉混气血之邪"的作用，以攻剔痼结之癥瘕，旋转阳动之气，使血无凝结，气可宣通，从而松透病根，正如《本草问答》云："动物之功利，尤甚于植物，以其动物之本性能行，而且具有攻性。"吴鞠通在《温病条辨》谓虫类药"以食血之虫，飞者走络中气分，走者走络中血分，可谓无微不入，无坚不破"。治疗糖尿病肾病常用的虫类药物有水蛭、土鳖虫、鳖甲等血肉有情之品，此类药物攻剔肾络宿疾沉疴，逐瘀开痹。

癥瘕痼结之疾，"仓促难以奏效""非峻攻可拔"，以缓调为宜，须持之以恒，勿事速达。叶天士在《临证指南医案》中云："新邪宜急散，宿邪宜缓攻。"又云："攻坚过急，药先入胃，徒致后天气乏。"此实为经验之谈，是故制方遣药应谨遵辨证论治之法，与病情丝丝入扣，以使病证相合，用其长以治病，谨防药弊伤身之害，临床应用宜从小剂量开始，中病即止。

（一）水蛭——气腥善行散，消癥于无形

水蛭，始载于《神农本草经》。本品味咸、苦，性平，有小毒，归肝经。有破血逐瘀、通经消癥的功能。主要用于治疗癥瘕痞块、血瘀经闭、跌扑损伤等。

水蛭，俗称"蚂蟥"，栖息于水田、沟渠之中，以吸食人畜血液为生，故其破瘀之力独优。水蛭性迟缓而善入，迟缓则不伤气血，善入则坚积易破，可借其力以消久瘀，自有利而无害。张仲景最善用水蛭，如大黄䗪虫丸、鳖甲煎丸、抵挡汤、抵挡丸等方中皆有水蛭。

1. 古代文献

《神农本草经》言："主逐恶血、瘀血、月闭，破血瘕、积聚、无子，

利水道。"

《神农本草经百种录》言："水蛭最喜食人之血，而性又迟缓善入，迟缓则生血不伤，善入则坚积易破，借其力以攻积久之滞，自有利而无害也。"

《本草崇原》言："水蛭乃水中动物，气味咸苦，阴中之阳也。咸苦走血，故主逐恶血瘀血，通月闭。咸软坚，苦下泄，故破血症积聚及经闭无子。感水中生动之气，故利水道。"

2. 医家发挥

《神农本草经疏》云："水蛭，味咸苦气平，有大毒，其用与虻虫相似，故仲景方中往往与之并施。咸入血走血，苦泄结，咸苦并行，故治妇人恶血、瘀血月闭、血瘕积聚因而无子者。血蓄膀胱则水道不通，血散而膀胱得气化之职，水道不求其利而自利矣。堕胎者，以具有毒善破血也。"

《神农本草经百种录》云："凡人身瘀血方阻，尚有生气者易治，阻之久，则无生气而难治。盖血既离经，与正气全不相属，投之轻药，则拒而不纳，药过峻，又反能伤未败之血，故治之极难。水蛭最喜食人之血，而性又迟缓善入，迟缓则生血不伤，善入则坚积易破，借其力以攻积久之滞，自有利而无害也。"

《医学衷中参西录》云："凡破血之药，多伤气分，惟水蛭味咸专入血分，于气分丝毫无损。且服后腹不觉疼，并不觉开破，而瘀血默消于无形，真良药也。"

3. 现代药理研究

（1）抗血栓。水蛭可提高红细胞、血小板膜脂质流动性，抗血小板血栓的形成；水蛭提取液具有促进纤溶的作用，可有效提高冠状动脉再通率。

（2）抗动脉粥样硬化。水蛭能通过调节机体脂肪代谢、减轻体内脂质沉积、保护血管内皮细胞、抑制血管平滑肌增生等来减少动脉粥样硬化的形成。

（3）抗炎。水蛭冻干粉可降低糖尿病肾病模型大鼠血清中的炎症因子水平，减少尿微量白蛋白排泄，改善肾功能，发挥保护肾脏的作用。

（4）抗纤维化。水蛭及其活性成分可抑制促纤维化生长因子的增殖，发挥抑制肾间质纤维化的作用。

4. 糖尿病肾病中的应用

水蛭味咸、苦，性平，归肝经，气腥善行，精专入血分，入血则破散，能破血、逐瘀、通经。《神农本草经》谓其"主逐恶血、瘀血、月闭，破血癥、积聚"，《本草汇言》云："水蛭，逐恶血瘀血之药也"。糖尿病肾病中后期诸邪相互胶结，痼结难解而为微型癥瘕，痹阻肾络，此非草木之品可攻，如吴鞠通所言："以食血之虫，飞者走络中气血，走者走络中血分，可谓无微不入，无坚不破。"水蛭破血祛瘀之功最为卓著，善除坚积癥瘕，能消肾络瘀血、癥瘕于无形之中，而又无损于气分，有力而善攻，有利而无害，如《神农本草经百种录》所云："水蛭最喜食人之血，而性又迟缓善入，迟缓则生血不伤，善入则坚积易破，借其力以攻积久之滞，自有利而无害也。"张锡纯对水蛭赞誉有加："凡破血之药，多伤气分，惟水蛭味咸专入血分，于气分丝毫无损。且服后腹不觉疼，并不觉开破，而瘀血默消于无形，真良药也。"糖尿病肾病患者多因久病不愈，正气不足而兼见微型癥瘕痹阻肾络，水蛭虽为活血峻剂，然破血而不伤气血，故此时可用之，但因其活血力强，应中病即止，不可用之过量、过久，临床水蛭用量多为 3~6 g。

（二）土鳖虫——通血络而破瘀滞，消癥瘕而散痼结

土鳖虫，又称"䗪虫"，始载于《神农本草经》。本品味咸，性寒，有小毒，归肝经。有活血散瘀、通经止痛的功能。主要用于治疗跌打损伤、瘀血肿痛、经闭、产后瘀血腹痛等。

土鳖虫喜生活于阴湿的松土中，其形扁如鳖，又为昆虫，故名土鳖虫。土鳖虫活血之力强，为破血之品，治疗血瘀重证可选用此药。

1. 古代文献

《神农本草经》言："主心腹寒热洗洗，血积癥瘕，破坚，下血闭，生子大良。"

《药性论》言："治月水不通，破留血积聚。"

《本草纲目》言："行产后血积，折伤瘀血，治重舌，木舌，口疮，小儿腹痛夜啼。"

《本草再新》言："消水肿，败毒。"

《雷公炮制药性解》言："主留血壅瘀，心腹寒热洗洗，祛坚积癥瘕、下乳通经。"

2. 医家发挥

《神农本草经疏》云："䗪虫生于下湿土壤之中，故其味咸，气寒。得幽暗之气，故其性有小毒。以刀断之，中有白汁如浆，凑接即连，复能行走，故今人以之治跌扑损伤，续筋骨有奇效。乃足厥阴经药也。夫血者，身中之真阴也。灌溉百骸，周流经络者也。血若凝滞则经络不通，阴阳之用互乖，而寒热洗洗生焉。咸寒能入血软坚，故主心腹血积，癥瘕血闭诸证。血和而荣卫通畅，寒热自除，经脉调匀，月事时至，而令妇人生子也。又治疟母为必用之药。"

《长沙药解》云："䗪虫善化瘀血，最补损伤。《金匮》鳖甲煎丸用之治病疟日久，结为癥瘕。大黄䗪虫丸用之治虚劳腹满，内有干血。下瘀血汤用之治产后腹痛，内有瘀血。土瓜根散用之治经水不利，少腹满痛，以其消癥而破瘀也。"

3. 现代药理研究

（1）免疫调节。土鳖虫多肽具有免疫调节的作用，可增强小鼠的免疫功能，促进胸腺及脾脏发育，保护胸腺和脾脏。

（2）调节血脂。土鳖虫能调节 2 型糖尿病模型大鼠的血糖，降低血浆中甘油三酯、胆固醇的水平，提高高密度脂蛋白水平，起到调节血脂的作用。

（3）促进骨骼愈合。土鳖虫可提高骨缺损模型家兔的骨痂生长速度，为骨折部位提供良好的血液供应，以促进骨痂形成及骨折愈合。

4. 糖尿病肾病中的应用

土鳖虫，又名"土元"，"元"即"元帅"，意为药中"良将"，有活血散瘀、消癥破积之功，其性善走窜，既助络气，又行络血，使血无凝结，气可宣通，从而无微不至，无坚不破。《神农本草经》谓其"主心腹寒热洗洗，血积癥瘕，破坚，下血闭"。《长沙药解》记载土鳖虫"善化瘀血，最补损伤"。笔者临证常将土鳖虫与水蛭同用，二者味均咸，皆可破血逐瘀，且水蛭兼具通经活络之功，土鳖虫则有续筋接骨之效，二者配伍使用，对于糖尿病肾病中后期的肾络微型癥瘕具有化瘀破积之功，土鳖虫常用剂量为 10～15 g。

（三）鳖甲——质沉潜镇能降血压，咸软善走以消癥瘕

鳖甲，始载于《神农本草经》。本品味甘、咸，性微寒，归肝、肾经。有滋阴潜阳、退热除蒸、软坚散结的功能。主要用于治疗阴虚发热、劳热骨蒸、虚风内动、经闭、癥瘕、久疟疟母等。

本品因药用部位为鳖的背甲而得名。鳖甲色青入肝，有阴寒之性，是阴中至阴之品。鳖性动而不静，鳖甲功善于散，味又咸，故长于软坚散结，能削坚积而散癥瘕痞块。

1. 古代文献

《神农本草经》言："主心腹癥瘕坚积、寒热，去痞、息肉、阴蚀、痔、恶肉。"

《药性论》言："主宿食、症块、痃癖气、冷瘕、劳瘦，下气，除骨热，骨节间劳热，结实壅塞。"

《名医别录》言："疗温疟，血瘕，腰痛，小儿胁下坚。"

《日华子本草》言："去血气，破瘕结恶血，堕胎，消疮肿并扑损瘀血，疟疾，肠痈。"

《本草纲目》言："除老疟疟母，阴毒腹痛，劳复，食复，斑疽烦喘，小儿惊痫，妇人经脉不通，难产，产后阴脱，丈夫阴疮石淋，敛溃痈。"

《医学入门》言："鳖甲止疟破瘕下气血，更消阴蚀与痔疮，堕胎止崩宽儿胁，肉味虽甘补中气，阴虚之人乃可啜。"

2. 医家发挥

《神农本草经疏》云："鳖甲主消散者以其味兼乎平，平亦辛也，咸能软坚，辛能走散，故《本经》：主癥瘕、坚积、寒热，去痞疾、息肉、阴蚀、痔核、恶肉；《别录》疗温疟者，以疟必暑邪为病，类多阴虚，水衰之人，乃为暑所深中，邪入阴分，故出并于阳而热甚，入并于阴而寒甚，元气虚赢，则邪陷而中焦不治，甚则结为疟母。甲能益阴除热而消散，故为治疟之要药，亦是退劳热在骨及阴虚往来寒热之上品，血瘕腰痛，小儿胁下坚，皆阴分血病，宜其悉主之矣。劳复、女劳复为必须之药；劳瘦骨蒸，非此不除；产后阴脱，资之尤急。"

《冯氏锦囊秘录》云："全得天地至阴之气，故味咸、平、无毒，象水明矣。但甲色青而应木，故专入肝益肾，为软坚除热补虚除癥，温疟寒热，癥瘕坚积，痞疾息肉，阴蚀痔疮，疟母劳热，血瘕骨蒸劳复，产后蓐劳之要药。"

3. 现代药理研究

（1）抗疲劳。鳖甲提取物能明显清除小鼠剧烈运动时产生的代谢产物，延缓疲劳发生。

（2）抗肝纤维化。鳖甲提取物可抑制肝星状细胞的增殖，预防、延缓肝纤维化的发生、发展。

（3）补血。鳖甲胶可明显增加小鼠的血红蛋白含量，具有补血作用。

（4）免疫调节。鳖甲提取物对小鼠具有免疫调节作用，可明显提高小鼠机体对负荷的适应度，增强小鼠细胞免疫功能。

4. 糖尿病肾病中的应用

（1）软坚散结消癥瘕。鳖甲味甘、咸，性微寒，入肝、肾经，为药中之"良相"，其禀天地至阴之气而生，性阴、降，能补真阴，对于肾精亏损之糖尿病肾病最为适用。鳖甲性善攻，走而不守，味咸能软坚，故长于软坚散结，入肾络除癥瘕坚积，肾精亏损及微型癥瘕痹阻肾络的糖尿病肾病患者用之较宜，常与土鳖虫、水蛭等破血消癥药配伍使用，土鳖虫、水蛭峻破顽瘀，鳖甲软坚消癥，三者药效相辅相成，可增强化瘀消癥之力。

（2）滋阴平肝降血压。鳖味甘，性微寒，原为阴物，乃血肉有情之品，相较于植物药，其滋补肾阴之功较为明显，不仅能柔肝散结，还能主厥阴血分为病，若血分虚则劳，血分热则蒸，血分结则癥瘕积聚。糖尿病肾病阴精耗伤所导致的内热之证，用之可瘥。若糖尿病肾病肾阴亏虚，水不涵木，阴虚阳亢而合并高血压，因鳖甲善入肝、肾二经，能滋养肾水，涵养肝木，且其质重沉降，可平肝潜阳，故用之效佳，常与龟板同用。龟、鳖二物，皆入肝、肾经，均具阴寒之性，可清虚热、除骨蒸、滋阴潜阳，共奏滋阴潜阳、平肝降血压之功。然二者亦有不同，龟色黑，偏入肾经气分，能补筋骨软弱，有敛固之功；而鳖色青，偏入肝经血分，善治阴经血病，有通利之用。

（四）牡蛎——软坚固涩重镇剂，消癥固精安心神

牡蛎，始载于《神农本草经》。本品味咸、涩，性微寒，归肝、胆、肾经。有滋阴潜阳、重镇安神、软坚散结、收敛固涩、制酸止痛的功能。

主要用于治疗惊悸失眠、眩晕耳鸣、瘰疬痰核、癥瘕痞块、自汗盗汗、遗精崩漏、胃痛吞酸等病证。

李时珍云："蛤蚌之属，皆有卵生、胎生。独此化生，纯雄无雌，故得牡名。"曰蛎乃言其粗大。牡蛎为海中蚌属，附石而生，其味咸，性微寒，体重质润，纯阴属水，其味咸而能软坚，有润育真阴、潜降浮阳及软坚散结的功效。

1. 古代文献

《神农本草经》言："主伤寒寒热，温疟洒洒，惊恚怒气，除拘缓，鼠瘘，女子带下赤白。久服，强骨节、杀邪气、延年。一名蛎蛤。生池泽。"

《药性论》言："主治女子崩中。止盗汗，除风热，止痛。治温疟。又和杜仲服止盗汗……病人虚而多热，加用地黄、小草。"

《名医别录》言："除留热在关节荣卫，虚热去来不定，烦满；止汗，心痛气结，止渴，除老血。涩大小肠，止大小便，治泄精，喉痹，咳嗽，心胁下痞热。"

《海药本草》言："主男子遗精，虚劳乏损，补肾正气，止盗汗，去烦热，治伤阴热疾，能补养安神，治孩子惊痫。"

《本草拾遗》言："捣为粉，粉身，主大人小儿盗汗，和麻黄根、蛇床子、干姜为粉，去阴汗。"

2. 医家发挥

《神农本草经疏》云："牡蛎味咸平，气微寒，无毒。气薄味厚，阴也，降也。入足少阴、厥阴、少阳经。其主伤寒寒热、温疟洒洒、惊恚怒气、留热在关节，去来不定、烦满气结心痛、心胁下痞热等证，皆肝胆二经为病。二经冬受寒邪，则为伤寒寒热；夏伤于暑，则为温疟洒洒；邪伏不出，则热在关节去来不定；二经邪郁不散，则心胁下痞；邪热甚，则惊恚怒气，烦满气结心痛。此药味咸气寒，入二经而除寒热邪气，则荣卫通，拘缓和，而诸证无不瘳矣。少阴有热，则女子为带下赤白，男子为泄精，解少阴之热，而能敛涩精气，故主之也。"

《本草思辨录》云："鳖甲、牡蛎之用，其显然有异者，自不致混于所施，惟其清热软坚，人每视为一例，漫无区分。不知此正当明辨而不容忽者，甲介属金，金主攻利，气味咸寒而入阴，此二物之所同，清热软坚之所以并擅；而其理各具，其用亦因而分。鳖有雌无雄，其甲四周有肉裙，以肉裹甲，是为柔中有刚，阴中有阳。蛎有雄无雌，块垒相连如房，房内有肉，是为柔中有刚，阴中有阳。鳖介属而卵生色青，则入肝而气沉向里。蛎介属而化生色白，且南生东向，得春木之气，则入肝而气浮向外。向里则下连肾，向外则上连胆。《本经》于鳖甲主心腹癥痕坚积，于牡蛎主惊恚怒气拘缓。仲圣用鳖甲于鳖甲煎丸，所以破癥痕。加牡蛎于小柴胡汤，所以除胁满。所谓向里连肾向外连胆者，正即此可推其软坚而不能无铦钝之差，清热亦大有深浅之别也。由斯以观，凡鳖甲之主阴蚀、痔核、骨蒸者，岂能代以牡蛎。牡蛎之主盗汗、消渴、瘰疬颈核者，岂能代以鳖甲。鳖甲去恶肉而亦敛溃痈者，以阴既益而阳遂和也。牡蛎治惊恚而又止遗泄者，以阳既戢而阴即固也。"

3. 现代药理研究

（1）降血糖。牡蛎活性肽能促进高血糖模型小鼠胰岛组织的修复，恢复胰岛的正常分泌功能，从而发挥降低血糖的作用。

（2）抗肿瘤。牡蛎提取物对肺癌细胞具有一定的诱导分化作用，对胃癌细胞具有诱导凋亡作用。

（3）护肝。牡蛎提取物对乙醇所导致的模型小鼠肝损伤具有保护作用。

4. 糖尿病肾病中的应用

牡蛎味咸，性微寒，能入肾经，常用于治疗糖尿病肾病，一药多效：

其一可软坚散结，助散肾络胶着难解之实邪；其二可收敛固涩，防止精微下泄，使填补之肾精能得收涩固摄；其三可重镇安神。临证牡蛎用量多为30 g。

（1）软坚散结消癥瘕。牡蛎味咸，性微寒，寒能清热，咸能软坚，可消痰核，消壅散结。《本草纲目》言牡蛎可"化痰软坚，清热除湿，止心脾气痛，痢下赤白浊，消疝瘕积块，瘿疾结核"。《本草备要》亦载牡蛎"咸以软坚化痰，消瘰疬结核，老血瘕疝……微寒以清热补水，治虚劳烦热"。可见牡蛎有软坚散结之效，常用于治疗痰火郁结之癥瘕积聚、瘿瘤瘰疬等病。笔者临证治疗瘿瘤瘰疬时，常用牡蛎与贝母等化痰药配伍，如《医学心悟》之消瘰丸；治疗糖尿病肾病肾络癥瘕盘踞时，常用牡蛎与土鳖虫、水蛭等破血消癥药配伍使用。

（2）收敛固涩固肾精。牡蛎性涩，涩能固脱，故有收敛固涩之功。《海药本草》云牡蛎"主男子遗精、虚劳之损，补肾正气，止盗汗"，煅用则其固涩之性更著，可治疗肾气不足或卫表不固之遗精、遗尿、尿频、崩漏、自汗、盗汗等病证。笔者临证多用牡蛎治疗糖尿病肾病肾气不足、封藏不固之蛋白尿及尿频等，常与金樱子、桑螵蛸、芡实等固涩之品同用。

（3）重镇安神治失眠。牡蛎质重能镇，有安神潜阳之效，常用于治疗心神不安、惊悸怔忡、失眠多梦等病，临证常与龙骨相须为用，二者均有镇惊安神、平肝潜阳、收敛固涩之功。龙骨入心经，以安神为主，且收敛之功长于牡蛎，但无软坚散结的作用；牡蛎入肝经，平肝潜阳作用较强，又可软坚散结，但安神与收敛之功不及龙骨。二者同用，滋阴潜阳、镇静安神之功更著。张锡纯在《医学衷中参西录》中赞之曰："人身阳之精为魂，阴之精为魄。龙骨能安魂，牡蛎能强魄。魂魄安强，精神自足，虚弱自愈也。是龙骨、牡蛎，固为补魂魄精神之妙药也。"

5. 用药鉴别

一般认为牡蛎与鳖甲都能清热软坚，故可以互相替用，其实不然。

《本草思辨录》对牡蛎和鳖甲的区别进行了详尽的阐述，可供临证参考："鳖甲、牡蛎之用，其显然有异者，自不致混于所施，惟其清热软坚，人每视为一例，漫无区分。不知此正当明辨而不容忽者……《本经》于鳖甲主心腹癥瘕坚积，于牡蛎主惊恚怒气拘缓。仲圣用鳖甲于鳖甲煎丸，所以破癥瘕。加牡蛎于小柴胡汤，所以除胁满……由斯以观，凡鳖甲之主阴蚀、痔核、骨蒸者，岂能代以牡蛎。牡蛎之主盗汗、消渴、瘰疬颈核者，岂能代以鳖甲。鳖甲去恶肉而亦敛溃痈者，以阴既益而阳遂和也。牡蛎治惊恚而又止遗泄者，以阳既戢而阴即固也。"简言之，牡蛎主治的盗汗、消渴、瘿病等病，不能用鳖甲代之；鳖甲所主治的阴蚀、痔核、骨蒸，也不能用牡蛎代之。但有时又需两药合用，如《温病条辨》的大定风珠，就以牡蛎配伍鳖甲组方，以增强牡蛎的滋阴潜阳、软坚散结之功，故此方常用来治疗痰火郁结的痰核、痹证、瘰病。笔者常用牡蛎配伍鳖甲治疗急性单纯性淋巴结炎、甲状腺瘤等病。

五、搜风剔邪以通络

《内经》云："邪之所凑，其气必虚。"肾的虚损为风邪内侵的先决条件。《灵枢·经脉》言："肾足少阴之脉……其直者，从肾上贯肝膈，入肺中，循喉咙。"因喉属肺系，为肾经所循，故风邪犯肺，由喉咙循经内陷于肾，而为伏风，且每因外感风邪，内外相招，同气相求，邪风鸱张，扰动肾络。肾受五脏六腑之精而藏之，风为阳邪，其性开泄，风邪扰肾，使肾失封藏，不能固摄精微，致使五脏六腑之精随风邪外泄，临床表现为反复蛋白尿。另外，《素问·奇病论》言："有病痝然如有水状，切其脉大紧……病生在肾，名为肾风。"指出水肿与风邪扰肾关系密切。肾主水，风邪鼓荡，伤及于肾，使肾不能气化水液，导致肾脏开阖不利，水液内停，发为水肿，诚如《素问·水热穴论》所云："肾者，胃之关也，关门不利，故聚水而从其类也，上下溢于皮肤，故为胕肿。"笔者临床常用蝉蜕、僵蚕、全蝎、牛蒡子、威灵仙、蚕沙、穿山龙等祛风之品治疗水肿。

（一）蝉蜕——轻清疏透，善祛诸风

蝉蜕，始载于《名医别录》。本品味甘，性寒，归肺、肝经。有疏散风热、利咽开音、透疹、明目退翳、息风止痉的功能。主要用于治疗外感风热、咳嗽音哑、麻疹透发不畅、风疹瘙痒、小儿惊痫、目赤、翳障、疔疮肿毒、破伤风等病证。

蝉蜕为蝉所蜕的壳，又称"蝉衣""枯蝉"。蝉性善鸣，其声清脆，故善治音哑，为中医喉科治疗音哑的要药；蝉昼鸣夜息，故可治疗小儿夜啼；蝉性善蜕，蜕下为壳，可催生下胞，退翳明目，故可治疗疮疡、瘾疹。

1. 古代文献

《名医别录》言："主小儿痫女子生子不出，灰服之，主久痢。"

《本草拾遗》言："研，一钱匕，井花水服，主牙病。"

《药性论》言："治小儿浑身壮热惊痫，兼能止渴。"

《本草衍义》言："治目昏翳。又水煎壳汁，治小儿出疮疹不快。"

2. 医家发挥

张寿颐云："蝉蜕，主小儿惊痫。盖幼科惊痫，内热为多，即《素问》之所谓血与气并，交走于上，则为薄厥。治以寒凉，降其气火，使不上冲，此所以能治癫痫之真义也。甄权谓蝉蜕治小儿壮热，其意亦同。目之翳膜，儿之痘疮，实热为多，寒能胜热，是以主之。濒湖又谓治痘疹作痒，则实热有余者宜之，如其气虚作痒，勿混用。"

《本草纲目》云："蝉，主疗皆一切风热证，古人用身，后人用蜕。大抵治脏腑经络，当用蝉身；治皮肤疮疡风热，当用蝉蜕。"

3. 现代药理研究

（1）镇咳、平喘、解痉。蝉蜕具有明显的镇咳、平喘作用，可调节白细胞含量及改善"微观血瘀"状态，从而起到解痉的作用。

（2）抗惊厥。蝉蜕提取物可延长小鼠惊厥的潜伏期，延缓惊厥小鼠的死亡时间，降低惊厥发生率。

（3）减轻蛋白尿。蝉蜕可减轻系膜增生性肾小球肾炎模型大鼠的肾脏病理改变，减少尿蛋白的排泄，保护肾脏。

（4）抗凝血。蝉蜕提取物具有良好的抗凝活性及纤溶活性，可降低高脂血症模型大鼠的全血黏度，防止血栓的形成。

4. 糖尿病肾病中的应用

《灵枢·经脉》言："肾足少阴之脉……其直者，从肾上贯肝膈，入肺中，循喉咙。"因喉属肺系，为肾经所循，故糖尿病肾病患者常见风热等邪犯肺，循经内陷。蝉蜕走表，可治上，着重于祛邪。其体轻浮，主入肺经，能宣发肺气，疏散风热表邪于外，《医学衷中参西录》云其"善解外感风热，为温病初得之要药。又善托隐疹外出，有皮以达皮之力"，《本草纲目》言蝉蜕"其气清虚，故主疗一切风热之症"。并且蝉蜕可利咽开音，善治咽喉疼痛，还可宣肺利咽散邪，防止邪气循经内陷，即使邪气内陷肾络，其亦能入肾络搜剔风邪，透内伏之邪外出，以祛肾络之伏风。此外，蝉蜕还能通利小便，张锡纯在《医学衷中参西录》中言蝉蜕"善利小便"，因其能开宣肺气而具通调水道之效。

5. 用药鉴别

蝉蜕、僵蚕均是临床常用的虫类药，二者皆入肺、肝经，气味俱薄，皆有疏散风热、息风止痉、清热利咽等功效。此外，蝉蜕兼具透疹止痒之功，而僵蚕兼具化痰散结、解毒疗疮之效，为二者同中之异。

（二）僵蚕——性轻浮，散结气，开顽痰

僵蚕又名白僵蚕、天虫，始载于《神农本草经》。本品味咸、辛，性平，归肝、肺、胃经。有息风止痉、祛风止痛、化痰散结的功能。主要用于治疗痰热惊痫、小儿惊风、破伤风、风中经络、口眼歪斜、风热头痛、目赤、咽痛、风疹瘙痒、痰核、瘰疬等。

蚕染病而死，死而不朽，其色白，故名白僵蚕，又因"蚕"上下拆开为"天""虫"二字，故僵蚕又有"天虫"之称。白僵蚕有美白的作用，名称带"白"字的药物或者颜色为白色的药物，很多具有美白的作用，如白僵蚕、白芷、白茯苓、白及、白术、白扁豆、百合、山药、葛根、薏苡仁、天花粉等。

蚕为食桑之虫，桑能祛风，故僵蚕祛风之功因蚕食桑叶而得。另外，《淮南子》载："蝉饮不食，蚕食不饮。"因蚕多食而不饮，故辛燥，辛燥可胜湿祛风，可治湿盛之风痰，而味咸可软坚以消结节。

1. 古代文献

《神农本草经》言："主小儿惊痫、夜啼，去三虫，灭黑䵐，令人面色好，男子阴疡病。"

《本草纲目》言："散风痰结核、瘰疬、头风、风虫齿痛，皮肤风疮，丹毒作痒……一切金疮，疔肿风痔。"

《本草求真》言："治中风失音，头风齿痛、喉痹咽肿，是皆风寒入之，结而为痰。"

2. 医家发挥

《本草便读》云："辛散风邪，咸可豁痰入肺部，温行肝络，轻能治上利咽喉，备宣疏攻托之能，疗惊通乳，有结化癥开之效，消肿除疳。蚕沙燥湿并祛风，性味辛温兼治渴。僵蚕系蚕之病风者，虽死后僵而不腐，故为治风之药。味辛咸，性温属火，故能散结气，开顽痰，以其得清化

之气，可从治上焦头目风热，入肺部，治喉风喉痹等疾，又行肝胃两经，虽病僵之物，究属蠕动之品，凡一切乳痈痰沥之证，皆可用以攻托宣行。"

《本草崇原》云："僵蚕色白体坚，气味咸辛，禀金水之精也。东方肝木，其病发惊骇，金能平木，故主治小天运环转，则昼开夜合，故止小儿夜啼。金主肃杀，故去三虫。水气主灭黑而令人面色好。金能制风，咸能杀痒，故治男子阴痒之病。蝉蜕、僵蚕，皆禀金水之精，故《本经》主治大体相同。但蝉饮而不食，溺而不粪。蚕食而不饮，粪而不溺，何以相同。《经》云：饮入于胃，上归于肺。谷入于胃，乃传之肺。是饮是食虽殊，皆由肺气之通调；则溺粪虽异，皆禀肺气以传化矣。又，凡色白而禀金气之品，皆不宜火炒。僵蚕具坚金之体，故能祛风攻毒。若以火炒，则金体消败，何能奏功。后人不体物理，不察物性，而妄加炮制者，不独一僵蚕已也。如桑皮炒黄，麻黄炒黑，杏仁、蒺藜皆用火炒。诸如此类，不能尽述，皆由不知药性之原，狃于习俗之所致耳。"

《本草思辨录》云："白僵蚕，味辛气温而性燥，故治湿胜之风痰，而不治燥热之风痰……小儿惊痫夜啼，是肝热生风，又为痰湿所痼而阳不得伸，是以入夜弥甚。僵蚕却痰湿而散肝风，故主之。"

3. 现代药理研究

（1）抗惊厥。僵蚕提取物可降低小鼠惊厥率，对最大电休克惊厥模型有对抗作用。

（2）降血糖。僵蚕多糖可降低糖尿病模型小鼠的血糖浓度，改善其消瘦症状。

（3）镇静。僵蚕提取物能显著抑制小鼠的自主活动，具有明显的镇静作用。

（4）抗血栓形成。僵蚕注射液可缓解静脉血栓模型大鼠的血栓症状，降低纤溶酶原含量。

4. 糖尿病肾病中的应用

僵蚕得清化之气，僵而不腐，其气味俱薄，轻浮而升，有散风泄热、祛风止痉、化痰散结之功。如清代医家杨栗山在《伤寒温疫条辨》中所云："尝考诸本草，而知僵蚕味辛苦气薄，喜燥恶湿，得天地清化之气，轻浮而升阳中之阳，故能胜风除湿，清热解郁，从治膀胱相火，引清气上朝于口，散逆浊结滞之痰也。"僵蚕长于祛外风，张元素在《医学启源》中言僵蚕"气味俱薄，体轻而浮升阳也，去皮肤间诸风"，且其味辛，性温而燥，故可治湿盛之风痰，味咸亦能软坚。黄宫绣在《本草求真》中云："缘蚕食而不饮，其食出则气燥，燥则可以胜湿去风。"此外，僵蚕还能入经络以祛肾络之邪，卢之颐在《本草乘雅半偈》中云："蚕，昆虫也。三眠三起，起如卫气之出行阳道，眠如卫气之入行阴道，三十日大眠，则卫道已周，周则变而化，吐丝为茧矣。"即言蚕能吐丝而走经隧。僵蚕可清解郁热，为治温病初起之要药，《伤寒温疫条辨》中治疗温热病的主要方剂中有十二首皆用之，如书中言僵蚕可治"一切风热肿毒，观此则僵蚕之升阳散火，祛风胜湿，清热解毒可知"。糖尿病肾病患者多痰湿内蕴，日久则化生热邪，痹阻肾络，若兼伏风潜藏肾络，可影响肾主藏精的功能，致使精微下漏而表现为蛋白尿。僵蚕为血肉有情之品，善行走攻窜、搜风剔邪、化痰祛湿、通经达络，能祛除肾络胶着之邪，以促脉络通畅，进而使精微输布畅通，痰热或湿热痹阻肾络，兼有伏风或外感风热的糖尿病肾病患者，用之颇佳。

（三）全蝎——灵动迅速，搜剔顽邪

全蝎，始载于《蜀本草》。本品味辛，性平，有毒，归肝经。有息风镇痉、攻毒散结、通络止痛的功能。主要用于治疗小儿惊风、抽搐痉挛、中风口歪、半身不遂、破伤风、风湿顽痹、偏正头痛、疮疡、瘰疬等

病证。

蝎为毒虫，其毒在尾，入药仅用尾者名"蝎梢"，全体皆用者名"全蝎"。蝎为有毒之品，能以毒攻毒，因其体轻味辛而升散，故可疗风疾，为治风之要药，无论外风所致破伤风或内风所致中风半身不遂、痉挛抽搐者，皆可用之。

1. 古代文献

《开宝本草》言："疗诸风瘾疹，及中风半身不遂，口眼歪斜，语涩，手足抽掣。"

《本草图经》言："治小儿惊搐。"

《本草正》言："开风痰。"

《本草纲目》言："治大人疟疾，耳聋，疝气，诸风疮，女人带下，阴脱。"

《玉楸药解》言："穿筋透节，逐湿除风。"

2. 医家发挥

《本草纲目》云："蝎，足厥阴经药也，故治厥阴诸病。诸风掉眩、搐掣，疟疾寒热，耳聋无闻，皆属厥阴风木，故李杲云：凡疝气、带下，皆属于下风，蝎乃治风要药，俱宜加而用之。"

张寿颐云："蝎乃毒虫，味辛。其能治风者，盖亦以善于走窜之故，则风淫可祛，而湿痹可利。若内动之风，宜静不宜动，似非此大毒之虫所可妄试。然古人恒用以治大人风涎、小儿惊痫者，良以内风暴动，及幼科风痫，皆挟痰浊上升，必降气开痰，始可暂平其焰。观古方多用蝎尾，盖以此虫之力，全在于尾，性情下行，且药肆中此物皆以盐渍，则盐亦润下，正与气血上菀之病情针锋相对。入煎剂轻者三尾，重用至四、五尾，亦有入丸散用者，则可较多。"

3. 现代药理研究

（1）抗肿瘤。全蝎蝎毒的酶解产物具有抗肿瘤的作用，能抑制肺腺癌、乳腺癌、食管癌、前列腺癌等多种恶性肿瘤细胞增殖。

（2）抗癫痫、抗惊厥。全蝎醇提取物能降低癫痫模型大鼠慢性癫痫发作等级；全蝎提取物能抑制小鼠惊厥发作。

（3）抗凝血。全蝎提取液能抑制血栓形成，其作用机制为抑制血小板聚集、显著减少纤维蛋白原含量及缩短优球蛋白的溶解时间。

4. 糖尿病肾病中的应用

全蝎为血肉有情之品，可凭借其体阴而用阳之性及灵动迅速之势深入络脉，搜剔经络顽邪，以松透病根，使"血无凝着，气可宣通"，经络通畅，且祛邪而不伤正，内通脏腑，外达经络。《本草正》载全蝎"味甘辛，有毒，蝎生东方，色青属木，足厥阴肝经药也。故治中风诸风，开风痰，口眼㖞斜，半身不遂，语言謇涩，亥疟，耳聋，疝气，风疮瘾疹，小儿风痰惊痫，是亦治风之要药"。因此，临证对于糖尿病肾病风邪内伏肾络者，应首用全蝎，因其走窜力胜，灵动迅速，善入络脉，最能搜剔脏腑、经络、腠理中的邪气，使机体阳气畅达，能将药力带至玄府之间，疏通微细络脉。

（四）牛蒡子——能升能降，可解热毒

牛蒡子，始载于《名医别录》。本品味辛、苦，性寒，归肺、胃经。有疏散风热、宣肺祛痰、利咽透疹、解毒消肿的功能。主要用于治疗风热感冒、温病初起、咳嗽痰多、麻疹不透、风疹瘙痒、痈肿疮毒、丹毒、咽喉肿痛等病证。

本品药用部位为果实，其果实状恶而多刺钩，故古代本草著作中多以"恶实"为其正名。因其外壳似栗球，小而多刺，鼠过之则缀惹不可脱，故又称"鼠粘子"。

1. 古代文献

《名医别录》言：“主明目补中，除风伤。”

《药性论》言：“除诸风，去丹石毒，主明目，利腰脚，又散诸结节，筋骨烦，热毒。”

《医学启源》言：“消利咽膈……《主治秘要》：润肺散气。”

《本草拾遗》言：“主风毒肿，诸瘘。”

《本草纲目》言：“消斑疹毒。”

2. 医家发挥

《神农本草经疏》云：“恶实，为散风除热解毒之要药。辛能散结，苦能泄热，热结散则脏气清明，故明目而补中。风之所伤，卫气必壅，壅则发热，辛凉解散则表气和，风无所留矣。故能除风伤。藏器：主风毒肿，诸瘘；元素：主润肺散结气，利咽膈，去皮肤风，通十二经者，悉此意耳。故用以治瘾疹、痘疮，尤获奇验。”

《本草正义》云：“牛蒡之用，能疏散风热，起发痘疹，而善通大便，苟非热盛，或脾气不坚实者，投之辄有泄泻，则辛泄苦降下行之力为多。洁古作温，景岳又谓其降中有升，皆非真谛。其所以能散风热、透达斑疹、起发痘疮者，因其实满体芒刺，如栗如茨，而其子又两端尖锐，故能宣散四达，通行经络，此亦物理自然之性质，本不系乎温而能升也。《别录》称其明目，则风热散而目自明。补中者，亦邪热去而正自安。除风伤者，以风热言之也。其根茎则濒湖《纲目》谓之苦寒，《别录》主治皆除热通利之意。盖其功力本与子相近，而寒凉疏泄之性过之，固皆以清热宣导为治，凡非实火未可轻投……然凡肺邪之宜于透达而不宜于抑降者，如麻疹初起犹未发透，早投清降则恒有遏抑气机，反致内陷之虞。惟牛蒡则清泄之中自能透发，且温热之病，大便自通，亦可少杀其势，故牛蒡最为麻疹之专药。”

《本草求真》云:"牛蒡子,今人止言解毒,凡遇疮疡痈肿痘疹等症,无不用此投治,然犹未绎其义。凡人毒气之结,多缘外感风寒,营气不从,逆于肉里,故生痈毒。牛蒡味辛且苦,既能降气下行,复能散风除热,是以感受风邪热毒而见面目浮肿,咳嗽痰壅,咽间肿痛,疮疡斑疹及一切臭毒、痧闭、痘疮紫黑便闭等症,无不借此表解里清。但性冷滑利,多服则中气有损,且更令表益虚矣。至于脾虚泄泻为尤忌焉。"

3. 现代药理研究

(1)保护肾脏。牛蒡子苷对糖尿病模型大鼠的肾脏具有保护作用,可减少糖尿病肾病模型大鼠的尿蛋白排泄量,促进肾病蛋白、足突蛋白的表达。

(2)抗流感病毒。牛蒡子可抑制甲型流感病毒 FM1 株,诱发感染病毒小鼠产生干扰素。

(3)抗肿瘤。牛蒡子木质素类成分对肺癌、肝癌、胃癌细胞具有细胞毒性作用,可抑制肿瘤细胞增殖,诱导肿瘤细胞凋亡。

4. 糖尿病肾病中的应用

牛蒡子味辛、苦,辛能散结,苦能泄热,热结散则脏气清明,为散风除热解毒之要药。《医学启源》言其可"消利咽膈",治疗咽喉肿痛之症;《药品化义》谓其可"治上部风痰面目浮肿",故对于水肿亦有疗效;《食疗本草》载其可"通利小便";《本草正义》载其"善通大便",言:"凡肺邪之宜于透达而不宜于抑降者……惟牛蒡子则清泄之中自能透发,且温热之病大便自通。"由此可知,牛蒡子具有通利二便之功,故《药品化义》云:"牛蒡子能升能降。"盖牛蒡子辛香以入络,可开启肺窍、通调水道而治水泛高原;其富含油脂,可润肠通便,常用于上焦气滞所致二便不通。风热之邪常结于咽喉,致使咽喉红肿疼痛,糖尿病肾病患者若因体虚而不能拒邪于外,则邪气可循经内陷,伏于肾络。牛蒡子可疏风散热、解毒利咽、通利二便，糖尿病肾病风热袭表、咽喉疼痛或风热内陷肾络而见蛋白尿者皆宜使用，尤其兼有小便不利、大便不爽者，用之更佳，临床常用剂量为 10 ~ 15 g。

（五）威灵仙——宣通五脏，行十二经络

威灵仙，始载于《集验方》。本品味辛、咸，性温，归膀胱经。有祛风除湿、通络止痛的功能。主要用于治疗风湿痹痛、肢体麻木、筋脉拘挛、屈伸不利、骨鲠等病证。

威，言其性猛；灵仙，言其功神，故名之。威灵仙性猛而急，善走而不守，能宣通十二经络，推新旧积滞，消胸中痰涎，故又有"能消"之别称。

1. 古代文献

《本经逢原》言："痘疹毒壅于上不能下达，腰下胫膝起灌迟者，用为下引立效。"

《开宝本草》言："主诸风，宣通五脏，去腹内冷滞，心膈痰水，久积癥瘕，痃癖气块，膀胱宿脓恶水，腰膝冷疼，及疗折伤。"

《滇南本草》言："治冷寒攻心，面寒背寒，肚腹冷疼，痞满坚硬。"

《雷公炮制药性解》言："味苦，性温无毒，入十二经。主诸风，宣通五脏，去腹内冷滞，心胸痰水，久积痕癖，膀胱恶水，腰膝冷疼，两足肿满，又疗折伤。"

2. 医家发挥

《神农本草经疏》云："威灵仙，主诸风，而为风药之宣导善走者也。腹内冷滞，多由于寒湿，心膈痰水，乃饮停于上、中二焦也，风能胜湿。湿病喜燥，故主之也。膀胱宿脓恶水，靡不由湿所成，腰膝冷疼，亦缘湿流下部侵筋致之，祛风除湿，病随去矣。其日久积癥瘕、痃癖、气块及折伤。则病于血分者多，气分者少，而又未必皆由于湿，施之恐亦无当，取

节焉可也。"

《药品化义》云："灵仙，体细条繁，性猛急，盖走而不守，宣通十二经络。主治风、湿、痰、壅滞经络中，致成痛风走注，骨节疼痛，或肿或麻木。风胜者，患在上，湿胜者，患在下，二者郁遏之久，化为血热，血热为本，而痰则为标矣，以此疏通经络，则血滞痰阻，无不立豁。若中风手足不遂，以此佐他药宣行气道。"

《本草正义》云："威灵仙，以走窜消克为能事，积湿停痰，血凝气滞，诸实宜之。味有微辛，故亦谓祛风，然惟风寒湿三气之留凝隧络，关节不利诸病，尚为合宜，而性颇锐利，命名之义，可想而知，乃唐人著《威灵仙传》竟谓治中风不语，手足不遂，口眼㖞斜云云，则大有误会矣。"

3. 现代药理研究

（1）利胆。威灵仙水煎液可促进大鼠的胆汁分泌，具有一定的利胆作用。

（2）保护软骨。威灵仙水提液可保护膝骨关节炎模型兔的软骨细胞，维持软骨结构完整，延缓膝骨关节炎的病理改变。

（3）抑菌。威灵仙具有广谱抗菌作用，尤其对伤寒杆菌及铜绿假单胞菌的抑制作用较为明显。

（4）抗炎止痛。威灵仙水提液可提升耳郭肿胀模型小鼠的疼痛阈值，减轻耳郭肿胀程度，具有明显的抗炎镇痛作用。

4. 糖尿病肾病中的应用

威灵仙味微辛、咸，性温，辛能行气，咸能泄水，温能散寒，其性善走窜，善走而不守，性温通利，能宣通疏导五脏、十二经络，既可祛在表之风，又能化在里之湿，亦可行气、通经达络，可宣可导，使阻滞于脉络之中的邪气层层祛除，正如《本草正义》所言："威灵仙，以走窜消克为能事，积湿停痰，血凝气滞，诸实宜之。"用威灵仙治疗骨鲠、癥瘕、沉疴，往往有捷效。糖尿病肾病的基本病机通常为肾精不足，痰、湿、瘀、浊、毒、风、热等邪气相互胶结，痹阻肾络而为患，威灵仙具有多种作用，较适用于糖尿病肾病这种病情复杂的慢性疾病的治疗。但需注意的是，威灵仙横行直往，走而不守，服之易于耗气，如《本草纲目》所载："威灵仙，气温，味辛咸。辛泄气，咸泄水，故风湿痰饮之病，气壮者服之有捷效，其性大抵疏利，久服恐损真气，气弱者亦不可服之。"因此，在临床上使用威灵仙时应当配伍补益的药物，以免伤及人体，对于素体亏虚或实邪并不是十分严重的患者，尤其要注意这点。

（六）蚕沙——引浊下趋，化浊还清

蚕沙，始载于《名医别录》。本品味甘、辛，性温，归肝、脾、胃经。有祛风除湿，和胃化浊、活血通经的功能。主要用于治疗风湿痹痛、肢体不遂、风疹瘙痒、吐泻转筋、经闭、崩漏等。

蚕沙，又名"蚕粪""蚕矢"，是家蚕幼虫的干燥粪便。蚕五行属火，其性燥，燥能胜风祛湿，故蚕沙能治风湿之病。蚕沙本为粪便，能下趋肠道，使浊邪下行，则清阳自升，气机得通，吐泻得止。

1. 古代文献

《名医别录》言："主肠鸣，热中，消渴，风痹，瘾疹。"

《本草纲目》言："治消渴，症结，及妇人血崩，头风，风赤眼，去风除湿。"

《本草拾遗》言："主偏风筋骨瘫缓，手足不随，及腰脚软，皮肤顽痹。"

《本草再新》言："治风湿遏伏于脾家，筋骨疼痛，皮肤发肿，腰腿寒痛，血瘀血少，痘科浆靥不起，亦宜用之。"

《本草求原》言："原蚕沙，为风湿之专药……凡风湿瘫痪固宜，即血虚不能养经络者，亦宜加入滋补药中。"

《本草崇原》言："主治肠鸣，热中消渴，风痹，隐疹。"

2. 医家发挥

《医方絜度》云："蚕沙本桑叶所化。夫桑叶主熄风化湿，既经蚕食，蚕亦主胜风去湿。且蚕僵而不腐，得清气造物者独纯，故其矢不臭不变色，殆桑从蚕化，虽走浊道而清气独全。蚕沙既引浊下趋，又能化浊使之还清，性较鸡矢更优，故为霍乱转筋之主药。"

《本草正》云："主五脏百病，养神志，安魂魄，通血脉，明耳目，调和五脏。主上盛下虚，痰涎壅盛，头旋吐逆，霍乱反胃，心腹冷痛。升降阴阳，既济水火，久服通神明，杀精魅恶鬼，小儿惊吐，其效如神。"

3. 现代药理研究

（1）补血。蚕沙对再生障碍性贫血模型小鼠具有补血作用，可增加其外周血的血红蛋白及血小板含量，也能提高缺铁性贫血患者的血清铁蛋白水平和平均血红蛋白浓度。

（2）抗肿瘤。蚕沙所含的叶绿素衍生物能氧化肿瘤组织与肿瘤细胞，破坏其结构，对多种肿瘤细胞均具有杀伤作用。

（3）抗糖尿病。蚕沙所含的有效成分1-脱氧野尻霉素可降低机体血糖水平，从而保护肾脏功能。

4. 糖尿病肾病中的应用

蚕沙性甘，能散风，性温而燥，又善除湿。李时珍曰："蚕属火，其性燥，燥能胜风去湿，故蚕沙治疗风湿病。"王孟英云："蚕沙本桑叶所化。夫桑叶主熄风化湿，既经蚕食，蚕亦主胜风去湿。且蚕僵而不腐，得清气造物者独纯，故其矢不臭不变色，殆桑从蚕化，虽走浊道而清气独全。蚕沙既引浊下趋，又能化浊使之还清，性较鸡矢更优。"因此，蚕沙能升能降，升可祛风，降可利湿，笔者临证常用其治疗风湿痹阻肾络或兼有风湿痹痛、风疹瘙痒者。

（七）穿山龙——能守能走，能补能通

穿山龙，始载于《东北药用植物志》，药用历史较短。本品味甘、苦，性温，归肝、肾、肺经。有祛风除湿、舒筋活络、活血止痛、止咳平喘的功能。主要用于治疗风湿痹痛、肌肤麻木、关节屈伸不利、跌打损伤、胸痹心痛、咳嗽痰多等病证。

穿山龙吸收大自然灵气和精华，刚性纯厚，力专效捷，为祛风湿之良药。

1. 古代文献

《东北药用植物志》言："舒筋活血，治腰腿疼痛，筋骨麻木。"

《陕西植物药调查》言："制疟，止疼，消肿。"

《陕西中草药》言："治咳嗽，风湿性关节炎，大骨节病关节痛，消化不良，疟疾，跌打损伤，痈肿恶疮。"

2. 医家发挥

朱良春教授认为，穿山龙味甘、苦，性微寒，能守能走，能补能通，具有祛风除湿、活血通络、清肺化痰的功效，且有一定的补虚作用，一般用量较大，以 30～60 g 为宜，患者病情较重或症状改善不明显时，可酌情加量至 80 g，长期应用于临床，未发现有明显不良反应。朱良春教授临床主要应用穿山龙治疗以下疾病。

（1）顽痹。在治疗顽痹时，朱良春教授每于方中加用穿山龙 30～60 g 以增加疗效。笔者认为，穿山龙虽药性微寒，但绝不仅限于治疗热痹，经适当配伍，寒热虚实之痹证皆可用之。

（2）慢性肾炎。穿山龙治疗慢性肾炎前人少有记载。朱良春教授认为穿山龙既能祛风除湿，又具有一定的补虚作用，即所谓的"能守能走，能补能通"，有利于消除尿蛋白及水肿。此外，穿山龙可活血通络，有助于防止血栓形成，改善肾血流量，是一味治疗肾病的良药。朱良春教授在治

疗慢性肾炎时常在辨证论治的基础上加用穿山龙 30～60 g，既可提高治疗效果，又不增加肾毒性。

（3）痛风。朱良春教授常在用化瘀泄浊法治疗痛风的基础上加用穿山龙 60 g，这可以快速改善患者症状，提高疗效。

此外，朱良春教授还用穿山龙治疗顽固性咳嗽、胸痹、痿证等疑难杂病，疗效均较好。

3. 现代药理研究

（1）降血糖。穿山龙能降低糖尿病模型大鼠的血糖水平，增加胰岛素敏感性，保护主动脉内皮细胞。

（2）抗炎。穿山龙水提物可减少小鼠腹腔液的流出，降低肉芽肿的重量，具有显著的抗炎作用。

（3）平喘。穿山龙可延长卵白蛋白诱发小鼠哮喘的时间，减少喘息持续时间，降低哮喘发作后的呼吸频率，减轻哮喘的气道炎症反应。

（4）降尿酸。穿山龙总皂苷可抑制黄嘌呤氧化酶和腺苷脱氨酶的活性，显著降低高尿酸血症模型小鼠的血清尿酸水平。

4. 糖尿病肾病中的应用

穿山龙味甘、苦，性微寒，有祛风除湿、活血通络、清肺化痰之功。既可祛除络中风湿，又可剔除络中恶血，使脉络通畅能行，还能入肺，清肺化痰，宣水之上源，助肾代谢水液。此外，穿山龙还具有一定的补虚作用，大量使用穿山龙，无伤正之弊而有扶正之功，因此对于正气不足，风、湿、瘀等邪痹阻肾络的糖尿病肾病患者最宜使用，一般用量宜大，以30～60 g 为宜。

六、降浊解毒以通络

"浊"与"清"相对，即不清、浑浊之意。糖尿病肾病患者病至晚期，肾元衰惫，肾体受损严重，气化失司，致使肌酐、尿素氮等代谢废物难以排泄于外，蓄积于内而成浊毒。糖尿病肾病浊毒临床表现较为复杂，浊毒犯上则常见眩晕昏沉、心悸、胸闷、咳喘，即《素问·阴阳应象大论》所载"浊气在上，则生䐜胀"；浊毒内蕴中焦则见食少纳呆、恶心呕吐、脘腹胀满；浊毒浸润于下则见大便黏滞不爽、小便浑浊、排尿不爽、舌苔垢腻，二便不通等。此外，浊邪致病，容易阻塞气机，并常裹挟痰、湿、瘀、毒等邪气而呈现缠绵难愈、变化多端的特点。因此，治疗也应以辨证论治为基础，结合病邪特点和不同临床表现，灵活应用不同治则，并根据药物特点和患者反应恰当用药、及时调整。临证常选用萆薢、土茯苓、皂荚、大黄等品。

（一）萆薢——化阴伸阳，降浊分清

萆薢，始载于《神农本草经》。本品味苦，性平，归胃、膀胱经。有利湿浊、祛风湿的功能。主要用于治疗膏淋、白浊、带下、疮疡、湿疹、风湿痹痛等病证。

本品力能外拓而性复下趋，可祛风散寒湿而解之于至卑，故名萆薢。萆薢善治下焦湿浊病证，凡治下焦湿浊，小便频数，白浊如膏，皆为首选之药。

1. 古代文献

《神农本草经》言："味苦，平。主腰背痛，强骨节，风寒湿、周痹，恶创不瘳，热气。"

《本草经集注》言："薏苡仁为之使。畏葵根、大黄、柴胡、牡蛎、前胡。"

《本草易读》言："除腰脊之痛强，散骨节之风湿，疗痔瘘之坏疮，起腰脚之瘫痪。溺数茎疼之疾，白浊阴痿之疴；益精明目最良，中风失音亦效。"

2. 医家发挥

《神农本草经疏》云："萆薢得火土之气，而兼禀乎天之阳气，故味苦甘平无毒。阳中之阴，降也。入足阳明、少阴、厥阴。为祛风除湿，补益下元之要药，故主腰背痛，强骨节，风寒湿周痹。恶疮不瘳，热气伤中，恚怒，阴痿，失溺，关节老血，老人五缓，正以苦能燥湿，甘入脾而益血，故悉主之。甄权：又主冷风吊痹，腰脚瘫痪不遂，手足惊掣，男子腰痛久冷，肾间有湿，膀胱宿水。"

《本草通玄》云："萆薢，苦平，胃与肝药也。搜风去湿，补肾强筋，主白浊茎中痛，阴痿失溺，恶疮。入肝搜风，故能理风与筋之病。入胃祛湿，故能理浊与疮之病。古人或称其摄溺之功，或称其逐水之效，何两说相悬耶？不知肾为闭蛰封藏之本，肾气强旺则能收摄，而妄水亦无容藏之地，且善清胃家湿热，故能去浊分清也。杨氏萆薢分清饮，正得此意。"

《本草思辨录》云："风寒湿之在腰背骨节而痛强者，阴不化也，以萆薢达之而阴化。风寒湿之为阴痿、为失溺、为老人五缓者，阳不伸也，以萆薢导之而阳伸。后世以萆薢为分清浊之剂，亦由阴化阳伸而后清升浊降。即止小便数、除茎中痛，均不出是义耳。化阴非能益阴，伸阳非能助阳。盖萆薢者，所以驱风寒湿也。"

3. 现代药理研究

（1）调节骨代谢。萆薢提取物可改善由于雌激素变化而引起的原发性骨质疏松症，可明显改善大鼠骨代谢及骨生物力学。

（2）降尿酸。萆薢能降低高尿酸模型小鼠的尿酸水平，抑制高尿酸血症模型大鼠血清黄嘌呤氧化酶的活性，减少尿酸合成。

（3）免疫调节。萆薢能有效提高小鼠单核巨噬细胞系统功能，具有免疫调节作用。

4. 糖尿病肾病中的应用

（1）阴实阳不通，祛湿以通阳。湿为重着之邪，其性属阴。《本草征要》载萆薢"既可去膀胱宿水，又能止失溺便频"，萆薢可引湿邪从小便而出，其功善利湿，可祛湿邪以化阴邪。气属阳，无形而善动，周流全身，为机体功能活动的原动力。《本草思辨录》言："风寒湿之在腰背骨节而痛强者，阴不化也，以萆薢达之而阴化。风寒湿之为阴痿、为失溺、为老人五缓者，阳不伸也，以萆薢导之而阳伸。"可知萆薢虽能"化阴伸阳"，但"化阴非能益阴，伸阳非能助阳"，即通过祛湿邪以通其阳气，恢复气血运行，可治疗湿盛阳困、郁而不通之证。故湿浊痹阻肾络致使阳气郁而不通者，用之较佳。

（2）浊阻清不升，降浊以分清。《本草述钩元》言："以阴化则清升，而便数可止；阳导则浊降，而茎痛可除。"《本草思辨录》亦言："萆薢为分清浊之剂，亦由阴化阳伸而后清升浊降。"指出萆薢通过"化阴伸阳"以"升清降浊"。湿为浊之由，浊为湿之甚，《内经》云："清阳出上窍，浊阴出下窍。""清者其气滑，浊者其气涩。"而萆薢升降相因，其"质轻气清，色味皆淡"，能调畅气机而助脾升清，且"入药用根，则沉坠下降"，可利小便而降浊，具有升清降浊之效。《本草正义》言："萆薢蔓生，故性能流通脉络而利筋骨。"萆薢可舒经络、除痹痛。痛风多为湿热瘀毒留恋于关节，阻滞经络气血运行而致肢体疼痛，临证常用萆薢配合化瘀解毒药治疗痛风，且萆薢性平，无明显的寒热偏性，对于寒湿、湿热之痹证，均可使用。萆薢常与土茯苓合用，以增强利湿化浊止痛之功，萆薢常用剂量为 15～60 g，土茯苓常用剂量为 30～60 g。

（二）土茯苓——性平力缓，降浊解毒

土茯苓，始载于《本草经集注》。本品味甘、淡，性平，归肝、胃经。有解毒、除湿、通利关节的功能。主要用于治疗湿热淋浊、带下、痈肿、

瘰疬、疥癣、梅毒及汞中毒所致的肢体拘挛、筋骨疼痛等。

土茯苓原名"禹余粮",相传禹行山中,采本品当谷以充饥,而弃其余粮,故名之。由于其根半在土上,皮如茯苓,后遂谓之"土茯苓"。土茯苓皮为土色而入脾,其味甘、淡而性平,多生于山坡干旱之处,故能祛湿,主要用于治疗湿浊之毒,为治疗梅毒的要药。

1. 古代文献

《滇南本草》言:"治五淋,赤白浊,妇人红崩白带,祛杨梅疮毒。"

《本草正》言:"疗痈肿、喉痹,除周身寒湿、恶疮。"

《本草纲目》言:"健脾胃,强筋骨,去风湿,利关节,止泄泻。治拘挛骨痛,恶疮痈肿。解汞粉、银朱毒。"

《本草再新》言:"祛湿热,利筋骨。"

2. 医家发挥

《本草正义》云:"土茯苓,利湿去热,故能入络搜剔湿热之蕴毒。其解水银、轻粉毒者,彼以升提收毒上行,而此以渗利下导为务,故专治杨梅毒疮,深入百络,关节疼痛,甚至腐烂,及毒火上行,咽喉痛溃,一切恶证。"

3. 现代药理研究

(1)抗糖尿病。土茯苓提取物对血管内皮功能具有保护作用,能改善糖尿病血管并发症。

(2)抗肿瘤。土茯苓能抑制肝癌 HepG2 细胞和肝癌 Hep3B 细胞的增殖,具有抗肿瘤作用。

(3)调节血压。土茯苓可明显降低肾性高血压模型大鼠的收缩压、舒张压及平均压水平,具有一定的降血压作用。

4. 糖尿病肾病中的应用

(1)祛湿浊,通肾络。糖尿病肾病晚期,病理因素主要为"浊毒内蕴"，土茯苓善于祛除湿浊，尤善于搜剔湿热毒邪，且不伤正气，为清热、除湿、降浊、解毒之要药。《本草正义》言："土茯苓，利湿去热，故能入络搜剔湿热之蕴毒。"可见土茯苓可通达脉络，故用于浊毒痹阻肾络之糖尿病肾病患者最为合适，因其性平力缓，败毒祛邪而不伤元气，临证常大剂量使用，用量 30~60 g，通常与萆薢、大黄、六月雪、车前子、白花蛇舌草等配伍使用，以利湿降浊通淋、清热解毒。

（2）治痹证，疗痛风。《素问》云："风寒湿三气杂至合而为痹也。"湿邪留滞关节在痹证的发生发展中有着重要作用，虽风寒热邪均易祛散，但湿邪重浊黏滞，难于化解，诸邪胶结，留滞经络关节，则阳气布达受阻，阻滞气血，可见关节重着疼痛，且湿邪为病多缠绵难愈，故化湿在痹证的治疗中极为重要，湿邪去则风无所留，热无所引，寒无所依。土茯苓味甘、淡，性平，既能解毒利湿，又可通利关节，有"强筋骨，去风湿，利关节"之功，常与桂枝、独活、防风、苍术、薏苡仁、萆薢、威灵仙、穿山龙等药配伍，随症灵活加减，治疗糖尿病肾病合并痹证患者较为适宜。

（3）清湿热，治淋证。《诸病源候论》言："诸淋者，由肾虚而膀胱热故也。"提出淋证病位在肾与膀胱，病机特点为肾虚为本，湿热为标。土茯苓味甘、淡而性平，甘能健脾养胃，淡能渗湿，既能利水通淋、解毒杀虫，又不损伤正气，为除湿、泄热、解毒的要药，常用于治疗淋证。亦为治疗糖尿病肾病合并淋证的良药。

5. 用药鉴别

土茯苓与萆薢均能清热利湿、祛风除痹。土茯苓味甘、淡，性平，长于清热利湿、化浊解毒，常用于糖尿病肾病湿热浊毒所致淋证、带下；而萆薢味苦、甘，性平，长于清热利尿、分清别浊，常用于糖尿病肾病下焦湿热淋浊者。

（三）皂荚——祛痰通窍，疏导湿浊

皂荚，始载于《神农本草经》。本品味辛，性温，有小毒，归肺、大肠经。有祛痰、通窍、导浊的功能。主要用于治疗痰咳喘满、中风口噤、痰涎壅盛、神昏不语、癫痫、喉痹、二便不通等病证。

皂荚亦称牙皂，为豆科植物皂荚树的果实，其形扁长者称"大皂荚"；其形小、呈柱形而略扁曲者称"猪牙皂"。

1. 古代文献

《神农本草经》言："味辛、咸，温。主风痹、死肌、邪气，风头泪出，利九窍，杀精物。"

《名医别录》言："有小毒。主治腹胀满，消谷，破咳嗽囊结，妇人胞下落，明目，益精。"

2. 医家发挥

《本草新编》云："皂荚，味辛、咸，气温，有小毒。入足厥阴、手少阴、手太阴三经。理气疏风，搐鼻喷嚏，可救五绝痰迷、中风不语诸症。敷肿痛即除，吐风痰，杀痨虫精物，起风痹，治死肌，利窍开关，破症堕孕。此物备急用之药，药笼中不可无者也。"

《本草求真》云："肥皂荚。生于六阳之盛。成于秋金之月。气味平温。有毒。不减皂荚、皂刺之性。凡因肠胃素有垢腻。秽恶发于外。则为瘰疬恶疮。肿毒泄于下，则为肠风下痢脓血。俱可用此以除。以其力能涤垢除腻。洁脏净腑故也。是以痴病胜金丹。用此涌发。不使砒性留于肠胃。"

3. 现代药理研究

（1）抑菌。皂荚能抑制大肠埃希菌、绿脓杆菌、白色念珠菌、金黄色葡萄球菌等多种微生物。

（2）祛痰：猪牙皂的正丁醇部位可使呼吸道黏膜排出的酚红增加，可

起到明显的祛痰作用。

（3）降血脂、抗动脉粥样硬化。皂荚可明显降低血清和主动脉的脂质水平，改善主动脉功能，具有抗动脉粥样硬化的作用。

（4）抗过敏。皂荚可有效降低鼻黏膜对组胺的敏感性，降低血清中一氧化氮水平，在过敏性鼻炎的治疗中发挥作用。

4. 糖尿病肾病中的应用

医者多认为皂荚的功用在于祛上焦痰湿，但此仅为其功用之一。阴液在上，阳气失于温化则可形成痰湿，皂荚气浮，可上入肺经，祛散痰湿。此外，皂荚仁质黏而韧，其气较沉，可入大肠，祛风通便，使肠道通畅。换言之，皂荚能使一身上下之阴气得到阳气的推动，从而发挥其正常作用，使停滞的痰湿之邪得以排出体外。因此，皂荚不仅为化痰之品，在治疗肾病时，亦可取其通导之功，疏导一身之湿浊。

（四）大黄——乱世之良将，药中之四维

大黄，始载于《神农本草经》。本品味苦，性寒，归脾、胃、大肠、肝、心包经。有泻热通肠、凉血解毒、逐瘀通经的功能。主要用于治疗实热便秘、积滞腹痛、泻痢不爽、湿热黄疸、血热吐衄、肠痈腹痛、痈肿疔疮、瘀血经闭、跌打损伤等。

本品色黄，故名"大黄"。因其荡涤肠胃、推陈致新而安五脏，如戡定祸乱而致太平，故俗称"将军"。又因其切面之纹如锦，故又名"锦纹"。大黄功效虽多，但可用"两清两泻两血"概括，即清热解毒、清利湿热、泻火凉血、泻下通便、活血化瘀、止血。

1. 古代文献

《神农本草经》言："下瘀血，血闭，寒热，破癥瘕积聚，留饮宿食，荡涤肠胃，推陈致新，通利水谷，调中化食，安和五脏。"

《药性论》言："消食，炼五脏，通女子经候，利水肿，能破痰实，冷

热积聚宿食，利大小肠，贴热毒肿，主小儿寒热，时疾烦热，蚀脓，破留血。"

《名医别录》言："平胃，下气，除痰实，肠间结热，心腹胀满，女子寒血闭胀，小腹痛，诸老血留结。"

《本草纲目》言："主治下痢亦白，里急腹痛，小便淋沥，实热燥结，潮热谵语，黄疸，诸火疮。"

《日华子本草》言："通利一切气，调血脉，利关节，泄壅滞、水气，四肢冷热不调，温瘴热疾，利大小便，并付一切疮疖痈毒。"

2. 医家发挥

《本草崇原》云："大黄味苦气寒，色黄臭香，乃整肃中土之剂也。其性走而不守，主下瘀血血闭。气血不和，寒热亦除矣。不但下瘀血血闭，且破癥瘕积聚，留饮宿食。夫留饮宿食，在于聚，陈垢不清，故又曰：荡涤肠胃，推陈致新。夫肠胃和，则水谷通利，陈垢去，则化食调中，故又曰：通利水谷，调中化食也。《素问·玉机真藏论》云：五脏者，皆禀气于胃。胃者，五脏之本也。胃气安则五脏亦安，故又曰：安和五脏。"

《本草新编》云："大黄，味苦，气大寒，阴中之阴，降也，无毒。入胃与大肠。然有佐使，各经皆达也。其性甚速，走而不守，善荡涤积滞，调中化食，通利水谷，推陈致新，导瘀血，滚痰涎，破症结，散坚聚，止疼痛，败痈疽热毒，消肿胀，俱各如神。欲其上升，须加酒制；欲其下行，须入芒硝；欲其速驰，生用为佳；欲其平调，熟煎尤妙。欲其少留，用甘草能缓也。此药有勇往直前之迅利，有推坚荡积之神功，真定安奠乱之品，祛邪救死之剂也。但用之必须看症甚清，而后下药甚效，否则，杀人于眉睫也。夫大黄乃君主之药，故号将军。然而将军无参赞之贤，不剿抚并用，亦勇而不仁。所以，承气汤中，必加人参、当归以助之，其他用大黄者，未有不益之补气、补血之味也。然而，补气之药未可重加，而补血之药断宜大用。盖肠胃燥结，而后瘀滞不行，徒用大黄以祛除，而肠中干涸，无水以通舟楫。大黄虽勇，岂能荡陆地之舟哉。故凡有闭结，必须多用补剂，使之生血以出陈，败瘀以致新也。至于补气之药，似乎可止，不知血必得气而易生，况大黄以祛除，未免损伤肠胃之气。吾先用参、芪以补之，气既不伤，且助大黄之力，易于推送，邪去而正又不伤，不必已下之后，再去挽回矣。"

《神农本草经疏》云："凡血闭由于血枯，而不由于热积；寒热由于阴虚，而不由于瘀血；癥瘕由于脾胃虚弱，而不由于积滞停留；便秘由于血少肠燥，而不由于热结不通；心腹胀满由于脾虚中气不运，而不由于饮食停滞；女子少腹痛由于厥阴血虚，而不由于经阻老血瘀结；吐、衄血由于阴虚火起于下，炎烁乎上，血热妄行，溢出上窍，而不由于血分实热；偏坠由于肾虚，湿邪乘虚客之而成，而不由于湿热实邪所犯；乳痈肿毒由于肝家气逆，郁郁不舒，以致营气不从，逆于肉里，乃生痈肿，而不由于膏粱之变，足生大疔，血分积热所发，法咸忌之，以其损伤胃气故也。"

3. 现代药理研究

（1）保护肾脏功能。大黄能减少肠道中氨基氮的重吸收，促进含氮废物代谢，改善肾小球滤过率。大黄酸能减少糖尿病模型大鼠的尿蛋白排泄，减轻肾脏肥厚状态，对胰岛素起增敏作用，可保护肾脏功能。

（2）调节胃肠道。大黄对胃肠道起双重调节作用。大黄能促进胃肠黏膜的蠕动，抑制肠道水分吸收，促进大便排出；大黄中含有的鞣质类成分对胃肠运动有抑制作用。

（3）降血脂。大黄能改善血脂代谢，降低血液黏度，抑制胆固醇的吸收，减少脂蛋白的合成，从而有效降低甘油三酯和胆固醇水平。

（4）抗病毒。大黄提取物可显著提升单纯疱疹性脑炎模型小鼠的存活率，消除小鼠脑内病毒抗原，降低病毒滴度。

4. 糖尿病肾病中的应用

《神农本草经》载大黄能"下瘀血，血闭，寒热，破癥瘕积聚，留饮宿食，荡涤肠胃，推陈致新，通利水谷，调中化食，安和五脏"。《药性论》云其可"消食，炼五脏，通女子经候，利水肿，能破痰实，冷热积聚宿食，利大小肠，贴热毒肿，主小儿寒热，时疾烦热，蚀脓，破留血"。因此，大黄为苦寒泻下之品，荡涤肠胃，峻下力猛，走而不守，有斩关夺门之力，号称"将军"，有通腑泻浊、活血祛瘀、推陈出新之功，因此糖尿病肾病初期、中期的瘀血痹阻肾络者亦可用之，多用熟大黄，用量以 2 ~ 3 g 为宜，若兼有大便干结者，剂量可加至 6 ~ 10 g。

糖尿病肾病晚期，患者肾元衰惫，浊毒丛生，留滞脏腑经络，尤其是肾络及三焦，可致疏布五脏的通道受阻，此时浊毒内盛，若纯用补益之法，则壅滞难化，助桀为虐，效必不显。实邪较盛之时，适当运用祛邪之法可挽危救急，能显著改善临床症状及实验室指标。但临证须知肾衰竭期祛邪的目的实为恢复肾脏的气化功能，此即"泄浊毒即所以护肾元"之谓，攻邪之法仅为缓兵之计，应中病即止，故扶正当与泄浊排毒并重。此时应用大黄以通腑泄浊，使浊邪有出路。临床大黄用量多为 3 ~ 15 g，用后以每天 2 ~ 3 次软便为佳，不可使腹泻无度，因降浊解毒之法宜遵守祛邪而不伤正的原则，防止伤及肠胃之气，因"胃气败则必死"。

若肾元进一步衰竭，则有肾脏气化失权，不能主司二便，致使二便不通，浊毒更加无法排出，常壅滞于三焦，气机逆乱，而成关格危候，临床可见腹满而吐、尿闭、大便秘结、舌苔垢腻等症，即下窍不利，浊阴难以从下窍排出，遂潴留于体内，使得病情危笃。《素问·阴阳应象大论》云："清阳出上窍，浊阴出下窍。" 如此维持机体的动态平衡，俾"阴平阳秘，精神乃治"。临证可用清代温病大家杨栗山所创的升降散以升清降浊、调畅气机。升降散由僵蚕、蝉蜕、姜黄、大黄 4 味药组成。方中僵蚕为君药，味辛、咸，性平，"得天地清化之气，轻浮而升阳中之阳"，为阳中之阳，故能祛风除湿、清热解郁、化痰散结，可引清气朝于上，散逆浊结滞之痰；蝉蜕为臣药，味甘，性寒，《本草备要》云："蝉乃土木余气所化，饮风露而不食。"其体轻浮而质清虚，可入浊阴邪热之中，发散清阳，使散中有清，清中有散，从而宣透解表，使邪热外达。正如张景岳所云："如开其窗，如揭其被，皆谓之发。"僵蚕、蝉蜕皆为升浮之品，二者相配，宣者散郁，清者清热，共奏宣郁清热之功；姜黄为佐药，味辛、苦，性温，可散郁行气、祛风除痹、破血通经，能助蝉蜕、僵蚕透火郁外出；大黄为使药，味苦，性寒，既善于降浊阴，引亢盛之阳下行，又能深入血分。姜黄、大黄皆为降泄之品，二者合用，共奏下行浊阴、化瘀导滞之效。诸药合用，寒温并用，气血同调，辛开苦降，升清降浊，对于糖尿病肾病浊毒弥漫三焦、气机逆乱者可力挽狂澜，缓解病情，临床当灵活用之。

第四章　糖尿病肾病临床验案

柳红芳教授基于中医肾藏精论与络病学说，结合多年临床实践经验，提出了糖尿病肾病是以"精损络痹"为核心病机，确立了"填精通络"为糖尿病肾病的核心治法，以"填精通络"指导糖尿病肾病的治疗，可进一步提高疗效。近贤章太炎有云："中医之成绩，医案最著。"兹列举验案6则，举述梗概，以飨同道。

验案 1：糖尿病肾病填精通络联合通腑化浊治疗案

郭某，男，60岁。2016年5月27日初诊。

主诉：多饮、多食、多尿22年，水肿6个月。患者22年前因多饮、多食、多尿就诊于当地医院，被诊断为2型糖尿病，并予口服降血糖药治疗，后因血糖控制不佳，改用胰岛素。空腹血糖9～10 mmol/L，餐后血糖12～14 mmol/L。2015年12月因双下肢及颜面水肿，查尿常规：尿蛋白（PRO）＋＋＋，尿潜血（BLD）＋＋。当地医院予百令胶囊、苁蓉益肾颗粒、黄葵胶囊等药治疗。2016年5月24日复查，肾功能：血尿素氮（BUN）9.70 mmol/L，肌酐（Cr）95 μmol/L，尿糖（GLU）9.88 mmol/L。尿常规：PRO＋＋，BLD＋＋。24小时尿蛋白定量：1.68 g/24 h，尿量1 500 mL。患者因血肌酐进行性升高前来就诊，刻下症：双足及双手时有麻木，双下肢轻度凹陷性水肿，腹胀时反酸，纳眠可，大便干结成球，

2～3日1次，夜尿多，3～4次/晚；舌红，苔白腻；脉沉弱滑。既往史：高血压、冠心病病史，心肌梗死支架术后。家族史：父母糖尿病病史。

西医诊断：糖尿病肾病IV期，高血压，冠心病，心肌梗死支架术后。

中医诊断：消渴肾病。病机：精损络痹，腑气不通。治法：填精通络，兼通腑化浊。

处方：

生黄芪60 g	熟地黄60 g	山药30 g	山萸肉20 g
鸡血藤30 g	白花蛇舌草30 g	大腹皮15 g	金樱子15 g
桑螵蛸15 g	三七粉6 g	晚蚕沙30 g	杏仁20 g
生薏苡仁30 g	菟丝子20 g	熟大黄5 g	生甘草6 g

30剂，水煎服，日1剂，早晚分服。

停坎地沙坦，予倍他乐克42.5 mg，1日1次。

医嘱：糖尿病饮食，多注意休息。

2016年6月28日二诊。复查，尿常规：PRO ＋＋，BLD ＋，GLU ＋-。24小时尿蛋白定量：2.043 g/24 h，尿量2 100 mL。肾功能：BUN 9.81 mmol/L，Cr 59.1 μmol/L，GLU 10.23 mmol/L。刻下症：双下肢凹陷性水肿，双足麻木，左侧较重，晨起左眼视物模糊，腹胀，气短，大便干，1日1次，纳眠可，小便频；舌红，苔黄厚干燥；脉沉细结代。初诊方去山药、鸡血藤、大腹皮、晚蚕沙、菟丝子，加当归30 g、川牛膝20 g、水蛭6 g、土茯苓60 g，将生黄芪加至90 g，30剂。

2016年7月27日三诊。复查，肾功能：BUN 8.53 mmol/L，Cr 49.2 μmol/L，尿素氮/肌酐比值（U/C）0.17。24小时尿蛋白定量：1.594 g/24 h，尿量1 700 mL。患者自述服药后矢气多，大便干，偶尔头昏沉，双下肢水肿减轻，纳可眠可，小便泡沫多；舌红，苔厚腻。二诊方去川牛膝、土茯苓、当归，加桑叶15 g、黄连6 g，30剂。

2016年9月20日四诊。2016年8月29日复查，肾功能：BUN 7.01 mmol/L，Cr 74.91 μmol/L。2016年9月17日复查，肾功能：BUN 7.17 mmol/L，

Cr 46 μmol/L。患者自述服药后水肿完全消失，矢气多，腹胀、大便干好转，干稀交替，2~3次/日，有时手脚有麻木感，无口苦，有多饮、多尿症状。三诊方加生地黄20 g、茯苓30 g、生白术10 g，60剂。

按语：糖尿病肾病主要病机是脾肾气化失常，水谷不能转化为气、血、津、液，反成痰、湿、浊、瘀，特别是到了糖尿病肾病中晚期，对于一派虚寒的脾肾阳虚证候有时使用辛热温阳药物反不见效果，这就需要考虑阴精亏虚、精不化气、气化无源的因素。该患者已有痰湿、水饮、瘀血阻滞的症状，如腹胀、四肢水肿、手脚麻木等，应填补肾精，固涩肾精，通络开腠，清热化肩背疼痛。病理产物已严重影响患者的生存质量，此时应当补、涩、通、清兼用，故使用大剂量熟地黄、生黄芪、山萸肉、山药，精气同补，脾肾同治，配合金樱子、桑螵蛸等药固涩肾精，生薏苡仁、茯苓利湿化浊，三七粉、水蛭活血化瘀，熟大黄通腑化浊。从疗效上看，患者服药3个月后水肿基本消失，麻木感减轻，生化指标明显有所好转，可见填补肾精、固涩肾精、通络开腠、清热化浊等治法是正确的。

验案2：糖尿病肾病填精通络联合补益脾肾治疗案

杨某，男，57岁。2016年11月29日初诊。

主诉：血糖升高15年，蛋白尿1年，左下肢活动不利8个月。患者血糖升高15年，血糖控制较差，间断皮下注射胰岛素并口服降血糖药控制血糖，目前使用二甲双胍、拜糖平、格列美脲控制血糖，空腹血糖8.5 mmol/L左右，餐后血糖12.0 mmol/L左右。10年前发现血压升高，服用拜新同30 mg联合代文80 mg，1日1次，控制血压在140/80 mmHg左右。1年来发现小便中泡沫增多，检测尿常规PRO+~++，24小时尿蛋白定量在1~2 g/24 h波动，肾功能情况不详。8个月前因左下肢活动不利就诊，查头颅CT及核磁共振（MR），提示新发脑梗死，经治疗后仍左下肢肌肉僵硬，活动不利，双下肢轻度凹陷性水肿，以左侧为甚。刻下症：左下肢肌肉僵硬、紧绷，活动不利，双下肢轻度凹陷性水肿，以左侧为甚，视物模糊，偶有肢体麻木，无疼痛，易疲乏，偶有胸中窒闷感，气短不足吸，纳眠可，大便干，1日1次，小便泡沫多，无尿频、尿急；舌暗，苔白；脉弦数。2016年11月25日检查，24小时尿蛋白定量：1 529 mg/24 h。

西医诊断：糖尿病肾病Ⅳ期，高血压，脑梗死后遗症。

中医诊断：消渴病肾病。病机：精损络痹，脾肾气虚。治法：填精通络，兼补益脾肾。

处方：

生黄芪 90 g	当归 20 g	熟地黄 60 g	酒萸肉 20 g
山药 30 g	炒芡实 20 g	金樱子 20 g	生白术 30 g
三七粉 6 g	桑螵蛸 20 g	麦冬 20 g	葛根 30 g
茯苓 30 g	炒白芍 30 g	陈皮 10 g	

中药颗粒 14 剂，水冲服，日 1 剂，早晚各 1 次。

2016年12月16日二诊。患者自述疲乏感缓解，双下肢间断性水肿，左足较右足症状明显，左下肢肌肉僵硬、紧张，二便调。2016年12月4日检查，血生化：BUN 6.58 mmol/L，Cr 100 μmol/L。24小时尿蛋白定量：1 001 mg/24 h。初诊方去麦冬、葛根、炒白芍，加蚕沙 30 g、土茯苓30 g、鸡血藤 30 g、川牛膝 20 g，14 剂。

按语：该患者患糖尿病 15 年，未规律用药，血糖控制较差，近 1 年出现以显性蛋白尿为主要表现的糖尿病肾病Ⅳ期及脑梗死等微血管、大血管并发症。消渴日久，痰、瘀、湿、浊等邪气搏结于肾络，导致肾络痹阻，肾络损伤，精微不固，蛋白漏出；精虚不能化气，不能化为宗气，则胸中大气不升，常有窒闷、短气症状；脾主四肢，胃为水谷之海，脾胃与肾又同主水液代谢，精虚不能化生脾胃肾脏之气，则筋肉失养而挛缩、僵硬，易于疲乏，气化不利，水液代谢失调，下肢水肿。因此，该患者的主要病机为精损络痹、脾肾气虚，治法应为填精益气、补益脾肾、通络祛瘀。方中使用大剂量生黄芪与熟地黄，两者为精气互化的主药；当归与熟地黄相配，精气与营气互化，濡养四肢，缓解左下肢肌肉僵硬，同时取当归补血汤之意，以补血活血之当归配大量生黄芪，取气血互生之效。随后以炒芡实、酒萸肉、金樱子收敛固精，减少蛋白外泄；生白术与熟地黄相配，既能化生脾胃之气，又能合麦冬、炒白芍濡润肠道，通行大便；炒白芍、葛根又能缓解肌肉痉挛、僵硬；茯苓可利水，缓解症状；陈皮可解熟地黄之碍腻。患者用药后尿蛋白量减少，乏力短气、胸闷的症状也有所好转。重视精气互化和气血关系，调和患者脾肾二脏，通调虚实，通络、化瘀、利水、降浊与填精、益气、健脾、补肾相结合，使患者尿蛋白量及血肌酐水平逐渐下降，延缓糖尿病肾病的进程。

验案3：糖尿病肾病填精通络联合精血同补治疗案

袁某，男，87岁。2018年11月21日初诊。

主诉：血肌酐升高伴贫血7个月，蛋白尿5个月。患者2018年4月查体，血肌酐（Cr）132 μmol/L，血红蛋白（HGB）101 g/L，无水肿；6月复查，Cr 142.6 μmol/L，HGB 92 g/L，PRO＋＋；8月就诊，被诊断为肾炎，并建议行肾穿刺检查，患者及家属考虑年龄因素后拒绝，予琥珀酸亚铁片（速力菲）、黄葵胶囊口服治疗。2018年10月复查，Cr 201 μmol/L，HGB 96 g/L，PRO＋＋。刻下症：双下肢乏力、水肿，行动不便，无眼睑肿，无腰酸腰痛，无耳鸣耳聋，无口干口苦，纳眠可，起夜3~4次，小便无泡沫，大便干，1日1次，排便费力；舌红，苔根黄腻；脉弦。既往史：高血压病史25年，脑梗死病史21年，糖尿病病史18年。家族史：母亲高血压病史，弟弟高血压病史。过敏史：鸡肉过敏。个人史：吸烟史10余年，已戒30年，饮酒史10余年，已戒。2018年10月26日检查，白蛋白（ALB）32.6 g/L（40~55 g/L），Cr 201 μmol/L（44~133 μmol/L），肾小球滤过率（eGFR）25.132 ml/（min·1.73 m²），血尿素氮（BUN）11.05 mmol/L（1.8～7.1 mmol/L）。血常规：红细胞计数（RBC）3.03×10¹²/L，HGB 96 g/L，红细胞压积（HCT）28.3%。尿常规：PRO++。肾动脉B超：双肾动脉未见明显狭窄，右肾副肾动脉形成。双肾B超：右肾体积较左肾体积小，双肾结构欠清晰，双肾多发囊肿，双肾内动脉阻力增高。

西医诊断：糖尿病肾病Ⅲ期，多发性肾囊肿，高血压，脑梗死。

中医诊断：消渴病肾病。病机：精损络痹，精血不足。治法：填精通络，兼精血同补。

处方： 生地黄 30 g 熟地黄 30 g 生白术 30 g 茯苓 30 g
生黄芪 60 g 水蛭 6 g 三棱 15 g 土鳖虫 10 g
当归 30 g 玄参 30 g 怀牛膝 20 g 土茯苓 60 g

中药颗粒14剂，水冲服，日1剂，早晚各1次。

2018年12月19日二诊。双腿乏力，双下肢水肿，无腰酸疼痛，无口干口苦，无心悸、胸闷或气短，纳眠可，大便1日1次，成形，小便无泡沫，起夜3次；舌红，苔根黄腻，有齿痕；脉弦。初诊方去三棱、土茯苓，加肉苁蓉30 g、炒白芍30 g、炒麦芽10 g，将熟地黄增至90 g、生黄芪增至120 g，40剂。

2019年1月23日三诊。诸症平稳，未诉明显双下肢水肿，近1个月来偶有双下肢无力，热敷后可缓解；未诉胸闷或心悸，无口干口苦，纳眠可，大便1日1次，排便无力，小便可，起夜2～3次，尿急，无尿痛或尿失禁。2019年1月2日检查，RBC 2.45×10¹²/L，HGB 76 g/L，HCT 22.3%，ALB 32 g/L（35～52 g/L），Cr 169 μmol/L（59～104 μmol/L），BUN 18.1 mmol/L（2.78～7.14 mmol/L）。二诊方加川芎10 g。

后坚持每1～2个月复诊。症状平稳，双下肢无力感明显改善，无双下肢水肿，未诉其他不适。2019年3月19日检查，肾功能：Cr 123 μmol/L（59～104 μmol/L），BUN 17.27 mmol/L（2.78～7.14 mmol/L）。尿常规：

PRO ≥3 g/L。血常规：RBC 3.0×10^{12}/L，HGB 94 g/L，HCT 27%。

按语：患者为老年男性，既往高血压、脑梗死、糖尿病病史，耗气伤阴则乏力，双下肢无力；日久不愈，阴精亏虚，精微随尿液而出，故尿中蛋白漏出。人体阴精、精血之根位于藏肾精之处，是人体阴精、元阳、元气化生的物质基础，肾精亏虚引起精血不足。因此，肾精亏虚引起精血不足是本病核心所在，治疗当以填精补血并重，使用熟地黄、生地黄、当归、肉苁蓉，在峻补肾精的同时补血养血，使肾精充足则病邪易祛。

验案 4：糖尿病肾病填精通络联合祛风除湿治疗案

许某，男，2017 年 4 月 19 日初诊。

主诉：血糖升高 2 年，尿微量白蛋白/肌酐比（UACR）升高 6 天。患者于 2015 年发现血糖升高，19.8 mmol/L，尿微量白蛋白 200 mg，被诊断为糖尿病，予皮下注射诺和锐（药量未知），药后空腹血糖 6 mmol/L，早餐后血糖 10 mmol/L，查眼底有出血，2017 年 4 月 13 日检查，UACR 90.18 mg/mmol（0~30 mg/mmol），糖化血红蛋白 5.6%。刻下症：全身瘙痒，腰酸乏力，偶有头晕，无眼睑及双下肢水肿，无胸闷短气，双眼视物模糊，偶有手指刺痛，无明显麻木，纳眠可，大便 1~2 次/日，质偏干，小便频，夜尿 2~3 次；舌边红，苔黄腻；脉弦细长。

西医诊断：糖尿病肾病Ⅲ期。

中医诊断：消渴病肾病。病机：肾精亏虚，风湿痹阻肾络。治法：填精通络，兼祛风除湿。

处方：

晚蚕沙 30 g	桑叶 15 g	三七 6 g	生黄芪 60 g
鸡血藤 30 g	熟地黄 60 g	山萸肉 30 g	牡丹皮 15 g
炒芡实 20 g	金樱子 20 g	柏子仁 20 g	茯苓 30 g
桃仁 10 g			

30 剂，水煎服，日 1 剂，早晚分服。

后多次就诊，处方根据病情加减，2018 年 3 月 14 日就诊，UACR 16.06 mg/mmol（0～30 mg/mmol）。

按语：患者素体肾精不足，不能涵养机体，以至于风邪内生，风善行而数变，常与其他邪气一起伤害人体，风邪侵袭人体皮肤腠理，以致气血运行不畅，可见瘙痒，风邪上犯头窍，可见头晕；风邪内动，常表现为脉弦。故在治疗时除顾护肾精外，还需祛除风邪，晚蚕沙具有祛风除湿之功，重用晚蚕沙可以很好地祛风、除湿浊，同时配合其他药物，共同起到培补肾精、祛风除湿通络之功，肾精充足，风邪自去，不能阻滞经络，下焦水液代谢正常，经络通畅，水谷精微循常道而去。

验案5：糖尿病肾病填精通络联合温阳化气治疗案

马某，男，43 岁。2020 年 9 月 4 日初诊。

主诉：血糖升高 14 年，蛋白尿 2 年。患者 14 年前出现口渴、多饮、多尿，伴体重下降，遂于当地医院就诊，查随机血糖约 20 mmol/L，被诊断为 2 型糖尿病，予二甲双胍、阿卡波糖治疗，血糖控制不佳。2018 年又于当地医院住院控制血糖，被诊断为糖尿病肾病Ⅲ期，调整降血糖方案为西格列汀、二甲双胍、阿卡波糖口服，联合甘精胰岛素每晚 16 IU 皮下注射，并加用厄贝沙坦、黄葵胶囊控制尿蛋白，血糖控制平稳后出院。出院至今病情持续加重，患者为求中医治疗，遂来就诊。刻下症：乏力困倦，肢体畏寒，双侧肢体麻木，偶有针刺样疼痛，腰膝酸软，牙齿易松动，步行时足跟酸痛，纳眠尚可，夜尿 3～4 次，有泡沫，腹泻，每日 3 次；舌淡红，苔白厚腻；脉濡。近期空腹血糖 4～6 mmol/L，餐后 2 h 血糖 7～12 mmol/L。2020 年 9 月 3 日检查，尿微量白蛋白（UALB）237.3 mg/L（0～30 mg/L），尿微量白蛋白/肌酐比（UACR）161.10 mg/g（0～30 mg/g）。

血生化：血肌酐（Cr）116.2 μmol/L（57 ~ 97 μmol/L）。

西医诊断：糖尿病肾病Ⅲ期。

中医诊断：消渴病肾病。病机：肾精、肾气、肾阳俱虚，肾络痹阻。治法：填精通络，兼温肾助阳化气。

处方：炙黄芪 60 g　麸炒芡实 30 g　熟地黄 60 g　山萸肉 20 g

怀山药 30 g　巴戟天 20 g　淫羊藿 15 g　金樱子 15 g

桑螵蛸 15 g　鸡血藤 30 g　炙水蛭 6 g　土鳖虫 15 g

30 剂，水煎，日 1 剂，早晚分服。

西医治疗维持当前方案。

2020 年 10 月 9 日二诊。患者乏力困倦症状好转，肢体畏寒消失，仍有足跟酸痛、牙齿易松动、腰膝酸软症状，未诉其他不适，夜尿减为 2 次，尿中泡沫较前减少，大便不成形，每日 2 次；舌尖红，苔白腻；脉弱。10 月 8 日复查，UALB 180.5 mg/L（0 ~ 30 mg/L），UACR 139.49 mg/g（0 ~ 30 mg/g）。血生化：Cr 105.4 μmol/L（57 ~ 97 μmol/L）。自测血糖：空腹血糖 4.3 ~ 5.7 mmol/L，餐后 2 h 血糖 7 ~ 10 mmol/L。初诊方去巴戟天、淫羊藿，将熟地黄增至 90 g、麸炒芡实增至 50 g，30 剂，西药继服。

2020 年 11 月 6 日三诊。患者自述乏力困倦症状消失，足跟酸痛、腰膝酸软、牙齿易松动症状均缓解，未诉其他不适，夜尿 1 次，少有泡沫，大便 1 日 1 次，便质成形；舌淡红，苔薄黄；脉略弱。11 月 5 日复查，UALB 103.3 mg/L（0 ~ 30 mg/L），UACR 113.14 mg/g（0 ~ 30 mg/g）。血生化：Cr 91.6 μmol/L（57 ~ 97 μmol/L）。自测血糖：空腹血糖 4 ~ 5 mmol/L，餐后 2 h 血糖 6 ~ 7.5 mmol/L。二诊方去炙黄芪、麸炒芡实，将熟地黄减至 30 g，加桑寄生 30 g、杜仲 15 g，30 剂，西药继服。

患者定期复诊，理化指标及症状均有明显改善，病情控制平稳。

按语：《素问·至真要大论》曰："谨守病机，各司其属，有者求之，无者求之，盛者责之，虚者责之。"这揭示了临证时谨守核心病机的要义。

精损络痹为糖尿病肾病的核心病机，贯穿疾病全程，临证可据此指导辨证。患者足跟酸痛、牙齿易松动均为肾精亏虚的表现；乏力困倦、腰膝酸软、夜尿频多、泡沫尿皆为肾气虚的症状；肢体畏寒、腰膝酸软为肾阳虚的表现。肾脏受损，气化功能失司，以致湿浊内生，湿浊阻滞肾络亦可使血行不畅、血络瘀滞，湿浊、瘀血合而为患，共同痹阻肾络。因此，本案病机为肾精、肾气、肾阳俱虚，肾络痹阻，其中肾气、肾阳亏虚为肾精不足的衍化证，治疗当以填精通络为主，联合温肾助阳化气之法。方中熟地黄、山萸肉、怀山药补肾填精以治其本；桑螵蛸、金樱子固精缩尿；巴戟天、淫羊藿温肾助阳，《本草新编》言巴戟天可"益精增志"，《本草求真》言淫羊藿"能益精气"，此二药虽味辛而性温，却有甘味，可温肾益精而无辛燥伤精之弊，用于精虚火衰之证最为适宜，且与熟地黄、山萸肉、怀山药相伍，共奏阴中求阳、少火生气之效；炙黄芪可补后天之脾土，以养先天之肾气；麸炒芡实化湿以通络，与怀山药相配，有固精止泻之功，与金樱子相伍，乃取水陆二仙丹之意，可增益肾固精缩尿之力；鸡血藤、土鳖虫、炙水蛭祛瘀以通络，与麸炒芡实同用，可使浊祛湿除，瘀化血活，去粗以存精。二诊时患者乏力困倦好转，肢体畏寒消失，此为肾气渐生，肾阳已复，故去巴戟天、淫羊藿。患者苔白腻的主因是肾脏气化功能减退、湿浊内生，故将熟地黄增至90 g以补肾填精，恢复肾脏气化功能为治湿之本；将麸炒芡实增至50 g，健脾祛湿为治湿之标。三诊时患者乏力困倦消失，舌苔由白腻转为薄黄，表明气虚已复，湿浊已化，故去炙黄芪、麸炒芡实，将熟地黄减至30 g。但患者仍足跟酸痛、腰膝酸软，故予桑寄生、杜仲以补益肝肾、强壮腰膝。纵观本案治疗过程，柳红芳教授始终固守填精通络的核心治法，兼以温肾助阳化气，主次有分，标本同治，故收效不凡。

验案 6：糖尿病肾病填精通络联合滋阴降火治疗案

王某，男，61 岁。2021 年 3 月 12 日初诊。

主诉：血糖升高 18 年，蛋白尿 4 年。患者 2003 年体检，空腹血糖 13 mmol/L，后多次查空腹血糖超过 11 mmol/L，被诊断为 2 型糖尿病，口服降血糖药（具体不详）治疗。2013 年因发现糖尿病视网膜病变，且血糖控制不佳，加用门冬胰岛素早 4 IU、中 6 IU、晚 4 IU 合并甘精胰岛素睡前皮下注射 6 IU，血糖控制一般。2017 年 4 月检查尿蛋白升高，未予重视。2021 年 2 月 21 日检查，24 小时尿蛋白定量 14 451.3 mg/24 h，BLD＋，PRO＋＋＋＋，糖化血红蛋白 7.0%。血生化：血尿素氮（BUN）12.7 mmol/L（2.5～7.1 mmol/L），肌酐（Cr）194 μmol/L（40～110 μmol/L），尿酸（UA）546.9 mmol/L。尿微量白蛋白/肌酐比（UACR）334.26 mg/g（0～25 mg/g）。诊断为糖尿病肾病Ⅳ期。患者为寻求中医治疗，遂来就诊。刻下症：心悸，失眠，视物模糊，腰酸，口腔溃疡反复发作，纳可，小便泡沫多，色黄，夜尿 2～3 次，无水肿，大便 2 日 1 次，质偏干；舌暗红，中有裂纹，少苔；脉细数。既往史：高血压病史 15 年，血压 180/110 mmHg，口服厄贝沙坦 300 mg，1 日 1 次，血压控制可；高尿酸血症病史 6 年，口服非布司他 40 mg，1 日 1 次。

西医诊断：糖尿病肾病Ⅳ期，糖尿病视网膜病变，糖尿病周围神经病变，高血压 3 级，高尿酸血症。

中医诊断：消渴病肾病。病机：精损络痹，虚火上炎。治法：填精通络，兼滋阴降火。

处方：

熟地黄 60 g	山萸肉 30 g	怀山药 30 g	牡丹皮 15 g
生地黄 15 g	玄参 12 g	白芍 30 g	黄柏 10 g
盐知母 10 g	怀牛膝 15 g	桑寄生 30 g	金樱子 30 g

桑螵蛸 15 g　　炙水蛭 6 g　　柏子仁 20 g　　菊花 10 g

决明子 15 g

14 剂，水煎，日 1 剂，早晚分服。

西医治疗维持当前降血糖、血压及血尿酸方案。

医嘱：低盐、低脂、低嘌呤饮食，积极监测餐前、餐后血糖，监测血压。

2021 年 3 月 26 日二诊。患者诉口腔溃疡症状基本消失，心悸、失眠症状好转，夜尿 2 次，小便泡沫较前减少，大便 1 日 1 次，便质成形，近期血压控制不佳，偶有头晕，仍有视物模糊、腰酸；舌暗红，中有裂纹，少苔；脉细。3 月 25 日复查，24 小时尿蛋白定量 10 451.6 mg/24 h，BLD ＋，PRO ＋＋＋。血生化：BUN 10.24 mmol/L，Cr 187 μmol/L，UA 384.9 mmol/L。UACR 302.09 mg/g。初诊方去黄柏、盐知母、牡丹皮，加天麻 10 g、杜仲 15 g，30 剂，西药停用非布司他，余药继服。

2021 年 4 月 23 日三诊。患者服药后眠佳，无头晕、心悸症状，腰酸减轻，仍有视物模糊，夜尿 1 次，小便泡沫明显减少，大便 1 日 2 次，便质软；舌淡红，中有裂纹，苔薄白；脉弱。4 月 21 日复查，24 小时尿蛋白定量 7 075.4 mg/24 h，BLD ＋，PRO ＋＋＋。血生化：BUN 9.24 mmol/L，Cr 154 μmol/L，UA 381.4 mmol/L。UACR 268.09 mg/g。患者首次由大量蛋白尿期逆转为微量蛋白尿期。二诊方去柏子仁、天麻、生地黄、玄参，30 剂，西药继服。

患者定期复诊，病情持续好转，症状消失或缓解，各检查指标均有不同程度改善。

按语：本案患者尿蛋白持续大量流失，势必导致肾精耗损，有形之质本为一体，肾精亏损愈甚，肝肾之阴亦随之愈亏，继则阴不制阳，而为虚火上炎之证，表现为口腔溃疡反复发作；肾之阴精不足，不能上济心阴，以致心火独亢，上扰心神，故而出现心悸、失眠。治当填精通络联合滋阴降火，标本兼顾，以芪地糖尿病肾病方合知柏地黄丸为底方化裁使用。针对患者阴精亏损之病机，熟地黄为首选之药，取其滋阴填精之功。一般滋阴填精类药不适合作为君药，唯熟地黄行君药之职最为适宜，故常大剂量用之，若量少则势微力弱。《景岳全书》云："阴性缓，熟地非多难以奏效。"故临证对于糖尿病肾病肾精亏损患者，熟地黄用量常从45 g起，必要时可加至60～90 g，以俾药力直达入肾，充盈精源，然熟地黄阴柔滋腻，有碍消化，临证常配伍砂仁、陈皮、苍术、麦芽等健胃消腻之品；山萸肉、怀山药可助熟地黄补肾填精；金樱子、桑螵蛸可固涩肾精，减少肾精丢失；生地黄、玄参、白芍可滋补肝肾之阴；黄柏、盐知母、牡丹皮可降虚火；怀牛膝补肝肾之阴，同时可引火下行；桑寄生可与怀牛膝相伍补益肝肾，强壮腰膝以治腰酸；柏子仁可养心阴、安心神；菊花、决明子可平肝阳兼明目；本案患者虽瘀象不甚，但久病入络，故稍佐炙水蛭以祛瘀通络。二诊时患者口腔溃疡症状基本消失，火炎之势渐控，故去黄柏、盐知母、牡丹皮；近期血压控制不佳而头晕为肝阳亢于上，故加天麻以助菊花、决明子，增强平抑肝阳之力，再予杜仲强壮腰膝。三诊时患者眠转佳，无头晕、心悸，腰酸减轻，为心阴已充，肝阳已平，故去柏子仁、天麻；大便由最初质偏干转为质软，为阴液恢复之兆，且虚火已降，则去生地黄、玄参。糖尿病肾病患者一旦发展至大量蛋白尿期，病情将很难逆转，柳红芳教授以填精通络为核心治法，联合滋阴降火，探本求源，直中病机，守法遣方，随证加减，终获良效。

参 考 文 献

［1］申文玲，彭相君，于丽萍. 熟地黄活性成分药理作用的相关研究［J］. 临床医药文献电子杂志，2019，6（85）：194.

［2］梁颖，徐绍娜，徐放，等. 熟地黄多糖对环磷酰胺诱导小鼠的抗突变作用研究［J］. 中医药信息，2010，27（4）：110－112.

［3］李玮，王秀丽，王青，等. 熟地黄水提液对小鼠单核细胞分泌 TNF－α 的影响［J］. 标记免疫分析与临床，2009，16（1）：27－28.

［4］刘爽，胡舒婷，贾巧君，等. 黄精的化学组成及药理作用的研究进展［J］. 天然产物研究与开发，2021，33（10）：1783－1796.

［5］HAN C Y, SUN T T, LIU Y W, et al. Protective effect of *Polygonatum sibiricum* polysaccharides on gentamicin-induced acute kidney injury in rats via inhibiting p38 MAPK/ATF2 pathway［J］. Int J Biol Macromol，2020，151：595－601.

［6］马怀芬，方欢乐，师西兰，等. 黄精多糖对心脏重塑小鼠心脏组织中 ICAM－1、VCAM－1 蛋白表达的影响［J］. 环球中医药，2018，11（1）：25－29.

［7］ZHU X Y, WU W, CHEN X Y, et al. Protective effects of *Polygonatum sibiricum* polysaccharide on acute heart failure in rats［J］. Acta Cir Bras，2018，33（10）：868－878.

［8］孔瑕，刘娇娇，李慧，等. 黄精多糖对高脂血症小鼠脂代谢相关基因 mRNA 及蛋白表达的影响［J］. 中国中药杂志，2018，43（18）：3740－3747.

［9］ZANG Z J, TANG H F, TUO Y, et al. Effects of velvet antler polypeptide on sexual behavior and testosterone synthesis in aging male mice［J］. Asian J Androl，2016，18（4）：613－619.

[10] 聂淑琴，梁爱华，薛宝云，等. 鹿角胶新老剂型壮阳、补血作用的比较研究 [J]. 中国中药杂志，1996，21（10）：49－52.

[11] 李晶，李娜，律广富，等. 鹿角胶对环磷酰胺所致血虚模型小鼠的影响 [J]. 吉林中医药，2014，34（10）：973－975.

[12] 侯晨艳，高继光，付尔康. 鹿角胶钙颗粒剂对大鼠实验性骨质疏松症的研究 [J]. 中国现代应用药学杂志，2000，17（1）：66－68.

[13] 李道中，彭代银，徐先祥，等. 菟丝子多糖降糖作用机制研究 [J]. 中华中医药学刊，2008，26（12）：2717.

[14] 李道中，彭代银，张睿，等. 菟丝子多糖对糖尿病小鼠的治疗作用 [J]. 安徽医药，2008，12（10）：900－901.

[15] 郭军，马宏岩. 菟丝子对糖尿病患者抗氧化能力的影响 [J]. 佳木斯医学院学报，1997，20（1）：40－41.

[16] 余文景，杨松涛，胡晓梅. 地黄多糖、淫羊藿多糖、菟丝子多糖对成体大鼠肝脏干细胞生长活性的影响 [J]. 四川中医，2010，28（5）：67－69.

[17] 肖锦松，崔风军，赵文仲. 玉竹、菟丝子提取物对小鼠血清集落刺激因子的影响 [J]. 中医研究，1992，5（2）：12－15.

[18] 刘俊辉，李春江，李玉涛. 黄芪多糖对糖尿病大鼠视网膜病变的保护作用 [J]. 河北医科大学学报，2017，38（7）：797－800.

[19] 徐源，黄存东，李竹青，等. 黄芪甲苷对糖尿病大鼠肝损伤保护作用及其机制研究 [J]. 安徽医科大学学报，2017，52（12）：1823－1829.

[20] 尼玛才让. 黄芪对小鼠急性肝损伤的保护作用研究 [J]. 青海师范大学学报（自然科学版），2018（2）：45－47.

[21] 颜玲，周庆华. 黄芪多糖对缺血性脑损伤大鼠的神经保护作用及其机制研究 [J]. 中国应用生理学杂志，2012，28（4）：373－377.

[22] 倪赛宏，傅水莲，何丽明，等. 人参皂苷在肾脏疾病中的药理作用研究进展 [J]. 人参研究，2018，30（2）：37－40.

[23] 张雪. 人参皂苷 Rb1 调节巨噬细胞极化稳定动脉粥样硬化斑块及其机制研究

［D］. 青岛：青岛大学，2017.

［24］冯彦. 人参药理作用及临床应用研究进展［J］. 中医临床研究，2013，5（6）：121－122.

［25］杨珊，赵暖暖，杨鑫，等. 人参活性成分及药理作用研究进展［J］. 中医药导报，2023，29（1）：105－107，116.

［26］LEE S Y，KIM G T，ROH S H，et al. Proteome changes related to the anti-cancer activity of HT29 cells by the treatment of ginsenoside R_d［J］. Die Pharmazie，2009，64（4）：242.

［27］SON K J，CHOI K R，LEE S J，et al. Immunogenic cell death induced by ginsenoside Rg3：significance in dendritic cell-based anti-tumor immunotherapy［J］. Immune Network，2016，16（1）：75－84.

［28］华海清，沈小昆，秦叔逵，等. 人参皂苷 Rg3 对裸鼠肝移植瘤的作用研究［J］. 临床肿瘤学杂志，2007，12（12）：897－901.

［29］管连城，李文，陈伟，等. 人参与维生素 D 轴的潜在相关性研究［J］. 中华中医药学刊，2017，35（8）：2078－2080.

［30］史湘铃，夏惠，许登峰，等. 枸杞多糖主要组分甘露糖及其潜在靶标代谢物肌醇对小鼠胰岛 β－TC6 细胞的影响［J］. 卫生研究，2020，49（3）：458.

［31］张晓速，常玲玲，王颖. 枸杞多糖对糖尿病肾病兔足细胞形态结构和 nephrin 蛋白的影响研究［J］. 临床和实验医学杂志，2018，17（4）：358－361.

［32］李永盛，王茂鹤，刘建飞，等. 枸杞多糖对乙醇诱导肝细胞损伤的保护作用研究［J］. 天然产物研究与开发，2020，32（4）：549.

［33］周贤伟，暴国，王尚明，等. 枸杞多糖对生精障碍模型小鼠生精能力作用的研究［J］. 中华生殖与避孕杂志，2017，37（7）：566.

［34］丘小惠，宋艳刚，孙景波，等. 不同炮制工艺制首乌对大鼠血虚模型的作用研究［J］. 中药材，2008，31（1）：14－17.

［35］陈俊，李兴，朱丽英，等. 制何首乌对链脲佐菌素糖尿病大鼠降血糖作用及其机制探讨［J］. 中国临床药理学杂志，2015，31（1）：52－55.

［36］张飘，戚进. 制首乌药理作用研究进展［J］. 海峡药学，2018，30（11）：40－43.

［37］张志远，苗明三，顾丽亚. 制何首乌多糖对小鼠免疫功能的影响［J］. 中医研究，2008，21（6）：18－19.

［38］马慧，尹若熙，郭敏，等. 肉苁蓉多糖对 D－半乳糖致衰老模型小鼠 CREB 表达的影响［J］. 中国实验方剂学杂志，2014，20（20）：137－141.

［39］孟新珍，王晓雯，蒋晓燕，等. 肉苁蓉总苷对清醒小鼠脑缺血再灌注损伤的保护作用［J］. 中国临床神经科学，2003，11（3）：239－242.

［40］张跃全，郑丹红，许建峰，等. 荒漠肉苁蓉对快速老化骨质疏松小鼠 BMP－2 蛋白表达的影响［J］. 宁夏医学杂志，2014，36（12）：1114－1116.

［41］李刚，朱文斌，牛飞，等. 肉苁蓉苯乙醇苷对大鼠精子体外氧化损伤的保护作用研究［J］. 时珍国医国药，2010，21（9）：2205－2207.

［42］范思思，朱晶晶，徐登球，等. 山茱萸总萜的降糖作用途径研究［J］. 中国药理学通报，2017，33（7）：1014－1019.

［43］李雅莉，杨翠翠，包训杰，等. 山茱萸环烯醚萜苷对 APP/PS1/tau 小鼠脑内阿尔茨海默病样病理变化的作用机制［J］. 中国药理学与毒理学杂志，2019，33（6）：441.

［44］南美娟，唐凯，张化为，等. 山茱萸不同部位提取物对急性肝损伤模型小鼠的保肝作用研究［J］. 中国药房，2018，29（17）：2385－2389.

［45］王之珺，李劲，邓成焕. 山茱萸多糖对宫颈癌 HeLa 细胞增殖的影响［J］. 中国临床药理学杂志，2019，35（12）：1284－1286.

［46］李媛，孙锁锋. 山茱萸多糖通过上调 Klotho 表达和抑制 PI3K/AKT 通路对肝癌 HepG2 细胞增殖、凋亡的影响［J］. 现代药物与临床，2019，34（10）：2887－2893.

［47］贾羲，苏成福，董诚明. 山茱萸提取物抗肿瘤作用及机制探讨［J］. 中国实验方剂学杂志，2016，22（20）：117－121.

［48］杨宏莉，张宏馨，李兰会，等. 山药多糖对 2 型糖尿病大鼠 HK、SDH 及 MDH

活性的影响 [J]. 辽宁中医药大学学报, 2010, 12 (1): 39 – 40.

[49] WANG S J, YU J L, LIU H Y, et al. Characterisation and preliminary lipid-lowering evaluation of starch from Chinese yam [J]. Food Chemistry, 2008, 108 (1): 176 – 181.

[50] 邵礼梅, 许世伟. 山药化学成分及现代药理研究进展 [J]. 中医药学报, 2017, 45 (2): 125 – 127.

[51] 郝丽鑫. 水溶性山药多糖免疫和抗结肠癌活性的初步研究 [D]. 哈尔滨: 东北农业大学, 2016.

[52] 王晓荣. 薯蓣皂苷元抑制人肝癌细胞株 SMMC – 7721 增殖及其机制研究 [D]. 南京: 南京中医药大学, 2014.

[53] 李美红, 方云山, 陈景超, 等. 芡实和冬葵子挥发性成分的 GC – MS 分析 [J]. 云南化工, 2007, 34 (1): 47 – 49, 57.

[54] 李美红, 杨雪琼, 万直剑, 等. 芡实的化学成分 [J]. 中国天然药物, 2007, 5 (1): 24 – 26.

[55] 杨晓曦, 张庆林. 中药芡实的研究进展 [J]. 国际药学研究杂志, 2015, 42 (2): 160 – 164.

[56] 刘琳, 刘洋洋, 占颖, 等. 芡实的化学成分、药理作用及临床应用研究进展 [J]. 中华中医药杂志, 2015, 30 (2): 477 – 479.

[57] YU C H, DAI X Y, CHEN Q, et al. Hypolipidemic and antioxidant activities of polysaccharides from Rosae Laevigatae Fructus in rats [J]. Carbohyd Polym, 2013, 94 (1): 56 – 62.

[58] 苏上贵, 韦玉兰, 黄艳明, 等. 金樱子对 IgA 肾病大鼠肾脏组织蛋白质表达和肾脏功能的影响 [J]. 中华中医药杂志, 2008, 23 (11): 973 – 976.

[59] Zhang S, Zheng L, Dong D, et al. Effects of flavonoids from *Rosa laevigata* Michx fruit against high-fat diet-induced non-alcoholic fatty liver disease in rats [J]. Food Chem, 2013, 141 (3): 2108 – 2116.

[60] CHOI S J, KIM M J, HEO H J, et al. Protective effect of *Rosa laevigata* against amy-

loid beta peptide-induced oxidative stress [J]. Amyloid, 2006, 13 (1): 6 – 12.

[61] 谭正怀, 雷玉兰, 张白嘉, 等. 桑螵蛸的药理比较研究 [J]. 中国中药杂志, 1997, 22 (8): 49 – 52, 66.

[62] 林璐璐, 牛长缨, 雷朝亮. 桑螵蛸及其粗提物对四氧嘧啶糖尿病小鼠的影响 [J]. 时珍国医国药, 2009, 20 (8): 1901 – 1903.

[63] 樊柏林, 龚晨睿, 孙凡中, 等. 湖北掌叶覆盆子叶水提取物降血糖作用动物实验和人群研究 [J]. 食品科学, 2010, 31 (3): 239 – 242.

[64] 樊柏林, 龚晨睿, 孙凡中, 等. 湖北掌叶覆盆子叶降血脂作用的动物实验和人群研究 [J]. 食品科学, 2007, 28 (11): 526 – 529.

[65] 于俊杰, 周兴卓, 姜宏梅, 等. 覆盆子的药理活性研究进展 [J]. 科技视界, 2019 (35): 263 – 264.

[66] 钟红燕, 陈晓旋. 覆盆子乙醇提取物对血管舒张功能及血流动力学的影响 [J]. 亚太传统医药, 2016, 12 (15): 27 – 28.

[67] 亓贯和, 王静, 李业永. 覆盆子浆对原发性肝癌细胞影响的临床研究 [J]. 山西中医学院学报, 2010, 11 (4): 22 – 24.

[68] 陈铸, 付润芳, 程亮新, 等. 巴戟天醇提物对 D – 半乳糖致衰老大鼠小脑的作用 [J]. 中医学报, 2010, 25 (5): 903 – 907.

[69] 封亚丽, 何红涛, 苗华为, 等. 巴戟天糖链对血管内皮祖细胞增殖分化和旁分泌的作用 [J]. 中国组织工程研究, 2018, 22 (5): 736 – 741.

[70] 苗明三, 孙玉信, 王晓田. 中药大辞典 [M]. 太原: 山西科学技术出版社, 2017: 189.

[71] 陈桐君, 王玮. 巴戟天萃取液对环磷酰胺损伤大鼠生精功能的影响 [J]. 中华男科学杂志, 2015, 21 (5): 436 – 442.

[72] 杜敏. 淫羊藿素 (ICT) 对 Aβ42 转基因果蝇的神经保护作用及机制研究 [D]. 桂林: 桂林医学院, 2014.

[73] 郑桃林. 淫羊藿苷对 AD 细胞模型 GSK – 3β 表达影响及机制研究 [D]. 长沙: 中南大学, 2013.

［74］ 张锦明，田滢舟，赵玲，等. 淫羊藿苷促进骨髓间充质干细胞成骨分化缓解小鼠骨质疏松的机制 ［J］. 中国组织工程研究，2022，26 （19）：2991 – 2996.

［75］ 仲云熙，孙建国，王广基. 桂枝茯苓胶囊药理作用与临床应用研究进展 ［J］. 中草药，2016，47 （17）：3115 – 3120.

［76］ 武志强，何敏，史玉荣，等. 桂枝甘草汤的药理作用与临床应用研究进展 ［J］. 中药与临床，2014，5 （3）：50 – 52，55.

［77］ 刘萍，张丽萍. 桂枝化学成分及心血管药理作用研究 ［J］. 辽宁中医杂志，2012，39 （10）：1926 – 1927.

［78］ 董爱君，刘华臣，刘冰，等. 肉桂酸薄荷酯的合成及抑菌活性研究 ［J］. 食品科技，2017，42 （5）：253 – 256.

［79］ KOFFI K, ANIEKAN I P, EDIDIONG N A, et al. Histological and biochemical effects of *Cinnamomum cassia* nanoparticles in kidneys of diabetic Sprague-Dawley rats ［J］. Bosn J Basic Med Sci, 2019, 19 （2）: 138 – 145.

［80］ 郝雾萍，高宇勤，贺少辉，等. 肉桂酸预处理对大鼠心肌缺血再灌注损伤的影响及机制 ［J］. 中国循证心血管医学杂志，2016，8 （7）：800 – 803.

［81］ YANG C H, LI R X L, CHUANG L Y. Antioxidant activity of various parts of *Cinnamomum cassia* extracted with different extraction methods ［J］. Molecules, 2012, 17 （6）: 7294 – 7304.

［82］ 黄玲. 黄连化学成分及有效成分药理活性的研究进展 ［J］. 中西医结合心血管病电子杂志，2020，8 （17）：136 – 137.

［83］ 邱艳萍. 黄连化学成分与药理作用研究进展 ［J］. 中医临床研究，2018，10 （22）：141 – 143.

［84］ 王天晓，李克，王世广，等. 药根碱诱导白血病 K562 细胞凋亡的研究 ［J］. 中国药学杂志，2010，45 （23）：1822 – 1826.

［85］ 姚金铭，宋秀玲，王焕君，等. 黄连素（小檗碱）治疗糖尿病肾病疗效和安全性的系统评价 ［J］. 中华临床医师杂志（电子版），2015，9 （23）：4396 – 4402.

［86］ 方彭华. 基于 GALR2/GLUT4 信号通路探讨黄芩苷干预胰岛素抵抗的作用及机制

［D］．扬州：扬州大学，2017.

［87］杨明正，杜红秀，查芳芳，等．黄芩素对糖尿病肾病患者外周血 NF‐κB、VEGF、TGF‐β₁ 的影响［J］．中国中西医结合肾病杂志，2019，20（4）：307‐309.

［88］徐勤，李怡光．黄芩总黄酮苷元对小鼠肝脏的保护作用［J］．中南医学科学杂志，2015，43（1）：39‐41.

［89］张倩，李惠香，刘攀，等．黄芩素的体外抗炎及抗氧化活性研究［J］．烟台大学学报（自然科学与工程版），2018，31（3）：232‐238.

［90］王玲，杜潇，祝华莲，等．黄柏有效成分的药理作用研究进展［J］．江苏中医药，2022，54（4）：77‐81.

［91］廉莲，贾天柱．黄柏及其炮制品的抗痛风作用研究［J］．安徽农业科学，2011，39（15）：8911‐8912，8932.

［92］付媛媛，蒋玉兰，单鸣秋，等．盐黄柏饮片与易黄汤的特征图谱与主要成分测定研究［J］．中草药，2020，51（10）：2790‐2797.

［93］林媛，司书毅，蒋建东．小檗碱的抗菌作用［J］．药学学报，2018，53（2）：163‐168.

［94］赵洪超，关书博，王丹．黄柏不同炮制方法对溃疡性结肠炎小鼠药效的影响［J］．世界中医药，2021，16（4）：608‐611.

［95］闫玉鑫．川黄柏的抗肿瘤化学成分研究［J］．云南师范大学学报（自然科学版），2015，35（3）：75‐78.

［96］谢育霞，姚志雪，黄文绯，等．小檗碱对乌拉坦诱导的肺癌模型小鼠 PI3K/AKT 信号通路的作用研究［J］．中医药导报，2021，27（7）：42‐46.

［97］黎砚书，徐丽瑛，周艳艳，等．栀子黄色素类单体对糖尿病小鼠降血糖作用［J］．实验动物与比较医学，2018，38（5）：387‐389.

［98］潘春，唐定乾，胡婧晔，等．栀子苷对 2 型糖尿病大鼠胰岛细胞的保护作用［J］．糖尿病新世界，2018，21（8）：27‐28.

［99］王云，李东影，林凡凯，等．栀子治疗脑缺血的研究进展［J］．中国实验方剂学杂志，2019，25（24）：226‐234.

[100] 张帆，赵锦慧，张永亮，等. 栀子醇提物的抑菌作用研究［J］. 周口师范学院学报，2017，34（2）：110－113.

[101] 刘佳琳. 肠道菌群介导的栀子豉汤抗抑郁作用及配伍机制研究［D］. 上海：中国人民解放军海军军医大学，2019.

[102] 吴娇，王聪，于海川. 金银花中的化学成分及其药理作用研究进展［J］. 中国实验方剂学杂志，2019，25（4）：225－234.

[103] 广妍鹭. 浅析金银花的药理作用与临床应用［J］. 中国医药指南，2018，16（35）：164－165.

[104] 马丽. 金银花的药理作用研究［J］. 光明中医，2020，35（20）：3308－3310.

[105] 巫金娜. 金银花含漱液联合牙周基础治疗对重度牙周炎疗效的临床研究［J］. 吉林医学，2016，37（8）：1893－1895.

[106] 连春燕. 中药金银花的药用成分及临床药理评［J］. 中国保健营养，2018，28（10）：84－85.

[107] 吴嘉瑞，蔺梦娟，刘鑫馗. 基于网络药理学的"金银花－板蓝根"药对作用机制研究［J］. 中国医院用药评价与分析，2018，18（1）：12－17.

[108] 唐翠萍，吴阳，周寒静，等. 康莱特注射液联合紫杉醇对人乳腺癌细胞的化疗增效作用［J］. 重庆医学，2016，45（24）：3336－3339.

[109] 赵晴晴，卞方，王水英，等. 康莱特注射液联合化疗对晚期肺癌患者癌痛症状、免疫功能及短期疗效的影响［J］. 辽宁中医杂志，2020，47（10）：100－104.

[110] 孟祥云，郭树明，杨丽霞. 中药植物多糖对 2 型糖尿病胰岛素抵抗的作用机制研究进展［J］. 中国实验方剂学杂志，2017，23（8）：220－225.

[111] 方向毅. 探讨薏苡仁提取物薏苡仁多糖对治疗糖尿病的影响研究［J］. 世界最新医学信息文摘，2017，17（6）：94，96.

[112] 张建民，张娜娜，崔璀，等. 薏苡仁提取物改善大鼠非酒精性脂肪肝游离脂肪酸的代谢机制研究［J］. 中国药师，2017，20（1）：25－29.

[113] WANG L F, SUN J, YI Q D, et al. Protective effect of polyphenols extract of adlay (*Coix lachryma-jobi* L. var. *ma-yuen* Stapf) on hypercholesterolemia-induced oxidative

stress in rats［J］．Mol Basel Switz，2012，17（8）：8886 – 8897.

［114］WANG Q Y，DU Z Y，ZHANG H，et al. Modulation of gut microbiota by polyphe-nols from adlay（*Coix lacryma-jobi* L. var. *ma-yuen* Stapf）in rats fed a high-cholesterol diet［J］．Int J Food Sci Nutr，2015，66（7）：783 – 789.

［115］耿放，孙虔，杨莉，等. 车前子与车前草利尿作用研究［J］．上海中医药杂志，2009，43（8）：72 – 74.

［116］李兴琴，张杰，王素敏. 车前子对高脂血症大鼠血清一氧化氮的影响［J］．四川中医，2004，22（10）：8 – 9.

［117］HU J L，NIE S P，LI C，et al. In vitro effects of a novel polysaccharide from the seeds of *Plantago asiatica* L. on intestinal function［J］．Int J Biol Macromol，2013，54：264 – 269.

［118］郑璇，孙红. 车前子对 Wistar 高尿酸大鼠降尿酸的机制研究［J］．福建中医药，2010，41（6）：52 – 53.

［119］GENG F，YANG L，CHOU G X，et al. Bioguided isolation of angiotensin-converting enzyme inhibitors from the seeds of *Plantago asiatica* L.［J］．Phytother Res，2010，24（7）：1088 – 1094.

［120］朱步先. 朱良春用药经验集［M］．长沙：湖南科学技术出版社，2007：276 – 277.

［121］李梓盟，张佳彦，李菲，等. 白花蛇舌草抗肿瘤化学成分及药理作用研究进展［J］．中医药信息，2021，38（2）：74 – 79.

［122］侯山岭. 中药白花蛇舌草化学成分及药理活性研究进展［J］．中医临床研究，2018，10（6）：140 – 141.

［123］李曼，张露蓉. 中药白花蛇舌草抗炎作用研究进展［J］．辽宁中医药大学学报，2021，23（10）：164 – 167.

［124］YE J H，LIU M H，ZHANG X L，et al. Chemical profiles and protective effect of *Hedyotis diffusa* Willd in lipopolysaccharide-induced renal inflammation mice［J］．Int J Mol Sci，2015，16（11）：27252 – 27269.

［125］聂利华，廖鹏，刘亚群. 白花蛇舌草醇提物抗氧化活性的研究［J］．中南药学，

2017, 15（1）：44 – 47.

[126] 瞿俊勇，田梦，贺建华. 白花蛇舌草多糖对免疫抑制小鼠的免疫调节作用研究
[J]. 中药材，2015，38（9）：1942 – 1945.

[127] 杜芳清，邓爱露，向泽礼. 白花蛇舌草溶液对离体灌流蛙心收缩力和心率的影
响 [J]. 临床医药文献杂志，2017，4（55）：10703 – 10704.

[128] TAO Y，JIANG E C，YAN J Z，et al. A biochemometrics strategy for tracing diuret-
ic components of crude and processed *Alisma orientale* based on quantitative determina-
tion and pharmacological evaluation [J]. Biomedical Chromatography，2020，34
（2）：e4744.

[129] 区淑蕴. 泽泻防治泌尿系结石新药临床前研究 [D]. 武汉：华中科技大
学，2010.

[130] 乐智勇，秦晓林，方念伯，等. 泽泻汤对心肌缺血再灌注损伤大鼠血流动力学
的影响 [J]. 湖北中医药大学学报，2012，14（5）：3 – 5.

[131] JEONG H M，HAN E H，JIN Y H，et al. Saponins from the roots of *Platycodon
grandiflorum* stimulate osteoblast differentiation via p38 MAPK- and ERK-dependent
RUNX2 activation [J]. Food and Chemical Toxicology，2010，48（12）：
3362 – 3368.

[132] KIM H G，KIM M Y，CHO J Y. *Alisma canaliculatum* ethanol extract suppresses in-
flammatory responses in LPS-stimulated macrophages，HCl/EtOH-induced gastritis，
and DSS-triggered colitis by targeting Src/Syk and TAK1 activities [J]. Journal of
Ethnopharmacology，2018，219：202 – 212.

[133] CHEN H，WANG M C，CHEN Y Y，et al. Alisol B 23-acetate attenuates CKD
progression by regulating the renin-angiotensin system and gut-kidney axis [J]. Ther-
apeutic Advances in Chronic Disease，2020，11：2040622320920025.

[134] 李建军，涂裕英，佟菊贞，等. 瞿麦等12味利水中药体外抗泌尿生殖道沙眼衣
原体活性检测 [J]. 中国中药杂志，2000，25（10）：52 – 54.

[135] 杨红文，胡彩艳，汤雯君，等. 瞿麦、地榆、没药和紫花地丁的体外抑菌实验

研究 [J]. 宜春学院学报，2010，32（12）：89－90.

[136] 张爽，胡宏，王燕，等. 陕产瞿麦乙醇和水提取物对小鼠抗菌感染的效果研究 [J]. 中华中医药学刊，2018，36（7）：1771－1773，1807.

[137] YOON J J, PARK J H, KIM H J, et al. Dianthus superbus improves glomerular fibrosis and renal dysfunction in diabetic nephropathy model [J]. Nutrients, 2019, 11 (3): E553.

[138] 李兴广，王佳彦，刘亚，等. 瞿麦果实提取物对小鼠抗早孕的实验研究 [J]. 中国中医基础医学杂志，2012，18（3）：273－275.

[139] 李兴广，王佳彦，刘亚. 瞿麦果实提取物抗着床作用的实验研究 [J]. 中药与临床，2011，2（5）：24－26.

[140] 程霜杰，李燕，袁明智，等. 瞿麦化学成分及药理作用研究进展 [J]. 中华中医药学刊，2021，39（3）：134－139.

[141] 吕向华. 中药苍术、萹蓄、芫花及车前子煎剂利尿作用的初步观察 [J]. 药学学报，1966，13（6）：454－458.

[142] 李曼曼，刘增辉，朱创，等. 萹蓄乙酸乙酯部位化学成分的抑菌活性研究 [J]. 天然产物研究与开发，2016，28（4）：547－550.

[143] 许福泉，郭雷，郭赣林，等. 萹蓄挥发油气相色谱－质谱联用分析 [J]. 时珍国医国药，2012，3（5）：1190－1191.

[144] 邓仕任，朱夏敏，王鑫，等. 高效液相色谱法测定萹蓄中绿原酸含量 [J]. 广州化工，2016，44（11）：152.

[145] 马雪宁，杨素清，张君成，等. 苦参药理作用研究进展 [J]. 辽宁中医药大学学报，2023，25（1）：152－156.

[146] 杜亚萍，宋光耀，王富军，等. 氧化苦参碱对胰岛素抵抗的影响及其作用机制 [J]. 世界华人消化杂志，2015，23（16）：2555－2561.

[147] 张丽华，陈燕，危荧靖，等. 中药苦参水提物对慢性湿疹模型豚鼠炎症反应的影响 [J]. 中药新药与临床药理，2019，30（2）：168－172.

[148] 李小花，程赣中，周凤华. 苦参碱对慢性酒精性肝损伤大鼠血脂及抗氧化能力

的影响 [J]. 中国老年学杂志, 2016, 36 (8): 1838 - 1839.

[149] 初维. 地肤子多糖的结构及活性研究 [D]. 佳木斯: 佳木斯大学, 2017.

[150] 戴岳, 刘学英. 地肤子总苷降糖作用的研究 [J]. 中国野生植物资源, 2002, 21 (5): 36 - 38.

[151] 刘建萍, 由宝昌, 黎星辉, 等. 地肤子皂苷抗过敏活性部位及量效关系的研究 [J]. 山东农业科学, 2009 (8): 49 - 52.

[152] 吴静, 师光禄, 苏学友, 等. 地肤子提取物对几种植物病原菌生物活性的影响 [J]. 北京农学院学报, 2008, 23 (3): 36 - 39.

[153] 李培源, 霍丽妮, 苏炜, 等. 地肤子自由基清除活性和总酚含量测定研究 [J]. 湖北农业科学, 2016, 55 (11): 2899 - 2901.

[154] 吴静静. 一种新的天然 SENP1 抑制剂 - 地肤子皂苷 Ic, 抑制前列腺癌细胞的增殖 [D]. 上海: 上海交通大学, 2016.

[155] 刘家骏, 陈澎禾, 王静, 等. 海金沙利胆作用的实验研究 [J]. 安徽医学, 1987, 8 (1): 34 - 35.

[156] 王桃云, 陈娟, 彭志任, 等. 海金沙黄酮体外抗氧化活性研究 [J]. 食品工业科技, 2010, 31 (3): 193.

[157] 胡露红, 卞荆晶, 吴晓娟. 海金沙提取物对实验性大鼠肾草酸钙结石形成的影响 [J]. 医药导报, 2011, 30 (8): 1007 - 1010.

[158] 杨斌, 陈功锡, 唐克华, 等. 海金沙提取物抑菌活性研究 [J]. 中药材, 2011, 34 (2): 267 - 272.

[159] 王辉, 杨再刚, 燕树勋, 等. 虎杖总蒽醌对糖尿病肾病早期血瘀模型大鼠脂代谢及血液流变性的影响 [J]. 中国实验方剂学杂志, 2010, 16 (16): 155 - 156, 159.

[160] 马艳春, 吴文轩, 胡建辉, 等. 当归的化学成分及药理作用研究进展 [J]. 中医药报, 2022, 50 (1): 111 - 114.

[161] 刘雪东, 李伟东, 蔡宝昌. 当归化学成分及对心脑血管系统作用研究进展 [J]. 南京中医药大学学报, 2010, 26 (2): 155 - 157.

［162］LEE S E, LIM C, CHO S. *Angelica gigas* root ameliorates ischaemic stroke-induced brain injury in mice by activating the PI3K/AKT/mTOR and MAPK pathways［J］. Pharmaceutical Biology, 2021, 59（1）: 662 – 671.

［163］姚楠, 丁茂鹏, 王志旺, 等. 基于网络药理学研究当归平喘的分子机制［J］. 中国临床药理学杂志, 2019, 35（24）: 3250 – 3253.

［164］付晓艳, 姚楠, 巩子汉, 等. 当归对支气管哮喘模型小鼠的平喘作用及对糖皮质激素所致阴虚症状的缓解作用研究［J］. 甘肃中医药大学学报, 2018, 35（4）: 9 – 13.

［165］兰红斌, 袁惠平. 鸡血藤水煎液配合口服铁剂治疗缺铁性贫血［J］. 中国城乡企业卫生, 2016, 31（8）: 81 – 83.

［166］张浩, 王芳. 鸡血藤醇提物的体外抗血小板聚集与离体血管舒张作用研究［J］. 中国药房, 2013, 24（35）: 3271 – 3273.

［167］卢识礼. 鸡血藤醇提物降脂活性成分的初步研究［D］. 广州: 广州中医药大学, 2017.

［168］李丽, 王林萍. 鸡血藤总黄酮对大鼠急性心肌缺血的保护作用［J］. 中成药, 2015, 37（10）: 2303 – 2306.

［169］刘仰斌, 张志花. 鸡血藤提取物对脑缺血再灌注损伤大鼠 ATP 酶活性影响的实验研究［J］. 牡丹江医学院学报, 2017, 38（1）: 12 – 15.

［170］敬晓鹏, 保森竹. 基于 GABA 通路研究川芎素对神经病理性痛大鼠模型的保护作用［J］. 山西医科大学学报, 2019, 50（6）: 734 – 739.

［171］迟笑怡, 周天, 胡凯文. 川芎对恶性肿瘤侵袭与转移影响研究进展［J］. 中医学报, 2019, 34（3）: 495 – 500.

［172］华芳, 赵玉玲, 李莞, 等. 川芎及其中成药抗凝血作用测定方法的研究［J］. 中草药, 2019, 50（7）: 1698 – 1702.

［173］吴玲, 唐宇, 郑琴, 等. 基于 CUMS 大鼠川芎挥发油抗抑郁症作用研究［J］. 世界中医药, 2019, 14（7）: 1643 – 1648.

［174］ZHANG J Y, LIANG R X, WANG L, et al. Effects and mechanisms of Danshen-

Shanzha herb-pair for atherosclerosis treatment using network pharmacology and experimental pharmacology [J]. J Ethnopharmacol, 2019, 229: 104 – 114.

[175] LIM C, LIM S, LEE B, et al. Effect of methanol extract of Salviae miltiorrhizae Radix in high-fat diet-induced hyperlipidemic mice [J]. Chin Med, 2017, 12 (1): 29.

[176] ZHANG J, AN S J, FU J Q, et al. Mixed aqueous extract of Salvia miltiorrhiza reduces blood pressure through inhibition of vascular remodelling and oxidative stress in spontaneously hypertensive rats [J]. Cell Physiol Biochem, 2016, 40: 347 – 360.

[177] 丁玉红, 郭秀颖. 丹参素对缺氧/复氧诱导 H9C2 心肌细胞损伤和内质网应激的改善作用 [J]. 中国实验诊断学, 2020, 24 (4): 652.

[178] HUANG J, LIN H, HONG Y K. In vitro anti-tumor activity of the tanshinone II A against SKOV3 cells [J]. Nat Prod Res, 2016, 30 (16): 1844.

[179] 杜凡, 李惠芬, 王宇歆, 等. 牡丹皮中丹皮酚、总苷、多糖单用及合用后的协同抑菌作用考查 [J]. 天津药学, 2008, 20 (2): 10 – 12.

[180] 翟春梅, 孟祥瑛, 付敬菊, 等. 牡丹皮的现代药学研究进展 [J]. 中医药信息, 2020, 37 (1): 109 – 114.

[181] JUAN Y C, TSAI W J, LIN Y L, et al. The novel anti-hyperglycemic effect of Paeoniae radix via the transcriptional suppression of phosphoenopyruvate carboxykinase (PEPCK)[J]. Phytomedicine, 2010, 17 (8/9): 626 – 634.

[182] 杨小龙, 张轲, 许俊峰, 等. 牡丹皮药理作用的研究进展 [J]. 河南科技大学学报 (医学版), 2012, 30 (2): 157 – 158.

[183] 裴瑾, 颜永刚, 万德光, 等. 桃仁油对动物血液流变学及微循环的影响 [J]. 中成药, 2011, 33 (4): 587 – 589.

[184] 周玉, 刘国涛, 卢增珍, 等. 中药桃仁对糖尿病大血管纤维化大鼠 TRIB3 基因及 Toll 样受体信号通路的影响 [J]. 中华中医药杂志, 2019, 34 (12): 5670 – 5674.

[185] 吴英花, 张红英. 桃仁乙醇提取物对小鼠移植性 S180 肿瘤的抑制作用 [J]. 延

边大学医学学报, 2015, 38 (4): 283 - 285.

[186] 兰涛, 李志娟, 付立平, 等. 不同剂量桃仁提取物对急性胰腺炎大鼠肠道黏膜屏障功能及免疫功能的作用 [J]. 中国免疫学杂志, 2015, 31 (3): 339 - 343, 353.

[187] 许贞爱, 张红英, 朴惠顺, 等. 桃仁提取物对小鼠急性肝损伤的保护作用 [J]. 中国医院药学杂志, 2011, 31 (2): 120 - 123.

[188] 李小波, 彭榜亚, 杨江权, 等. 桃仁、红花对 UUO 大鼠肾组织 ILK、E - cad、FN 和 α - SMA 表达的影响 [J]. 遵义医学院学报, 2017, 40 (2): 134 - 138.

[189] 秦峥, 王晓锋, 叶华, 等. 羟基红花黄色素 A 对 SD 乳鼠器官型海马脑片细胞再生的影响 [J]. 时珍国医国药, 2012, 23 (8): 1856 - 1858.

[190] WANG T, FU F H, HAN B, et al. Hydroxysafflor yellow A reduces myocardial infarction size after coronary artery ligation in rats [J]. Pharm Biol, 2009, 47 (5): 458.

[191] 赵金明, 秦文艳, 齐越, 等. 红花黄色素抗凝血作用及对血小板聚集影响的研究 [J]. 实验动物科学, 2009, 26 (6): 30 - 32.

[192] ASGARPANAH J, KAZEMIVASH N. Phytochemistry, pharmacology and medicinal properties of *Carthamus tinctorius* L. [J]. Chin J Integr Med, 2013, 19 (2): 153 - 159.

[193] WANG C C, CHOY C S, LIU Y H, et al. Protective effect of dried safflower petal aqueous extract and its main constituent, carthamus yellow, against lipopolysaccharide-induced inflammation in RAW264. 7 macrophages [J]. J Sci Food Agric, 2011, 91 (2): 218 - 225.

[194] WANG C Y, MA H M, ZHANG S P, et al. Safflor yellow B suppresses pheochromocytoma cell (PC12) injury induced by oxidative stress via antioxidant systemand Bcl - 2/Bax pathway [J]. Naunyn Schmiedebergs Arch Pharmacol, 2009, 380 (2): 135 - 142.

[195] 张福鹏, 赵晓燕, 王晞星, 等. 三七总皂苷抗肿瘤作用研究进展 [J]. 中国中医药科技, 2015, 22 (1): 110 - 112.

[196] 朱婷，冯玉，肖静，等. 三七皂苷 R1 不同给药方式对皮肤创伤愈合作用的影响 [J]. 中国药理学通报，2018，34（3）：325－330.

[197] 宋山峰，韩文朝，王晓冰，等. 三七活血止血作用临床应用研究进展 [J]. 中医临床研究，2016，8（31）：147－148.

[198] 王珍，杨靖亚，宋书杰，等. 三七素对凝血功能的影响及止血机制 [J]. 中国新药杂志，2014，23（3）：356－359.

[199] 江源，刘翠，陈清彬，等. 三七皂苷 Rg₁ 对小鼠免疫功能的影响 [J]. 中国现代中药，2006，8（3）：9－11.

[200] 陈云华，龚慕辛，卢旭然，等. 鬼箭羽的降糖有效部位的化学成分研究 [J]. 中国实验方剂学杂志，2010，16（7）：42－43.

[201] 王巍，王晋桦，赵德忠，等. 活血化瘀药调脂作用的研究（初报）[J]. 中西医结合杂志，1988，8（10）：620.

[202] 王萍. 鬼箭羽抗心肌缺血作用及化学成分研究 [D]. 哈尔滨：黑龙江中医药大学，2004.

[203] 黄德斌，余昭芬. 鬼箭羽三种提取物对氧自由基作用的影响 [J]. 湖北民族学院学报（医学版），2006，23（2）：4－6.

[204] 徐佳馨，牛凤菊，史晨晓，等. 鬼箭羽体外抗病毒有效部位研究 [J]. 中华中医药杂志，2019，34（10）：4893－4896.

[205] 孙响波，于妮娜. 鬼箭羽治疗肾脏疾病作用机制研究 [J]. 中医学报，2016，31（7）：1030－1032.

[206] 刘君. 泽兰的化学成分及药理研究进展 [J]. 辽宁中医药大学学报，2008，10（1）：23－24.

[207] 任强，王红玲，周学刚，等. 泽兰的化学成分、质量分析及药理作用研究进展 [J]. 中国药房，2015，26（18）：2588－2592.

[208] 杨甫昭，张晓彬，冯英菊. 泽兰水提物对四氯化碳致小鼠肝纤维化的防治作用 [J]. 中国实验方剂学杂志，2008，14（7）：50－51.

[209] 辛卫云，苗明三. 泽兰的化学、药理及临床应用 [J]. 中医学报，2015，30

（3）：418－420.

[210] 张静，彭海燕. 泽兰药理作用研究进展［J］. 河北中医，2015，37（3）：460－463.

[211] Yao Y Z, Yang J, Wang D W, et al. The aqueous extract of *Lycopus lucidus* Turcz ameliorates streptozotocin-induced diabetic renal damage via inhibiting TGF-β1 signaling pathway［J］. Phytomedicine, 2013, 20（13）：1160－1167.

[212] 陆茵，马越鸣. 中药药理学［M］. 2版. 北京：人民卫生出版社，2016：220.

[213] 梅全喜. 现代中药药理与临床应用手册［M］. 北京：化学工业出版社，2016：671.

[214] 姜秋，王玲娜，刘谦，等. 水蛭的炮制历史沿革、化学成分及药理作用研究进展［J］. 中国中药杂志，2022，47（21）：5806－5816.

[215] 卢健棋，陈远平，梁健，等. 水蛭注射液溶栓治疗急性心肌梗死临床观察［J］. 中国中西医结合急救杂志，2000，7（3）：152－154.

[216] 杨帆，曹晨，方敬，等. 水蛭冻干粉对糖尿病肾病大鼠肾组织损伤的保护作用［J］. 中草药，2021，52（4）：1020－1025.

[217] 何敏，徐再春，潘庆，等. 重组水蛭素对UUO大鼠肾间质纤维化影响及机制研究［J］. 江西中医药，2013，44（9）：56－58.

[218] 严梦思，李兴暖，赵勇，等. 土鳖虫多肽对正常和免疫抑制小鼠免疫功能的影响［J］. 时珍国医国药，2012，23（8）：1940－1941.

[219] 张晶，许贵香. 土鳖虫对2型糖尿病大鼠模型血糖、血脂的影响［J］. 第四军医大学学报，2009，30（5）：465－467.

[220] 韩迪，程永现，晏永明. 土鳖虫药理作用研究进展［J］. 中国现代中药，2022，24（12）：2501－2513.

[221] 张娅婕，凌笑梅，甘振威，等. 鳖甲提取物抗疲劳及耐缺氧作用的研究［J］. 长春中医学院学报，2004，20（2）：38－39.

[222] 张连富，吉宏武. 药食兼用资源与生物活性成分［M］. 北京：化学工业出版社，2005：286－287.

［223］唐尹萍，刘焱文. 鳖甲研究概况［J］. 中国药师，2010，13（3）：423－425.

［224］张大旭，张娅婕，甘振威，等. 鳖甲提取物抗疲劳及免疫调节作用研究［J］. 中国公共卫生，2004，20（7）：70.

［225］张辉. 牡蛎活性肽降血糖和抑制 ACE 作用研究［D］. 南宁：广西医科大学，2009.

［226］赵思远，吴楠，孙佳明，等. 近 10 年牡蛎化学成分及药理研究［J］. 吉林中医药，2014，34（8）：821－824.

［227］李旭，苑隆国，王晓辉. 牡蛎提取物对小鼠肝脏保护作用研究［J］. 医学研究通讯，2005，34（1）：51－52.

［228］赵子佳，周桂荣，王玉，等. 蝉蜕的化学成分及药理作用研究［J］. 吉林中医药，2017，37（5）：491－493.

［229］于俊生，杜雅静，汪慧惠. 蝉蜕、僵蚕对系膜增生性肾小球肾炎模型大鼠肾组织 Toll 样受体 4 表达的影响［J］. 中华中医药学刊，2015，33（1）：7－9.

［230］何亮颖，曹唯仪，徐文慧，等. 大孔吸附树脂分离蝉蜕抗凝纤溶组分的研究［J］. 中华中医药杂志，2015，30（1）：86－90.

［231］姚宏伟，何欣嘏，何巧燕，等. 僵蚕和蜈蚣醇提物抗惊厥作用的药效学比较研究［J］. 中国药物与临床，2006，6（3）：221.

［232］金洁. 家蚕病原白僵菌的遗传多样性及白僵蚕药理作用的研究［D］. 杭州：浙江大学，2009.

［233］胡鹏飞，王敬平，范荣培，等. 僵蚕提取物对小鼠自主活动的影响［J］. 时珍国医国药，2005，16（11）：1113.

［234］彭延古，许光明，赵建国，等. 僵蚕抗凝活性部位中化学成分的初步研究［J］. 中国中医药信息杂志，2008，15（5）：41.

［235］张盼盼，贾伟，焦方文，等. 全蝎蛋白抗肿瘤活性研究［J］. 中南药学，2017，15（8）：1069－1071.

［236］梁益，孙红斌，喻良，等. 全蝎醇提物对慢性癫痫模型大鼠海马 GFAP mRNA 表达的影响［J］. 中国药房，2012，23（43）：4033－4036.

[237] 孔成诚，张传标，方成武，等. 不同提取方法全蝎镇痛、镇静、抗惊厥作用的考察 [J]. 中国医药科学，2012，2 (4)：39 – 41.
[238] 郝晓云，彭延吉，肖长江. 全蝎提取液对血液凝固的影响 [J]. 血栓与止血学，2001，7 (4)：158 – 159.
[239] MA S T，LIU D L，DENG J J，et al. Effect of arctiin on glomerular filtration barrier damage in STZ-induced diabetic nephropathy rats [J]. Phytother Res，2013，27 (10)：1474 – 1480.
[240] 王雪峰，潘曌曌，闫丽娟，等. 牛蒡子提取物体外抗甲型流感病毒 FM1 株的实验研究 [J]. 中医研究，2007 (6)：18 – 21.
[241] 符林春，徐培平，刘妮，等. 牛蒡子苷元复方抗流感病毒的实验研究 [J]. 中药新药与临床药理，2008，19 (4)：266 – 269.
[242] 耿宝琴，雍定国，徐继红，等. 威灵仙治疗胆囊炎的实验研究 [J]. 浙江医科大学学报，1997 (1)：13 – 16.
[243] 周效思，周凯，谭安雄，等. 威灵仙对兔膝骨关节炎结构和功能的影响 [J]. 时珍国医国药，2011，22 (10)：2454 – 2456.
[244] 罗奎元，强宇靖，高慧琴. 威灵仙化学成分及药理作用研究进展 [J]. 甘肃中医学院学报，2015，32 (5)：60 – 63.
[245] 王志江，梁丽丽，接明军，等. 草本威灵仙的抗炎镇痛和止血作用 [J]. 医药导报，2017，36 (5)：489 – 492.
[246] 巨君芳，魏克民. 蚕沙提取物联合环孢菌素 A 治疗再生障碍性贫血的实验研究 [J]. 中国中医药科技，2010，17 (6)：513 – 514.
[247] 陶红，李纯，陈进. 蚕沙提取物治疗缺铁性贫血的临床研究 [J]. 重庆医科大学学报，2003，28 (2)：238 – 240.
[248] 张瑞杰. 蚕沙的药用价值研究 [J]. 医药导报，2013，32 (9)：1195 – 1199.
[249] 刘兴忠. 中药蚕沙对早期糖尿病肾病的治疗作用 [J]. 中国医药导报，2008，5 (12)：56 – 58.
[250] 谢榆，汪悦，纪伟. 朱良春应用穿山龙经验 [J]. 山东中医杂志，2013，32

（6）：434 – 435.

［251］许凤. 生芪降糖颗粒和穿山龙对糖尿病大鼠的疗效及对内皮功能的影响［D］. 青岛：青岛大学，2006.

［252］刘玉玲，佟继铭，陈光晖. 穿山龙地上部分水提取物抗炎作用研究［J］. 承德 医学院学报，2008，25（4）：349 – 351.

［253］王媛，孔微，洪东华，等. 中药穿山龙对哮喘豚鼠嗜酸性粒细胞影响的实验研 究［J］. 中华中医药学刊，2009，27（9）：1898 – 1902.

［254］周琦，张翀，于栋华，等. 穿山龙总皂苷对高尿酸血症的降尿酸及细胞抗炎作 用研究［J］. 中华中医药杂志，2013，28（5）：1444 – 1448.

［255］邢国胜，娄建石，王志彬，等. 绵萆薢对去卵巢大鼠骨代谢改变的干预作用 ［J］. 中国中药杂志，2007，32（18）：1909 – 1913.

［256］陈光亮，刘海鹏，韩茹，等. 萆薢总皂苷合用牛膝总皂苷降血尿酸和抗炎作用 的组方合理性研究［J］. 中国药理学通报，2007，23（11）：1467 – 1471.

［257］梁天文，胡黎平，黄锦桃，等. 健脾化湿泄浊方对实验性高尿酸血症大鼠肾功 能及 XOD 活性的影响［J］. 热带医学杂志，2017，17（1）：5 – 7，19，138.

［258］肖扬，李国政. 萆薢药理作用研究进展［J］. 山西中医，2018，34（7）：54 – 56.

［259］SANG H Q, GU J F, YUAN J R, et al. The protective effect of smilax glabra extract on advanced glycation end productsinduced endothelial dysfunction in HUVECs via RAGE-ERK1∕2-NFκB pathway［J］. Journal of Ethnopharmacology，2014，155 （1）：785 – 795.

［260］SA F, GAO J L, FUNG K P, et al. Anti-proliferative and pro-apoptotic effect of *Smilax glabra* Roxb. extract on hepatoma cell lines［J］. Chem. Biol. Interact.， 2008，171（1）：1 – 14.

［261］王德军，张利棕，方明笋，等. 土茯苓对肾性高血压大鼠血压的调节作用和机 制［J］. 中国比较医学杂志，2011，21（12）：46 – 50.

［262］刘芳. 皂荚多糖的提取分离、结构的初步分析及部分生物活性研究［D］. 昆 明：昆明理工大学，2012.

[263] 邓显仪, 陈晓兰, 唐红艳, 等. 猪牙皂对小鼠祛痰与耐缺氧作用的药效学研究 [J]. 贵阳中医学院学报, 2017, 39 (3): 21 – 24, 28.

[264] LAI P, DU J R, ZHANG M X, et al. Aqueous extract of *Gleditsia sinensis* Lam. fruits improves serum and liver lipid profiles and attenuates atherosclerosis in rabbits fed a highfat diet [J]. J Ethnopharmacol, 2011, 137 (3): 1061 – 1066.

[265] 夏玉凤, 戴岳, 符麟军. 猪牙皂正丁醇部分对过敏性鼻炎的影响 [J]. 中国临床药理学与治疗学, 2005, 10 (8): 925 – 928.

[266] 金丽霞, 金丽军, 栾仲秋, 等. 大黄的化学成分和药理研究进展 [J]. 中医药信息, 2020, 37 (1): 121 – 126.

[267] 杨霞, 梁永林, 王志刚, 等. 基于 "方药量 – 效关系" 研究大黄黄连泻心汤治疗糖尿病 [J]. 陕西中医药大学学报, 2023, 46 (1): 40 – 43.

[268] 王志旺, 郭玫, 马丹, 等. 不同产地大黄对高脂血症大鼠血脂及抗氧化作用的影响 [J]. 中国应用生理学杂志, 2015, 31 (3): 278 – 281.

[269] 许斌, 王志玉, 宋艳艳, 等. 大黄乙醇提取物对小鼠疱疹性脑炎的治疗作用 [J]. 山东大学学报, 2003, 41 (4): 384 – 387.

[270] 佚名. 黄帝内经素问 [M]. 田代华整理. 北京: 人民卫生出版社, 2005.

[271] 佚名. 灵枢经 [M]. 田代华, 刘更生整理. 北京: 人民卫生出版社, 2005.

[272] 佚名. 黄帝内经 [M]. 牛兵占, 陈志强, 徐树楠, 等整理. 石家庄: 河北科学技术出版社, 1994.

[273] 王冰. 重广补注黄帝内经素问 [M]. 北京: 中医古籍出版社, 2015.

[274] 齐仲甫. 女科百问 [M]. 宋咏梅, 宋昌红点校. 天津: 天津科学技术出版社, 1999.

[275] 杨上善. 黄帝内经太素 [M]. 北京: 人民卫生出版社, 1965.

[276] 杨士瀛. 仁斋直指方论精要 [M]. 崔轶凡, 李培硕主编. 贵阳: 贵州科技出版社, 2008.

[277] 汪宏. 望诊遵经 [M]. 太原: 山西科学技术出版社, 2011.

[278] 黄元御. 黄元御医籍经典: 四圣心源·四圣悬枢 [M]. 太原: 山西科学技术出

版社，2011.

[279] 张介宾. 景岳全书 ［M］. 夏之秋，叶川，韦辉校注. 北京：中国中医药出版社，1994.

[280] 李中梓. 医宗必读 ［M］. 王卫，张艳军，徐立，等点校. 天津：天津科学技术出版社，1999.

[281] 张锡纯. 医学衷中参西录 ［M］. 王云凯，杨医亚，李彬之校点. 石家庄：河北科学技术出版社，1985.

[282] 冯兆张. 冯氏锦囊秘录 ［M］. 田思胜，高萍，戴敬敏，等校注. 北京：中国中医药出版社，1996.

[283] 张景岳. 类经 ［M］. 范志霞校注. 北京：中国医药科技出版社，2011.

[284] 刘安. 淮南子 ［M］. 杨有礼注说. 开封：河南大学出版社，2010.

[285] 叶天士. 临证指南医案 ［M］. 华岫云编订. 北京：华夏出版社，1995.

[286] 王易中. 大智之门：孔子《易·系辞》解读 ［M］. 太原：山西科学技术出版社，2011.

[287] 喻昌. 医门法律 ［M］. 张晓梅，肖培新，袁尚华校注. 北京：中国中医药出版社，2002.

[288] 何梦瑶. 医碥 ［M］. 上海：上海科学技术出版社，1982.

[289] 傅山. 《傅青主男科》注释 ［M］. 沈宗国，唐肖洪注释. 福州：福建科学技术出版社，1984.

[290] 朱震亨. 格致余论 ［M］. 石学文点校. 沈阳：辽宁科学技术出版社，1997.

[291] 林佩琴. 类证治裁 ［M］. 钱晓云校点. 上海：上海中医药大学出版社，1997.

[292] 赵献可. 医贯 ［M］. 北京：人民卫生出版社，1959.

[293] 章楠. 医门棒喝：初集医论 ［M］. 文昊，晋生点校. 北京：中医古籍出版社，1987.

[294] 张仲景. 伤寒杂病论（大字诵读版）［M］. 冯学功整理. 2版. 北京：中国中医药出版社，2016.

[295] 陈言. 三因极一病证方论 ［M］. 北京：人民卫生出版社，1957.

[296] 周慎斋. 慎斋遗书 ［M］. 上海：上海科学技术出版社，1959.

[297] 裘沛然. 壶天散墨 ［M］. 上海：上海科学技术出版社，2011.

[298] 秦伯未. 清代名医医案精华 ［M］. 上海：上海卫生出版社，1958.

[299] 尤怡. 医学读书记 ［M］. 艾青华校注. 北京：中国医药科技出版社，2012.

[300] 徐灵胎. 医学源流论 ［M］. 刘洋校注. 北京：中国中医药出版社，2008.

[301] 张仲景. 金匮要略 ［M］. 于志贤，张智基点校. 北京：中医古籍出版社，1997.

[302] 徐灵胎. 兰台轨范 ［M］. 上海：上海卫生出版社，1958.

[303] 李梴. 医学入门 ［M］. 南昌：江西科学技术出版社，1988.

[304] 陈士铎. 本草新编 ［M］. 太原：山西科学技术出版社，2011.

[305] 黄宫绣. 本草求真 ［M］. 王淑民校注. 北京：中国中医药出版社，1997.

[306] 秦越人. 难经 ［M］. 北京：科学技术文献出版社，1996.

[307] 汪昂. 本草备要 ［M］. 陈赞育点校. 沈阳：辽宁科学技术出版社，1997.

[308] 缪希雍. 神农本草经疏 ［M］. 夏魁周，赵瑗校注. 北京：中国中医药出版
社，1997.

[309] 张元素. 张元素医学全书 ［M］. 太原：山西科学技术出版社，2012.

[310] 张景岳. 本草正 ［M］. 北京：中国医药科技出版社，2017.

[311] 张山雷. 本草正义 ［M］. 太原：山西科学技术出版社，2013.

[312] 冉雪峰. 冉雪峰医案 ［M］. 北京：人民卫生出版社，1962.

[313] 吴仪洛. 本草从新 ［M］. 上海：上海卫生出版社，1957.

[314] 吴普. 神农本草经 ［M］. 孙星衍，孙冯翼辑. 太原：山西科学技术出版社，1991.

[315] 李时珍. 本草纲目 ［M］. 呼和浩特：内蒙古人民出版社，2008.

[316] 唐容川. 血证论 ［M］. 刘新点校. 北京：人民军医出版社，2007.

[317] 石寿棠. 医原 ［M］. 南京：江苏科学技术出版社，1983.

[318] 陶弘景. 名医别录 ［M］. 尚志钧辑校. 北京：人民卫生出版社，1986.

[319] 甄权. 药性论（辑释本）［M］. 尚志钧辑释. 合肥：安徽科学技术出版社，
2006.

[320] 王泰林. 王旭高临证医案 ［M］. 王宏利校注. 北京：中国医药科技出版

社，2019.

[321] 莫枚士. 研经言 [M]. 南京：江苏科学技术出版社，1984.

[322] 孟诜. 食疗本草 [M]. 俞晋校注. 北京：中国商业出版社，1992.

[323] 兰茂. 滇南本草 [M]. 北京：中国中医药出版社，2013.

[324] 日华子. 日华子本草辑注 [M]. 常敏毅辑注. 北京：中国医药科技出版社，2016.

[325] 杜文燮. 药鉴 [M]. 北京：中国中医药出版社，2016.

[326] 李中梓. 重订本草征要 [M]. 北京：北京科学技术出版社，1986.

[327] 张璐. 本经逢原 [M]. 北京：中国中医药出版社，2007.

[328] 张秉成. 本草便读 [M]. 上海：上海科学技术出版社，1958.

[329] 卢多逊. 开宝本草（辑复本）[M]. 尚志钧辑校. 合肥：安徽科学技术出版社，1998.

[330] 倪朱谟. 本草汇言 [M]. 戴慎，陈仁寿，虞舜点校. 上海：上海科学技术出版社，2005.

[331] 黄元御. 玉楸药解 [M]. 北京：中国医药科技出版社，2017.

[332] 葛洪. 抱朴子内篇 [M]. 北京：北京燕山出版社，1995.

[333] 陈嘉谟. 本草蒙筌 [M]. 王淑民，陈湘萍，周超凡点校. 北京：人民卫生出版社，1988.

[334] 杨时泰. 本草述钩元 [M]. 上海：上海科学技术出版社，1958.

[335] 马齐. 养生秘旨 [M]. 北京：中国医药科技出版社，2017.

[336] 邹澍. 本经疏证 [M]. 海口：海南出版社，2009.

[337] 陈修园. 神农本草经读 [M]. 肖钦朗校注. 福州：福建科学技术出版社，2007.

[338] 周岩. 本草思辨录 [M]. 北京：中国书店，1987.

[339] 高学敏，李兴广，王淳. 药性赋白话解 [M]. 北京：人民卫生出版社，2006.

[340] 王好古. 汤液本草 [M]. 崔扫尘，尤荣辑点校. 北京：人民卫生出版社，1987.

[341] 朱震亨. 丹溪心法 [M]. 鲁兆麟，彭建中点校. 沈阳：辽宁科学技术出版社，1997.

[342] 李杲. 脾胃论 [M]. 鲁兆麟，彭建中点校. 沈阳：辽宁科学技术出版社，1997.

[343] 唐容川. 医经精义［M］. 上海：千顷堂书局，1934.

[344] 唐容川. 本草问答［M］. 北京：中国中医药出版社，2013.

[345] 张志聪. 本草崇原［M］. 刘小平点校. 北京：中国中医药出版社，1992.

[346] 吴昆. 医方考［M］. 洪青山校注. 北京：中国中医药出版社，2007.

[347] 严西亭，施澹宁，洪缉庵. 得配本草［M］. 上海：上海卫生出版社，1958.

[348] 吴鞠通. 医医病书［M］. 沈凤阁校注. 南京：江苏科学技术出版社，1985.

[349] 贾所学. 药品化义［M］. 杨金萍，卢星，李绍林，等校注. 北京：中国中医药出版社，2015.

[350] 姚澜. 本草分经［M］. 太原：山西科学技术出版社，2013.

[351] 李中梓. 雷公炮制药性解［M］. 金芷君校注. 北京：中国中医药出版社，1998.

[352] 徐大椿. 神农本草经百种录［M］. 北京：人民卫生出版社，1956.

[353] 韩保昇. 蜀本草［M］. 合肥：安徽科学技术出版社，2005.

[354] 寇宗奭. 本草衍义［M］. 颜正华，常章富，黄幼群点校. 北京：人民卫生出版社，1990.

[355] 赵其光. 本草求原［M］. 朱蕴菡，王旭东校注. 北京：中国中医药出版社，2016.

[356] 张元素. 医学启源［M］. 郑洪新校注. 北京：中国中医药出版社，2007.

[357] 叶天士. 本草再新［M］上海：上海群学书社，1931.

[358] 叶天士. 本草经解［M］. 上海：上海卫生出版社，1957.

[359] 李东垣. 珍珠囊补遗药性赋［M］. 上海：上海科学技术出版社，1958.

[360] 冯兆张. 冯氏锦囊秘录［M］. 田思胜校. 北京：中国中医药出版社，1996.

[361] 黄元御. 素灵微蕴；长沙药解；玉楸药解［M］. 太原：山西科学技术出版社，2012.

[362] 高士栻. 医学真传［M］. 宋咏梅，李圣兰点校. 天津：天津科学技术出版社，2000.

[363] 张印生，韩学杰. 孙思邈医学全书［M］. 北京：中国中医药出版社，2015.

[364] 刘洋. 徐灵胎医学全书［M］. 北京：中国中医药出版社，1999.

[365] 李东垣. 兰室秘藏［M］. 张年顺校. 北京：中国中医药出版社，2007.

[366] 许敬生. 罗天益医学全书 [M]. 北京：中国中医药出版社，2015.

[367] 何谏. 生草药性备要 [M]. 王瑞祥，何永校. 北京：中国中医药出版社，2015.

[368] 王孟英. 重庆堂随笔 [M]. 楼羽刚，方春阳校. 北京：中医古籍出版社，1987.

[369] 李中梓. 本草通玄 [M]. 付先军，周扬，范磊，等校注. 北京：中国中医药出版社，2015.

[370] 汪绂. 医林纂要探源 [M]. 江凌圳，孔尧其，应晓燕，等校注. 北京：中国中医药出版社，2015.

[371] 虞抟. 医学正传 [M]. 郭瑞华校. 北京：中医古籍出版社，2002.

[372] 广西僮族自治区卫生厅. 广西中药志：第二辑 [M]. 南宁：广西僮族自治区人民出版社，1963.

[373] 周礼达. 泉州本草彩色图谱 [M]. 天津：天津科学技术出版社，2018.

[374] 广西壮族自治区革命委员会卫生管理服务站. 广西中草药：第二册 [M]. 南宁：广西人民出版社，1970.

[375] 王履. 医经溯洄集 [M]. 北京：人民卫生出版社，1956.

[376] 闵钺. 本草详节 [M]. 张效霞校注. 北京：中国中医药出版社，2015.

[377] 司马迁. 史记 [M]. 甘宏伟，江俊伟注. 武汉：崇文书局，2009.

[378] 卢之颐. 本草乘雅半偈 [M]. 刘更生，蔡群，朱姝，等校注. 北京：中国中医药出版社，2016.

[379] 沈金鳌. 要药分剂 [M]. 孙玉信，朱平生点校. 上海：第二军医大学出版社，2005.

[380] 掌禹锡. 嘉祐本草（辑复本） [M]. 尚志钧辑复. 北京：中医古籍出版社，2009.

[381] 刘若金. 本草述校注 [M]. 郑怀林，焦振廉，任娟莉，等校注. 北京：中医古籍出版社，2005.

[382] 韩懋. 韩氏医通 [M]. 丁光迪点校. 北京：人民卫生出版社，1989.

[383] 姚球. 本草经解要 [M]. 卞雅莉校注. 北京：中国中医药出版社，2016.

[384] 赵学敏. 本草纲目拾遗 [M]. 闫冰，靳丽霞，陈小红，等校注. 北京：中国中

医药出版社，1998.

[385] 王一仁. 饮片新参：下编 ［M］. 上海：千顷堂书局，1936.

[386] 叶橘泉. 叶橘泉现代实用中药 ［M］. 北京：中国中医药出版社，2015.

[387] 吴普. 吴普本草 ［M］. 尚志钧，尤荣辑，郝学君，等辑校. 北京：人民卫生出版社，1987.

[388] 陈修园. 时方歌括 ［M］. 黄大理校注. 福州：福建科学技术出版社，2007.

[389] 汪讱庵. 本草易读 ［M］. 吕广振，陶振岗，王海亭，等点校. 北京：人民卫生出版社，1987.

[390] 吴其濬. 植物名实图考校注 ［M］. 侯士良，崔瑛，贾玉梅，等校注. 郑州：河南科学技术出版社，2015.

[391] 雷敩. 雷公炮炙论通解 ［M］. 西安：三秦出版社，2001.

[392] 唐慎微. 证类本草 ［M］. 郭君双，金秀梅，赵益梅校注. 北京：中国医药科技出版社，2011.

[393] 吴瑭. 温病条辨 ［M］. 北京：中国中医药出版社，2006.

[394] 李珣. 海药本草 ［M］. 尚志钧辑校. 北京：人民卫生出版社，1997.

[395] 陈藏器. 本草拾遗 ［M］. 尚志钧辑释. 合肥：安徽科学技术出版社，2002.

[396] 国家中医药管理局. 中华本草 ［M］. 上海：上海科学技术出版社，1998.

[397] 杨栗山. 伤寒瘟疫条辨 ［M］. 宋乃光校注. 北京：中国中医药出版社，2002.

[398] 苏颂. 本草图经 ［M］. 尚志钧辑校. 合肥：安徽科学技术出版社，1994.

[399] 姚僧垣. 集验方 ［M］. 高文铸辑校. 天津：天津科学技术出版社，1986.

[400] 钱敏捷. 医方絜度 ［M］. 王兴伊点校. 上海：上海科学技术出版社，2004.

[401] 陶弘景. 本草经集注 ［M］. 尚志钧辑校. 北京：人民卫生出版社，1994.

[402] 巢元方. 诸病源候论 ［M］. 鲁兆麟，黄作阵点校. 沈阳：辽宁科学技术出版社，1997.